外科疾病健康宣教手册

主编 杨亚娟 彭 飞 王 蓓

上海科学技术出版社

图书在版编目(CIP)数据

外科疾病健康宣教手册 / 杨亚娟,彭飞,王蓓主编
. —上海：上海科学技术出版社,2020.1
ISBN 978 - 7 - 5478 - 4563 - 9

Ⅰ.①外… Ⅱ.①杨… ②彭… ③王… Ⅲ.①外科—
疾病—防治—手册 Ⅳ.①R6 - 62

中国版本图书馆 CIP 数据核字(2019)第 259381 号

外科疾病健康宣教手册
主编 杨亚娟 彭 飞 王 蓓

上海世纪出版(集团)有限公司
上海科学技术出版社 出版、发行
(上海钦州南路 71 号 邮政编码 200235 www.sstp.cn)
浙江新华印刷技术有限公司印刷
开本 889×1194 1/32 印张 13
字数 350 千字
2020 年 1 月第 1 版 2020 年 1 月第 1 次印刷
ISBN 978 - 7 - 5478 - 4563 - 9/R · 1908
定价：58.00 元

本书如有缺页、错装或坏损等严重质量问题,请向工厂联系调换

内容提要

　　本书介绍了临床护士对各种外科常见疾病患者所进行的健康宣教。内容按人体的部位和手术的方式展开，分为普通外科、器官移植、胸心外科、血管外科、泌尿外科，强调围手术期专业护理发展的需要。本书可指导临床护理人员熟练掌握各类手术围手术期的健康教育及护理要点，同时教会患者围手术期的自我心理疏导、营养支持、运动康复、特殊检查的注意事项等方面，进而促进患者康复。

编者名单

主　编　杨亚娟　彭　飞　王　蓓

副主编　王晓航　羊海琴　陈　瑶　李玲玲

编　者　（按姓氏笔画排序）

丁如梅　王冬梅　王　芳　王　蓓　王晓航

王晶晶　白玉春　乔安花　羊海琴　孙光霞

李　冬　李罗兰　李玲玲　李舒玲　杨亚娟

吴燕燕　沈谢冬　张　婷　陆　叶　陈　瑶

范　静　周燕燕　赵艳丽　洪涵涵　袁　旭

袁宗丽　徐雯雯　高　丹　高春燕　郭　娜

黄　歆　章　维　彭　飞

前　言

随着社会的发展和生活水平的日益提高，国民对健康的需求不再局限于治病救命、缓解痛苦，而是在于如何维系身心的整体健康。这就要求护理人员在有效完成患者住院诊治期间的疾病护理之余，通过形式多样、内容丰富的健康宣教，教会患者于生病之前防患于未然，并在治疗、康复过程中让患者学会有效的自我管理。"上医治未病"即是疾病预防和健康教育重要性的充分体现。从另一个角度来讲，健康教育在成本-获益上远高于对疾病的治疗。因此，护理健康教育在公众的健康管理中越来越重要。

外科健康教育，是围绕外科疾病进行系统分类，根据专科疾病诊治特点梳理出的健康教育学的一个分支。其有效开展，不仅可为外科常见病、多发病围手术期快速康复护理提供理论依据，也可为临床实践提供借鉴，同时还能指导患者日常自我管理。因此，我们组织了富有临床护理经验并从事外科护理研究的作者，在查阅了大量国内外最新文献、资料的基础上，以目前外科疾病预防保健、围手术期疾病护理与健康教育的最新理念、最新方法为主线编写此书，力求凸显"以患者需求为宗旨，以岗位培养为导向，以技能培训为根本"的特色，满足患者健康需求、护士岗位需求、临床教学需求。本书以期为外科护理人员提供专业的健康教育，同时，也可为罹患各类外科疾病的患者以及处于亚健康状态的大众，提供专业的自我管理指导建议，有则治疗、无则预防。从"有病快速康复，日常时时防控"的目标出发，为实现全民健康素养的不断提高、健康生活方式的全面普及略尽绵薄之力。

　　本书在编写、审定和出版过程中得到了上海科学技术出版社、临床一线护理专家的大力支持，在此一并致谢。由于编者经验不足、知识水平和能力有限，难免存在不成熟和疏漏之处，恳请广大护理同仁、专家、各位读者批评指正。

主　编

2019 年 5 月

目　录

第一章 总论

第一节 外科健康教育的历史变迁

随着社会的发展和生活的改善,人民群众对健康的需求逐年递增。在维系健康的过程中,人们对护理人员也提出了更高的要求。在健康服务体系中,护理人员不仅仅是照护者,更是重要的维护者和教育者。护理人员的工作不再局限于对患者疾病的护理,还需要通过健康教育,教会患者应对疾病危险因素的预防措施,及在治疗、康复过程中进行有效自我管理的方法。古语云"上医治未病",这凸显出预防及健康教育的重要性。事实上,对疾病的预防或者说对患者的健康教育,在成本-获益上远高于对疾病的治疗。因此,护理健康教育在公众健康中的重要性越显突出,是健康教育大体系中的一个重要分支,已经形成了较为完整的科学体系——健康教育学。健康教育学是融合了预防医学、传播学、行为学、心理学、管理学等学科基础理论的一门交叉学科。护理健康教育是护士(健康教育的重要参与者)提供健康服务的重要工作方法,也是医院、社区、学校、职场等场所中提供护理保健服务的核心。

一、健康教育的概念和意义

(一)概念

健康教育(health education)是指通过有组织、有计划、有系统、有评价的健康信息传播和行为干预,以帮助个体或群体掌握卫生保健知识,树立健康观念,自觉地采纳有益于健康的行为和生活方式的教育活动与过程。健康教育的核心是教育人们树立健康意识,促使改变不健康的行为生活方式,养成良好的行为生活方式,以降低或消除影响健康的危险因素,达到预防疾病、促进健康提高生活质量的目的。健康教育已经成为提高卫生保健服务质量的战略和方法。

(二) 意义

健康教育提供人们行为改变所必要的知识、技术和服务,引导人们采取健康的行为和生活方式,消除或减轻健康的危险因素,控制疾病的发生发展,有效预防和控制非正常死亡,使人们对疾病早认识、早预防、早治疗。通过预防和减少疾病发生,降低医疗费用支出,遏止医疗费用的急剧上涨,同时提高人们自我健康管理和有效利用医疗服务的能力,满足日益增长的不同健康服务需求。

二、健康教育的发展历程

(一) 国外健康教育

19世纪后期,遍布整个西欧和美国的三次主要运动推动了社会对健康教育和健康促进的需求。第一次是提高公众健康意识的运动;第二次是医学模式从单一的疾病治疗转向疾病预防的运动;第三次则是南丁格尔的护理实践专业化运动。南丁格尔在1859年出版的《护理日记》中强调:疾病是由于缺乏卫生知识或不关注健康而造成的,对患者及其家庭实施健康教育不局限于医生,更是护士的责任。

近代健康教育概念的明确,可追溯至19世纪80年代,最先开始于英、美等国家学校教育中的卫生课。最初,健康教育与体育在一起作为促进公众强身和健康的一个策略加以推动和实行。经过一个世纪的发展,健康教育已成为卫生保健事业的组成部分,并已延伸到学校健康教育、医院健康教育、社区健康教育、工矿企业健康教育、特定疾病和特定人群健康教育等多个领域。20世纪二三十年代,美、英、苏联等国家先后成立了健康教育的组织机构,健康教育开始向专业领域发展。

1978年9月世界卫生组织(WHO)在《阿拉木图宣言》中强调:健康教育是初级卫生保健各项任务中的首要任务。自1986年起,WHO先后召开了8次全球健康促进大会。国际健康教育与健康促进取得长足的进展。2000年6月,第五届全球健康促进大会签署了

《墨西哥健康促进部长宣言》，将健康作为一项重要的社会资源，进一步确认了政府在健康教育与健康促进中的责任。进入 21 世纪，WHO 在《世界卫生组织西太区健康促进框架（2002～2005 年）》中明确提出，在卫生保健系统里，健康促进是促进健康、健康保护、疾病预防、治疗乃至康复等整个医学领域中不可分割的组成部分；西太区综合性战略所面对的首要挑战是确立健康促进在卫生保健系统内的优先地位。

（二）国内健康教育

20 世纪 90 年代中期以来，我国各地医院积极开展、创建爱婴医院（baby-friendly hospital）活动，不断探索整体护理模式中的患者教育模式，大力发展社区卫生服务，这些活动都促使医院健康教育与健康促进不断在实践中得以发展。1998 年，第一届医院健康教育研讨暨现场交流会在长沙市中南大学湘雅医院召开。同年 10 月，中华护理学会和中国中医药出版社联合发起"健康世纪行"千家医院百日竞赛活动，以评比竞赛的形式促进医院广泛开展健康教育活动。2001 年以来，天津、北京、深圳等一线城市积极开展创建健康促进医院活动，将医院健康教育与健康促进不断引向深化。

2005 年，卫生部制定下发了《全国健康教育与健康促进工作规划纲要（2005—2010 年）》，对开展医院健康教育与健康促进提出明确要求：依照《中华人民共和国执业医师法》等有关法律法规，结合整体护理等工作，各级各类医疗保健机构及其卫生技术人员向患者及其亲属提供面对面等多种形式的健康教育服务。到 2010 年，患者及家属相关疾病自我保健知识知晓率将达到 80%。《规划纲要》还提出将健康教育与健康促进纳入卫生技术人员医学继续教育内容，要积极开展健康促进医院创建活动，为我国新时期医院健康教育与健康促进的发展指明了方向。《"健康中国 2030"规划纲要》提出，到 2030 年全民健康素养大幅提高，健康生活方式得到全面普及，有利于健康的生产生活环境基本形成。《关于加强健康促进与教育的指导意见》要求推进"把健康融入所有政策"、创造健康支持性环境、培养自主自律的健康行为、营造健康社会氛围、加强健康促进与教育体系建设。

作为健康教育事业的重要组成部分,我国医院健康教育的发展经历了一个由卫生宣传到健康教育、健康促进逐步发展的历程。20世纪50—70年代,医院开展的活动一般多为卫生知识的宣传。1950年,中国第一个全国卫生工作方针提出"面向工农兵、预防为主、团结中西医……"其中,"预防为主"基本模式就是进行卫生宣传教育,当时卫生宣传教育的重点是预防传染病、地方病。80年代中期起,我国医院健康教育逐步走上规范化轨道。各地医院将健康教育引入临床治疗护理机制,不仅提高了临床治疗护理的效果,而且为临床科研开辟了新的领域。1984年,中国卫生宣传教育协会——健康教育研究会正式成立,"健康教育"在中国第一次正式地用于组织机构名称。1990年"中国卫生宣传教育协会"更名为"中国健康教育协会"。1992年起,全国爱国卫生运动委员会将医院健康教育纳入国家卫生城市考核标准,以政府行为和行政干预来推动医院健康教育的发展。1997年,《中共中央国务院关于卫生改革与发展的决定》提出"健康教育是公民素质教育的重要内容"。同年,中国健康教育协会医院健康教育学术委员会在海口市宣告成立,标志着我国医院健康教育与健康促进的全国协作网络的形成。与此同时,患者健康教育被列入国家级护理学继续教育项目。

1999年,国家医学考试专家委员会把健康教育学列为执业公共卫生医师资格考试科目。2005年卫生部印发《全国健康教育与健康促进工作规划纲要(2005—2010年)》。2006年由上海市健康教育所主办的《健康教育与健康促进》杂志创刊。2008年,卫生部发布了《中国公民健康素养基本知识与技能(试行)》,对界定我国公民应具备的基本健康知识和技能、推动公民健康素养监测与评价、拓展健康教育与健康促进工作内容、提高健康教育与健康促进工作水平发挥了重要作用。2010年,卫生部印发《全国健康教育专业机构工作规范》,第一次明确了健康教育专业机构应具有技术咨询与政策建议、业务指导与人员培训、总结与推广适宜技术、信息管理与发布、监测与评估五大职能,对规范、指导健康教育专业机构工作产生了积极影响。

2014 年 4 月,国家卫生和计划生育委员会出台了《全民健康素养促进行动规划(2014—2020 年)》,作为我国近期健康教育与健康促进工作的行动纲领,为科学、规范、有效地开展健康促进工作提供理论依据。2017 年,为贯彻落实全国卫生与健康大会精神,国家卫生健康委员会根据《"健康中国 2030"规划纲要》《"十三五"卫生与健康规划》和《关于加强健康促进与教育的指导意见》,编制了《"十三五"全国健康促进与教育工作规划》,为进一步加强全国健康促进与教育工作,推进健康中国建设指明了方向。

三、健康教育与护理

(一)健康教育在护理中的应用

护理健康教育在整体护理中发挥着重要的作用,主要体现在以下几方面。

1. 患者健康教育是整体护理中的重要组成部分　整体护理(holistic care)的指导思想是"以患者为中心",以满足患者的健康需求为导向,通过护理服务来解决患者的健康问题;同时它还表现为充分尊重患者的权利,并鼓励患者参与治疗和康复过程。通过护理人员耐心细致的健康教育,把有关疾病防控的知识和方法传授给患者以及其陪护人员,作为治疗的重要组成部分。健康教育更加充实和提高整体护理的内涵。

2. 患者健康教育遵循护理程序的过程　患者教育程序(the process of patient education)是在整体护理中实施患者健康教育的活动过程。它遵循健康教育计划设计、实施和评价的原则,是实施患者教育的一种思维和工作方法,是教育走向科学化、系统化的标志。临床护理实践中,患者教育程序贯穿于护理程序,两者同步且相互关联、协调一致。

3. 患者健康教育是加强护患沟通的桥梁　患者健康教育(patient education)是整体护理中的重要部分,护理人员在实施健康教育的过程中必须经常深入病房与患者共同讨论治疗护理方案,拉近护患之间的距离,促进护患之间的交流和沟通。护理健康教育犹如在护患之间搭建了一座桥梁。护士用丰富的知识满足患者的健康信息需求，赢得患者及其家属的信任和理解，提高患者对护理工作的满意度，其自身价值也从中得到了体现。

（二）护理人员在健康教育中的作用

护士具有众多的角色，特别是在强调健康促进和疾病预防的现代社会，其教育者的角色显得尤其重要。主要表现在以下几方面。

1. 作为教育者发挥桥梁作用　健康教育是一种特殊的教学活动，护理人员作为教育者不同于一般意义的教师。其开展健康教育服务，通过帮助教育对象在提高认识的基础上做出健康抉择，促进其自愿地采纳健康行为，从而达到防治疾病、促进健康的目的。因此，护理人员在提高认知和行为改变之间架起了一座传授知识、改变态度的桥梁。这种桥梁作用要求护理人员必须把健康教育的重点放在帮助教育对象建立健康的行为上。

2. 作为组织者发挥纽带作用　有目的、有计划、有评价的健康教育活动是靠护士来组织实施的。护士组织教学活动能力的强弱，对教育的效果有直接影响。护士应灵活地运用各种教学方法和沟通技巧，调动人们参与活动的积极性和主动性，满足不同患者个体和群体的学习需求。

3. 作为联络者发挥协调作用　在护理健康教育的实施过程中，往往需要各部门和人员的配合，护理人员作为联络者应担负起医生、专职健康教育人员、营养师等之间的协调作用，以满足人们的教育需要。

四、健康教育的形式

患者健康教育必须配合和满足医疗护理服务，在诊疗护理过程中要根据教育对象的不同特点和需求有针对性地实施。

（一）根据实施场所和对象的不同分类

可分为院内教育、院外教育和社区群体教育三种基本形式。

1. 院内教育

（1）门诊教育：是指患者在门诊诊疗过程中接受的健康教育活

动。门诊患者多，流动性大，停留时间短暂，而且人群复杂，个人的情况和要求不同。因此，门诊教育要抓住门诊就医过程的主要环节，针对患者的共性问题，简单扼要地实施教育活动。

1）候诊教育：在候诊区等待看病时进行的教育。既能使患者了解一些就诊知识，又能起到安定患者情绪，维持良好候诊秩序的作用。常用形式有：设置宣传栏、黑板报、标语牌、代售卫生科普读物，有条件者可设置低音广播和闭路电视。

2）随诊教育：患者接受门诊治疗和检查（如注射、换药、输液）时，适时地给予相应指导。一般多为口头教育形式。为解决工作量大与健康教育时间短的矛盾，现在各地医院普遍采用的方法是发放健康教育处方。

健康教育处方是以医嘱形式提供的健康教育文字材料，针对某种疾病的特点，对患者进行防治知识、用药方法、生活方式方面的指导，一般一病一议，是指导患者进行自我保健和家庭护理的一种有效辅助方法。健康教育处方广泛适用于门诊患者和住院患者的出院指导，有助于口头教育内容的补充和完善。20 世纪 90 年代以来，健康教育处方已作为一种有效的健康教育手段在我国各地医院普遍推广使用。

3）门诊咨询教育：咨询是对患者及其家属提出的有关疾病和健康的问题进行解答。这是一种针对性很强的对话形式，要求咨询人员有较高的专业水平，一般是由资深或有较高学历的医生护士来担任。

4）门诊专题讲座及培训班：以预约门诊的形式，定期将有同种疾病的患者或需接受相同保健服务的人集合起来，进行专题知识讲座或技术培训。适用于妇幼保健、老年保健及慢性疾病患者。例如，根据我国《妇幼保健法》的规定，每一对准夫妇在结婚之前应接受三项卫生保健服务，即婚前体检、婚前咨询和婚前卫生知识指导。常用的教育方法是在门诊部新婚学校组织夫妇一起学习有关生殖健康、计划生育和优生优育的知识。

（2）住院教育：由于住院患者在院期间时间较长，病情有一个逐渐转化的过程,既有利于护士观察,也有利于患者和护士之间的交流和互相了解,从而可以有计划、有系统地安排健康教育活动。住院教育包括以下内容。

1) 入院教育:在患者入院时,由当班护士向患者或其家属介绍有关规章制度,使患者和陪护人员尽快熟悉环境,安定情绪,遵守住院制度,积极配合治疗和护理。

2) 病房教育:又称住院期间教育,根据患者的病情、心理状况和知—信—行情况,进行系统的教育指导,这是住院教育的重点。目前各地开展整体护理,就是将健康教育与病房的临床护理工作结合在一起进行。

3) 出院教育:在患者出院前以口头或健康教育处方形式,向患者及其家属说明住院治疗的结果,疾病现状和预后,交代继续用药和定期复查等注意事项,进行生活方式和家庭护理方面的指导。帮助患者在出院后能有效巩固住院治疗效果、防止疾病复发和意外情况的发生。同时,还应征求患者及家属对医院和医护人员的意见,不断改进医院健康教育工作。

2. 院外教育

(1) 出院后教育:又称随访教育或追踪教育,是住院教育的继续和延伸,也是医院开展社区卫生服务的一项内容。针对的主要对象是有复发倾向、需长期接受健康指导的慢性病患者。随访教育是个连续的追踪过程,可通过书信往来、电话咨询、家访或预约门诊的形式进行。

(2) 家庭病床教育:针对长期在家接受康复、治疗的慢性病患者及其家属,以家庭病床的形式定期登门,提供有针对性的个体化的疾病防治指导和服务。

3. 社区群体教育　这里所说的社区群体教育是社区卫生服务的组成部分,是医院健康教育由患者个体向群体教育转化的扩展和延伸。各级妇幼保健院(站、所)和计划生育指导站、社区卫生服务中心(站)是重点开展群体健康教育的场所。其形式大致分为三类。

(1) 结合社区医疗保健各项工作开展健康教育,把健康教育内容穿插在疾病普查普治、预防接种、围生期保健、全科医疗、慢病综合防治等工作中。

(2) 发挥社区健康中心的作用,建立患者康复自助组织。积极争取社会团体或企业的资助,与街道一起创办高血压病俱乐部、健康大课堂或抗癌协会等,把社区内患有同种慢性疾病的患者以会员制的形式组织起来,开展多种形式的健康教育和康复健身活动,例如:组织夏季爬山健身运动,举办糖尿病患者营养膳食烹饪比赛,组织高血压患者自我管理式的学习活动等。这种形式可以发挥群体教育的优势,促进患者相互交流经验,互相鼓励支持,对社区慢性病防治和促进患者康复具有积极的作用。

(3) 以群体教育的方法对肥胖、戒烟、戒酒等成瘾性行为进行干预和矫正,进行性安全、生殖健康等生活技能训练。

(二) 根据教育的方式分类

可分为讲座、小组讨论、同伴教育、自我导向学习、新媒体技术等。

1. 讲座 讲座(lecture)是传播者根据教育对象的某种需要,针对某一专题有组织、有准备地面对目标人群进行的健康教育活动。这种活动形式直接面对目标人群,可使较多的人同时接收信息。如果演讲者具有较好的知识基础,又有较好的演讲技巧,则具有比较强的传播效果和感染力,从而取得更好的效果。

2. 小组讨论 是指在一位主持人的引导下,一组人围绕某个专题进行交谈和讨论。运用群体传播原理,以活动小组的形式,开展群体传播活动,是一种行之有效的健康教育工作方法。

3. 同伴教育 同伴是指年龄相仿、兴趣相近,或具有相同背景、共同经验、相似生活状况,或具有同样生理、行为特征的人。同伴教育(peer education)是以同伴关系为基础开展的信息交流与分享,该方法已经成为健康教育领域内广泛采用的教育方法之一。同伴教育通常采用小组讨论、游戏、角色扮演等参与性和互动性较强的形式进行教育,其实质是一种特殊的合作学习方式。

4. 自我导向学习 自我导向学习(self-directed learning)由成

人学习研究专家艾伦·塔夫于 1966 年首次提出，后被广泛应用。自我导向学习是指个体在他人或没有他人的帮助下，均能以个人责任为出发点，诊断健康需求，形成学习目标，寻找学习资源，选择、安排、执行恰当的学习计划，评估学习成果，以达到自我实现健康目标的学习方式。具有自主性、灵活性，满足学习者的不同需要，适合很多成年人学习健康知识和技能。

　　5. 新媒体技术与健康教育　　新媒体（new media）的概念是1967 年由美国人戈尔德马克率先提出的。新媒体具有 5 个构成要素：建立在数字技术和网络技术基础上；在信息的呈现方式上是多媒体；具有全天候和全覆盖的特征；在技术、运营、产品、服务等商业模式上具有创新性；其边界不断变化并呈现出媒介融合的趋势。随着现代信息技术发展不断变化，新媒体的形式主要包括：移动通信类、互联网类、新电视技术等。新媒体以"交互性与即时性、海量性与共享性、多媒体与超文本、个性化与社群化"为主要特征迅速崛起，仅用了短短不到 10 年的时间就接近了报纸、广播和电视用了数十年、甚至上百年才拥有的受众群。

　　（1）新媒体的特点：相比传统媒体技术，它具有如下特点。

　　1）公众信任度相对较高：在健康信息繁杂的情况下，信任度的建立与提高成为信息传播的关键。新媒体将信息提供者的权利下放至每一位参与者，避免了信息的控制权一味集中在大众传媒上；传统媒体只能向所有人提供相同的信息，而新媒体能够针对每个接受者提供个性化内容，并可实现转发、互动，生成新的信息送达相应人群；新媒体传播具有一套不同于传统媒体的独特符号系统，能有效地拉近沟通者的距离，使传播兼具了大众传播的广度和私密交流的深度。

　　2）受众行为改变的可能增加：新媒体不仅使健康信息随手可得，更使其传播方式由普遍传播信息、寻找潜在的受众，到定制受众群体，因而，受众健康行为的形成可能性相对提高。公众不再是被动接受教育与培训，而成为信息的主动订制者。由于传播过程中减少了信息过载的冲击与心理抗拒等因素，接受者的主观能动性、个体依从性较强，从而增加不健康行为改变的可能性。

3）可网聚各方力量：新媒体与传统媒体最大的区别在于传播状态的改变。每个人都可以进行大众传播，由一对多变为多对多。在微博平台上，每一个用户都是既可以发布信息同时又接受其他用户信息的节点，他们之间的互动又会增加新的信息，从而改变信息的传播路径和状态，所有这些信息都是全面开放共享，每一个用户无论是博主还是微博信息的索取者，都会以自己为中心形成规模各异的信息传播网络。

4）传播成本低：相对于传统媒体而言，一些新媒体的开发、运行成本相对较低。多数网络新媒体工具目前是免费的（如博客与微博）付费通常仅有维护的人工费及必需的硬件费用。

（2）新媒体在健康教育中的应用

1）数字报纸：数字报纸是期刊的采、编、发一体化解决方案的良好体现形式，以满足用户不同格式数字报纸的需求。"数字报纸"能够提供整个报纸的全貌，除了不能有纸张的触摸感，在阅读的过程体验方面与传统报纸高度契合，让读者感受到原汁原味的报纸阅读效果。

2）数字期刊：数字期刊指视频、音频、图片与文字等多元素的重复组合，强调互动性和多媒体并利用P2P平台传播的电子杂志，是一种制作精美、内容精粹、信息集中的图文、数据、音视频综合运用的电子出版方式。

3）数字广播：数字广播是指将数字化的音频信号、视频信号，以及各种数字信号，在数字状态进行各种编码、调制、传递等处理。随着技术的发展，数字广播除了传统意义上仅传输音频信号外，还可以传送包括音频、视频、数据、文字、图形等在内的多媒体信号。

4）移动电视：移动电视主要是指在公共汽车等可移动物体内通过电视终端以接受无线信号的形式收看电视节目的一种技术或应用，已普遍用于健康知识的传播，是广泛进行大众传播、反复强化知识的一种有效形式。

5）网络博客、微博：随着互联网技术的快速发展，医疗卫生机构利用门户网站开展健康知识传播，医生积极运用博客、微博等互联网平台传播知识和观点，极大地拓展了健康传播的内涵。这些互联网的运用，为传播健康知识提供了一个亲密的、互动的、平等的交流平台。

6) 手机平台：随着移动通信技术的发展，手机的功能日趋丰富，高度集成了多媒体与掌上电脑功能，包括视频、语音、图像、文本等多种内容呈现形式，为开展健康传播提供了优质的平台。利用手机进行卫生科普传播最常见的形式是手机短信和手机报。由于手机号对应的是特定的个人，这使得对具有某些特性的群体和个体进行针对性的传播成为可能。手机用户在收到短信后都会先查阅，然后再决定是否删除该信息，因而可以达到95%以上甚至100%的收视率，这是其他健康教育载体无法达到的。手机短信还具有良好的可传播性，接收者可将信息保存，反复阅读，并可将其转发给亲朋好友，扩展了信息传播的范围。此外，使用手机进行健康信息传播可以打破地域和时间的限制，成本低廉，是最具潜力的新媒体之一。

五、健康教育在外科临床新技术中的应用

（一）健康教育在腹腔镜微创手术中的应用

随着医疗技术水平的进步，腹腔镜手术在临床的应用越来越广泛。由于腹腔镜手术的切口小、创伤小、术后恢复快等优点，使其在腹部手术中的应用得到了肯定，但腹腔镜手术对于患者而言仍然属于一种应激事件，会产生不同程度的疼痛、恶心、出血以及焦虑、抑郁等身心并发症，从而对患者的心理、生理带来一定程度的不良影响，严重者甚至影响疗效。因此，采取合适的干预措施改善患者的不良情绪、减少并发症发生、改善患者术后疼痛，对于提高临床疗效十分必要。此时，健康教育的实施，可以很大程度上衔接躯体治疗和康复。

良好的健康教育能使患者处于良好的心理状态，能积极配合治疗和护理；使患者对腹腔镜手术的过程及手术的优点、可行性有正确的认识，安心接受腹腔镜手术治疗；提高患者的抗病力和对手术的耐受性，减少并发症发生，缩短住院时间；提高医疗护理服务的满意率，减少护患纠纷发生。

1. 术前健康教育　根据手术的特点制订健康教育计划。由于腹腔镜手术不同于传统的手术方式,诸多患者对腹腔镜手术的了解甚少,或对使用腹腔镜的期望过高,都可能成为对手术不利的应激源,加之患者自身心理健康水平下降,会对疾病术后恢复产生负面影响。因此,患者入院后,护理人员首先要主动向其介绍病区环境及设施,介绍主管医生和护士,使其积极配合治疗,消除陌生感。护理人员可根据患者强烈的求知心理,详细介绍腹腔镜手术的优点、安全性及临床开展情况。说明手术的过程、麻醉方法、术后不适的原因、恢复时间、处理方法、手术前后可能留置管道的重要性和目的及手术后注意事项等。介绍本院历年来手术患者情况,安排接受同类手术成功的患者介绍病情,使患者做好思想准备,并树立信心,相信医院,相信医务人员,使之处于良好的术前心理状态。患者的亲友为其主要支持者,故对主要亲友的健康教育显得非常重要,特别当患者文化知识水平较低时。对于有一定文化程度的患者,可以发放相关健康教育小册子、宣传卡片,将教育内容交给患者自己阅读,护理人员给予必要的解释,使患者正确理解教育的内容,一方面能全面覆盖教育的内容,另一方面又可节省医护人员的时间。

(1) 肠道准备:对肠道手术患者实施肠道准备是减少肠道细菌、降低感染的重要措施。根据手术性质、部位、范围给予不同的肠道准备。非胃肠道手术患者入院后饮食可不受限制,肠道手术患者入院后给予低渣饮食,结肠手术前三天给予流质饮食。任何手术患者,术前 12 小时开始禁食,术前 4～6 小时禁饮,以防止因麻醉或手术过程中的呕吐而引起窒息或吸入性肺炎。不推荐结直肠手术患者常规进行机械肠道准备。针对左半结肠及直肠手术,根据情况可选择性进行短程的肠道准备。

(2) 术前禁止吸烟:因腹腔镜手术患者均采用全身麻醉,吸烟能刺激呼吸道引起术后呼吸道合并症。术后吸烟会导致末梢循环痉挛影响血运,使吻合的动脉、静脉血管痉挛,而导致血管吻合手术失败。

(3) 皮肤准备:目的是为了清除皮肤的微生物,预防术后伤口感染而影响伤口的愈合。

（4）睡眠：为了保证术前充足的睡眠，术前 1～2 日可予以辅助镇静安神药物治疗，必要时术前一晚给予地西泮 10 mg 肌内注射。

（5）康复训练指导：① 深呼吸训练：腹腔镜手术采用全身麻醉，因此术前应加强呼吸功能训练。深呼吸可帮助肺扩张，促进肺部气体交换，预防手术后肺炎和肺不张。深呼吸运动采用横膈式呼吸。② 有效咳嗽训练：有效咳嗽可帮助患者有效排除呼吸道分泌物，预防肺炎发生。

2. 术后健康教育

（1）评估术中情况：责任护士与麻醉医生认真交接患者，了解患者麻醉及手术方式，气腹压力及时间，术中出血、输液、尿量等情况，有利于术后的病情观察、评估及护理对策。

（2）病情观察：患者回到 ICU 病房后，根据手术情况，对患者及家属讲解相应的注意事项。如：腹腔镜手术一般进行的是全身麻醉，术后需要心电监护，暂时禁食，密切观察患者的生命体征及血氧饱和度变化。教会患者及家属使用镇痛泵的方法，解释放置引流管的目的和注意事项，同时观察引流的量与颜色。如无特殊情况麻醉清醒后可拔除胃管，顺利返回病房治疗。

低流量吸氧：由于腹腔镜手术需注入二氧化碳，术中可能因注入二氧化碳出现高碳酸血症，引起血流动力学的改变。因此，术后应给患者低流量吸氧持续 12～18 小时，监测心电图、血压、血氧饱和度24～48 小时。

（3）术后活动及饮食指导：患者清醒后予以平卧位，协助其翻身，术后每 1～2 小时翻身 1 次。术后活动有助于血液循环，预防静脉血栓的形成及褥疮的发生，并可促使肺换气、减少肺部并发症，促进胃肠蠕动、防止腹部胀气。腹腔镜手术有恢复快、创伤小的优点，术后可早期进行床上或床下活动。早期活动应根据患者的耐受程度逐步增加活动量。对年龄较大、身体十分虚弱或患有心脏病者不强调早期活动，应在床上进行一些活动。术后进食时间是根据消化系统功能的恢复情况而定。通常，术后当日禁食，禁食期间可用静脉输液提供水、电解质和营养物质。次日可进低脂易消化的流质，禁食产气食物。

（4）出院指导：出院时，告知患者观察伤口情况及其他症状和体征，一旦出现疑问，及时就诊；同时向患者详细介绍院外带药的用法及剂量，必要时可以用文字书写说明。告知患者应少吃辛辣、油腻等食物，禁食煎炸食物，忌暴饮暴食，多吃清淡及高维生素、高热量、高蛋白质的饮食。加强体育锻炼，但不宜过度劳累。

总之，对腹腔镜手术患者实施健康教育，不仅能消除患者及家属的顾虑，更能协助患者发挥自身潜能，在各方面处于最佳状态下配合手术治疗，促进术后恢复。护理人员在实施健康教育的过程中，应该运用沟通交流的技巧，以微笑服务贯穿于工作全过程，以感情零距离的服务赢得患者的好感和信任，将艺术性、人文性的沟通交流体现在工作的每一环节中。

（二）健康教育在机器人手术中的应用

由于人体解剖结构的复杂性和腹腔镜技术自身的局限性，造成了一些手术盲区，加之腹腔镜手术使用的器械臂长、硬、直、可操作性差，复杂精细的微创手术采用腹腔镜技术常常显得非常困难，这就要求外科医生具备高超精细的手术操作技能。随着机器人技术的发展，使用手术机器人来进行微创手术受到越来越多研究人员和外科医师的关注。在微创的基础上，机器人手术将手术的精度和可行性提升到了一个全新的高度。同时手术机器人延伸了医师的手臂，让医师在相隔千米之外为患者进行手术成为可能。

达芬奇手术系统最初主要用于泌尿外科手术，例如前列腺切除手术，现在越来越多地应用于心外科、妇科以及小儿外科等外科微创手术。在美国，前列腺手术和子宫切除术的渗透率都超过70%，使用达芬奇机器人进行前列腺手术已成为一种"标准术"。目前，达芬奇手术系统被世界各国争相采用。达芬奇手术机器人的应用虽然呈现快速增加的趋势，但是大众对于该系统的了解甚少，包括其手术的方式、围手术期的管理、术后并发症以及疗效等。接受达芬奇手术机器人治疗的患者对上述问题了解的缺乏，是直接导致围手术期应激反应的主要原因，也会直接影响到手术的疗效以及术后的康复。因此，需要及时做好健康教育。

1. **术前健康教育**　护理人员在患者入院后,通过介绍和带领参观科室,让患者尽快对环境进行熟悉和了解。同时,介绍术前所需要接受的各项检查。耐心细致地向患者与家属介绍达芬奇手术机器人系统的特点、安全性,手术时的麻醉方式和术中的体位,及时解答患者的疑问,介绍手术当日的流程与注意事项,增强患者的安全感、信任感,使其以最佳的身心状态接受手术。护理人员应该使患者了解到任何微创手术均有转为开放性手术的风险。因此,在术前的健康教育中,需向患者客观地介绍可能存在转为开放性手术的风险,让患者具有术前做好心理准备,消除顾虑,减少焦虑、恐惧、抑郁等情绪。如有必要,可以邀请手术医师和手术室专业护理人员到场解答患者的疑问,增加患者的信任感。

2. **术后健康教育**　患者手术结束返回病房后,护理人员要实时监测患者的生命体征。一旦出现异常,及时报告主管医师并进行妥善处理。同时,告知患者及其家属,一旦出现任何不适症状应及时报告。对于有腹腔引流管的患者,护理人员除按常规护理外,还需告知患者及其家属,要保持引流管的畅通,避免因为翻身或其他导致引流管扭曲,及时观察引流液的量和颜色,一旦发生异常(堵塞、颜色、流量)需主动报告。患者术后一段时间内排尿系统会受到一定影响,容易发生尿路感染。因此,护理人员需要按时观察患者是否发生尿路感染,定时消毒尿道口每天 2 次,并观察患者尿液的颜色、气味和量,告知患者有关尿路感染的表现和预防尿路感染的相关的措施。卧床患者,尤其是老年患者,发生肺部感染的风险增加。因此,护理人员除及时清除患者呼吸道分泌物、保持呼吸道通畅外,需教会患者正确的排痰和咳嗽方法,也可通过家属叩背进行排痰。如因伤口疼痛无法咳痰者,可将枕头抱于患者腹前,以减轻咳嗽引起的腹肌收缩加剧伤口疼痛。术后恢复进食时间根据手术方式、患者康复情况等确定。《加速康复外科中国专家共识及路径管理指南(2018 版)》建议术后早期进食,即使是择期腹部手术也建议术后尽早恢复经口进食。若患者术后出现并发症、禁食超过 1 周,则需给予适当的肠外营养支持。

条件允许的情况下,遵医嘱口服安素。告知患者术后健康饮食,避免辛辣食物和产气食物。鼓励患者术后活动,改变体位时应遵守"三步曲",术后第1日至出院时,每天应下床活动2～6小时。所有活动应循序渐进,根据患者的耐受情况及个体差异调整时间、范围及强度。如心血管疾病患者,下床活动时间应遵医嘱执行。

对于接受机器人手术的患者,采用合适、有效的健康教育路径,能促进护患之间的交流,达到相互促进、相互理解的目的,护士热情、周到的服务与精心的护理也能增进护患感情,增强患者对医护人员的信任,形成主动护理和主动参与相结合的良性循环,减少护患纠纷,提高护理工作质量。同时,健康教育路径可使健康教育具有计划性及预见性,既满足了患者对健康知识的需求,又提高了患者满意度。

(三)健康教育在胰岛细胞移植中的应用

近年来,随着人们生活水平的提高、人口老龄化、生活方式的改变,糖尿病患者发病数量增长迅速且趋于年轻化。它是一类由于胰岛素分泌缺乏或胰岛功能障碍引起的糖代谢紊乱性疾病。糖尿病分为1型和2型,其中1型糖尿病患者约占总数的1/10。1型糖尿病是一种自身免疫性疾病,由于机体的免疫系统选择性地破坏分泌胰岛素的胰岛β细胞,导致胰岛素的绝对缺乏,而2型糖尿病是由于胰岛素抵抗,导致胰岛素的相对缺乏。虽然外源性胰岛素在一定程度上可以控制血糖,但较难发挥像自身分泌的胰岛素那样严格按照自身血糖的高低来调节血糖浓度的作用,从而不能从根本上治愈糖尿病。随着移植技术的发展,移植已逐步用于2型糖尿病的治疗,从最初的胰腺移植发展到目前的胰岛移植技术。胰岛移植手术操作简单、安全性高、并发症少、可重复进行,同时能延缓或逆转糖尿病进程。因此,胰岛移植在治疗糖尿病方面显现出很好的应用前景。

围手术期的健康教育,能使患者充分掌握糖尿病及胰岛移植的相关知识,理性看待术后恢复与疗效,也能给患者带来治愈的希望。对于胰岛细胞移植患者,围手术期健康教育主要包括以下几个方面。

1. 术前健康教育

(1)血糖控制:术前通过"糖尿病之家"健康讲座,对患者进行糖尿病相关治疗、饮食和用药知识的教育。移植前,由专职护士向患者讲解移植方式、术前准备、术后观察及各种免疫抑制药物可能出现的不良反应、用药方法及注意事项。在完善常规检查的同时,重点关注患者血糖相关指标。按"七点"监测血糖,即三餐前、三餐后 2 小时以及晚睡前监测血糖。积极控制高血糖,强化胰岛素治疗,控制血糖接近正常并至少持续至移植后 2 周。根据血糖波动规律安排患者调整生活规律、饮食、用药及活动。术前控制在较理想的血糖水平。

(2) 饮食护理: 按照患者体重计算每日所需热量,合理调节蛋白质、脂肪和碳水化合物比例,进食定时、定量,根据患者饮食习惯调整食物的种类。告知患者术前 1 周禁食易诱发排异反应的食物(菌类、参类、蜂蜜、海产品等)或增强免疫力的中药。手术当日,给予流食,并适当减少进食量。

(3) 心理健康教育: 患者的心理状态是决定手术成败的重要因素之一,应重视心理护理。糖尿病患者病史较长,有一定自我护理知识,但缺乏胰岛细胞移植知识,不免产生焦虑、抑郁、紧张、恐惧、期望值过高等心理情绪,易造成应激性高血糖。针对患者的心理特点,仔细向患者讲解手术的意义、方法、优点和术前、术中、术后注意事项,使患者及家属能积极配合治疗。解释糖尿病器官损害通过单纯控制血糖尚不能阻止糖尿病患者器官损害的发生发展,使其了解手术治疗的必要性。介绍成功病例,增强患者信心。及时了解患者的心理变化,给予相应的心理支持。

其他: 提醒患者注意保持皮肤完整性,保证充足睡眠,注意保暖,预防感冒。对于出现呕吐或有视网膜病变的患者做好生活护理。按术前常规准备,给予备皮,完成过敏试验,准备术后病室,预备各种物品及器械,配合医生做好各项检查等。

2. 术后健康教育　术后回到病房,专房专用。房间应用紫外线灯消毒,每周 2 次,每次 1 小时,空气培养合格。保持室内安静舒适,温度控制在 22～26℃,相对湿度为 50%～70%,及时增减被服。医护人员和家属探视时,进入病房需穿隔离衣、戴鞋套,以预防院内感染。术后患者采取平卧位,给予心电监护,密切监测生命体征。穿刺部位压迫止血 6～8 h,注意观察伤口敷料渗液及包扎固定情况。专人护理,由护士协助生活护理,加强口腔护理。

(1) 饮食护理:体内糖代谢与胰岛细胞移植疗效密切有关,饮食控制不严导致血糖波动,不利于移植物的存活。术后,待患者肠鸣音恢复,应指导其严格执行糖尿病饮食,定时定量,控制一日总热量,根据个体生活习惯制定相应食谱满足机体需要。

(2) 监测血糖:预防低血糖及高血糖、保持血糖平稳对于移植的胰岛细胞存活具有重要意义。移植后 3 日内应每 2 小时测血糖 1 次,调整胰岛素,保持血糖在 7.5 mmol/L 左右。移植 3 日后,应"七点"进行血糖测定。让患者了解,一旦出现心悸、头晕、口渴、饥饿、血压降低等症状(低血糖的表现),及时报告医生。告知患者切不可自行调整胰岛素用量和使用,根据具体情况,积极配合医生及时地调整用量和用法。

(3) 用药护理:术后需要长期使用免疫抑制剂治疗。术后,护理人员需让患者严格掌握免疫抑制剂的用量,监测血药浓度。同时,护理人员与患者及其家属都需密切观察药物不良反应、排斥反应(1 周内易发生急性排斥反应)及并发症。密切观察患者体温、血压、情绪以及血糖的变化、观察有无胃肠道不适、血压变化、伤口愈合、口腔溃疡等情况,注意是否出现感染、出血、气胸等并发症。一旦出现异常,及时处理。

(4) 心理护理:胰岛细胞移植术后患者情绪波动可致血糖值升高,因此必须加强心理护理。了解患者对胰岛细胞移植术的期望程度,并使患者了解术后使用胰岛素是为维持正常的血糖,并非手术失败,避免增加患者的心理负担,同时消除患者的胰岛细胞移植成功意味着根本治愈糖尿病的错误认识,增加治疗的依从性。由于移植后出现的药物不良反应以及隔离,会增加患者焦虑、孤独等不良心理反应,引起血糖波动,对植入的胰岛细胞产生不良影响,依据患者文化水平、术前交流情况等进行相应的心理疏导。

(5) 出院指导:① 指导患者注意饮食控制和血糖监测,防止感染,适当运动。继续坚持胰岛素治疗,不可自行停止应用或改为口服降糖药物,特别嘱咐避免饮酒和吸烟。② 指导患者及家属掌握高血糖、低血糖症状,当出现低血糖症状时及时饮糖水或糖品,当反复出现高血糖或低血糖症状时,立即与医生联系,按要求重新调整胰岛素用量和用法。③ 继续维持免疫抑制剂治疗,定期复查,不得随意更改用药剂量。

(四) 健康教育在外科血糖管理中的应用

手术患者的血糖问题包括高血糖、低血糖和血糖波动。不管何种形式的血糖变化,都会影响手术的实施、疗效以及患者预后。高血糖是术后内皮功能障碍、切口愈合不佳、脓毒症以及脑缺血的危险因素,围手术期应激可导致糖代谢紊乱加重,甚至出现酮症酸中毒和高渗综合征。血糖过低以及持续时间过长可导致神经系统损伤,产生一系列神经系统并发症,包括嗜睡、昏迷、癫痫发作等。已经证实,围手术期患者血糖异常会增加术后并发症和死亡率。同时,血糖的异常,不仅见于已确诊的糖尿病患者,还包括患糖尿病或葡萄糖耐量异常但未被诊断的群体以及正常人群(围手术期的应激以及处理导致血糖变化)。目前,我国围手术期血糖管理现状不佳,医务人员缺乏血糖管理的相关知识,而国外各指南推荐的管理标准也不尽相同。

围手术期进行血糖管理,旨在: ① 降低术后并发症的发生率和病死率。② 避免血糖波动,包括高血糖和低血糖。③ 保持水、电解质、酸碱平衡。④ 预防急性并发症,包括酮症酸中毒、高渗综合征。⑤ 建立一定的血糖管理目标,控制血糖在 $7.8\sim10\ \text{mmol/L}$。术后严格的血糖控制可以降低患者的病死率。根据标准化住院流程优化血糖控制水平,可使围手术期相关并发症减少 25.4%。

护理健康教育在手术患者围手术期血糖的控制中发挥了不可忽视的作用。外科手术患者的血糖管理,主要关注以下几方面。

1. 术前健康管理

(1) 术前血糖: 术前检测所有患者的血糖,尤其是已经确诊为糖尿病的患者。对于糖尿病患者,除检测血糖外,根据需要,检测其他评价糖尿病控制的指标(如: 糖化血红蛋白等),通过入院后的病史回顾和检查结果,观察是否出现糖尿病并发症以及其他高危因素等,以便进一步检查和治疗。对于血糖异常而未诊断为糖尿病的患者，有必要时可进行口服葡萄糖耐量试验。根据患者术前的血糖水平、病史、并发症以及危险因素，对血糖进行调节，维持血糖稳定。采用胰岛素治疗的患者，应常规监测餐前、餐后以及睡前血糖，禁食或增加胰岛素用量时，应每 4～6 小时监测 1 次血糖。补充胰岛素时，短效胰岛素需每隔 4～6 小时皮下注射 1 次；为了避免胰岛素的蓄积，常规人胰岛素应至少每 6 小时注射 1 次。为避免低血糖的发生，有指南建议术前 2～3 日停用长效胰岛素，改为中效胰岛素每日 2 次以及短效胰岛素每餐前皮下注射。如果长效胰岛素治疗者血糖控制较好，可继续原治疗方案直至手术当日，但减少 20% 基础胰岛素用量。对于 1 型糖尿病患者来说，必须维持基础胰岛素的治疗。除调整胰岛素用量外，按照临床指南，术前还应停用一些口服降糖药物。如在美国和欧洲，要求术前停用二甲双胍。α-葡萄糖苷酶抑制剂在禁食状态下无治疗效果，患者恢复饮食后方可应用此类药物。医护人员需根据患者的血糖水平及其稳定性，决定是否应该进行手术。虽然尚无循证医学指南指出可根据血糖决定是否取消手术，但在机体代谢紊乱的情况下不应该进行择期手术。耶鲁纽黑文医院建议，当血糖＞22.2 mmoL/L 时应取消手术，而波士顿医学中心建议血糖＞27.8 mmoL/L 时应推迟非急诊手术。不管是调整血糖、调节用药还是确定手术是否进行，都需及时告知患者及其家属，获得其配合，让患者对病情及医疗操作获得更多的了解，增进互信，改善医护关系。

（2）其他：完善入院后的各项检查，对于出现的异常进行针对性处理。此外，控制任何会影响患者血糖波动的因素，包括躯体因素和心理因素。外科手术对于患者来说是一大应激源，术前需对患者及其家属进行适当的心理辅导，调节患者心理，以便将手术对患者心理的影响降至最小。护理人员同时也可寻求患者家属的支持，一起改善患者的术前各项状况，将患者术后转归最大化。

2. 术后健康教育

（1）术后血糖：术后血糖受多种因素（手术、麻醉、疼痛、进食、卧床等）的影响，而且波动更大，多次血糖监测是控制血糖的基础。美国胸科协会以及美国临床内分泌医师学会/美国糖尿病协会基于循证医学的证据提出：重症单元内，静脉给予胰岛素治疗时血糖范围应控制在 7.8～10 mmoL/L；非重症单元内，餐前血糖应控制在 5.6～7.8 mmol/L，随机血糖不应超过 10 mmoL/L。如出现较严重的术后并发症，医生应认识到应激性高血糖的存在（平均 10～12.2 mmol/L），可以给予更宽松的血糖管理策略。补充胰岛素可用来改善高血糖状态，使用基础胰岛素可获得更好的血糖控制。停止静脉胰岛素输注后应及时补充基础胰岛素，可预防糖尿病酮症酸中毒的发生。对于术中应用静脉输注胰岛素的患者，可继续给予静脉葡萄糖及胰岛素输注方案直到患者完全进食。在确认患者可以正常进食后，可以终止静脉输注方案，恢复术前治疗方案。1 型糖尿病患者需要保持血中基础胰岛素的水平，以降低糖尿病酮症酸中毒的发生风险。餐时胰岛素的应用方法与患者的营养方式有关，应告知患者出现高血糖时如何进行胰岛素的补充治疗。如果术后患者血糖水平持续较低，应输注 5～10 g/h 葡萄糖以预防低血糖及饥饿性酮症的发生。对于非糖尿病患者，低血糖的诊断标准为血糖＜2.8 mmol/L，而糖尿病患者只要血糖水平≤3.9 mmol/L 就属低血糖范畴。中度低血糖(2.3～3.9 mmol/L)，特别是严重低血糖(＜2.2 mmol/L)的发生可大大增加围手术期患者的死亡率。因此，告知患者有关低血糖的临床表现，也是术后健康宣教的一大重要内容，而不是仅仅关注高血糖的发生。

（2）其他：术后镇痛，是改善患者术后血糖的一个重要措施。如有必要，术后留置镇痛泵，告知患者镇痛泵的使用方法，根据具体情况进行调节镇痛。实施营养支持应格外警惕高血糖，高血糖是常见的并发症之一。无论肠内还是肠外营养，给予糖类应维持稳定缓慢地输入，避免过量过快。在肠内营养，可以使用改良的高脂低碳水化合物配方以减少糖的摄入；加入膳食纤维可以延缓胃排空，从而抑制糖生成。在肠外营养，为预防高血糖的发生，糖的输注速度不应＞4 mg/(kg·min)；脂肪乳剂供能占非蛋白质热量的 30%～50% 也可起到限制血糖的作用。同时应强化对症治疗，如非甾体类药物的使用可以减少炎症介质释放；止痛剂和镇静剂有助于缓解疼痛引起的神经内分泌反应，从而减轻应激程度，降低血糖水平。术后对患者的心理疏导，也是改善术后应激，提升患者疾病恢复信心，改善疾病转归和预后的有效措施之一，同时也有助于术后血糖的管理。

（3）出院指导：出院前，告知患者有关出院带药的详细信息以及使用方法，叮嘱严格遵医嘱服药，避免自行修改用药剂量和方法。同时，告知患者饮食和运动调节在血糖控制中的作用，建议合理、健康的饮食以及适当、适度的运动。运动也应该遵循循序渐进的方式。

总之，对于手术患者，良好的健康教育，不仅有助于减少围手术期的相关并发症、降低术后病死率及节省医疗费用，也能更好地改善出院后的血糖控制以及疾病的预后，有必要成为所有手术患者，尤其是糖尿病患者的主要护理内容之一。

六、总结

护理健康教育突破了传统的护理概念，由以疾病为中心，注重疾病的发生、发展和转归，转变为关注患者整体健康状态。护理健康教育也不局限于传统的护理领域，将护理工作由医院扩大到家庭和社区，使护理服务功能由护病到护人。工作性质上，护理健康教育使护理工作由被动变主动，针对患者或健康人的实际情况，独立开展健康教育活动。护理健康教育是社会发展和医学进步的产物，已经成为优质护理实践的重要组成部分，是落实优质护理的重要措施，也是促进优质护理纵向发展的重要方式。尽管我国护理健康教育工作起步较晚，但近年来发展迅速，在短时间内已取得显著成绩。需要指出的是，在我国，护理健康教育的实施与发展还有很长的路要走，尤其是在医学快速发展的今天，新的手术与治疗层出不穷，护理健康教育也应与时俱进，跟上时代的步伐，在探索中前进，在前进中发展，在发展中壮大，将护理健康教育的作用最大化、最优化。

（周燕燕）

第二节　各类标本留取——
外科术前"第一课"

一、外科各类标本的留取

在临床护理工作中,采集患者的血液、体液、分泌物、呕吐物、排泄物等标本送验,旨在通过实验室的检查方法来鉴定病原,了解疾病的性质及病情的进展情况。因此,正确的检验结果对疾病的诊断、治疗和预后的判断具有一定的价值。而患者做好采集标本的准备,护士掌握采集标本的正确方法,是保证检验结果不受外界因素影响的重要环节。

(一)标本采集的原则

(1)医生下达采血医嘱,护士应立即登录医院内标本采集办公系统,打印采血条码;采集标本前、后及送检前均应仔细逐项核对医嘱与条码内容,以防发生差错,并应向患者说明检验项目的有关事宜,消除顾虑,取得配合。

(2)凡采集细菌培养标本,须放入无菌容器内,事先检查容器有无裂缝,瓶塞是否干燥,培养基是否足够,有无混浊、变质等。采集时应严格执行无菌操作,不可混入防腐剂、消毒剂及其他药物,以免影响检验结果。培养标本应在患者使用抗菌药物之前采集,如已用药,应在检验单上注明。

(3)采集各项标本均应按照规定要求做到:及时采集,标本要新鲜,量要准确,按时送验,不应放置过久,以免影响检验结果,特殊标本要注明采集时间。

(4)必须掌握正确的采集方法,如做妊娠试验要留晨尿。因晨尿中绒毛膜促性腺激素的含量高,容易获得阳性结果。

(二)各类标本采集要点及注意事项

1. 血液标本

(1)患者准备:一般要求患者采血前禁食8～12小时,采血前一天不应吃高脂肪、高蛋白质食物,不应饮酒,不应剧烈运动,保持情绪稳定,避免因生理原因、采血时间、运动、体位、禁食或进食、药物等原因对化验结果的影响。

（2）采集方法：一般分为静脉采集和末梢采集。

静脉采集时,止血带结扎不宜过紧过久,一般不超过1分钟;采集应待消毒部位风干再进行穿刺;采集完毕后用消毒棉签按压抽血点,一般按压5～10分钟,凝血功能障碍者,按压时间延长,直至出血停止。

末梢采集时,一般采集无名指。以酒精消毒皮肤,用一次性采血针穿刺,使血液自然流出,注意不要挤压,用消毒棉签擦去第一滴血,汲取血液。

（3）注意事项

1）采血管分普通管、抗凝管和促凝管三类。常用抗凝剂有枸橼酸钠、EDTA - K_2 或 EDTA - Na_2、肝素、氟化物等。根据不同的检验项目要求,选用合适的各色真空管和抗凝剂十分重要（表1-1）。

表1-1　各色真空管的选用范围及注意事项

采血管类别	添加剂（试管盖颜色）	标本类型	使 用 范 围	注 意 事 项
普通管	无（红盖）	血清	一般常规生化分析	采集后立即颠倒混匀5次
促凝管	促凝剂（橘红盖）			
抗凝管	EDTA - K_2（短紫盖）	全血	一般血常规检测、糖化血红蛋白、血氨、网织红细胞计数等	采集后立即颠倒混匀8次
	EDTA - K_2（长紫盖）	全血	血型、交叉配型、HLA分型	
	3.8%枸橼酸钠抗凝剂（黑盖）	全血	适用于红细胞沉降率测定	抗凝剂与血液1:4混合,采血1.6 mL后混合颠倒8次
	0.109M柠檬酸钠（蓝盖）	血浆	适用于凝血系统检测、血栓弹力图实验等	抗凝剂与血液1:9混合,采血1.8 mL后混合颠倒8次
	肝素钠（绿盖）	血浆	适用于血细胞簇分化抗原系列测定、血流变测定、T-spot检测等	抽血后立即颠倒混匀8次

2）采集多管时，应按以下次序：血培养瓶、蓝盖真空管/黑盖真空管、红盖真空管、绿盖真空管、紫盖真空管（图1-1）。

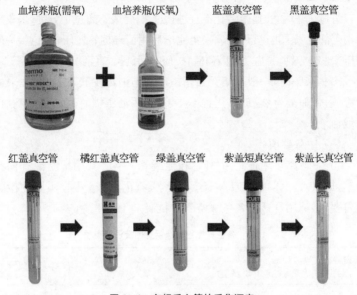

血培养瓶(需氧)　　血培养瓶(厌氧)　　蓝盖真空管　　黑盖真空管

红盖真空管　　橘红盖真空管　　绿盖真空管　　紫盖短真空管　　紫盖长真空管

图1-1　多根采血管的采集顺序

3）采集血培养标本时，应在患者体温≥38.5℃且患者寒战，未使用抗生素时抽取，或在发热初期采集血培养，在两处不同肢体抽取5～10 mL血液，分别放入需氧瓶和厌氧瓶，并及时送检，若未能及时送检，应常温保存，不可冷藏。

4）血气分析采动脉血，肝素钠抗凝，采血完毕立即送检，建议在15分钟内完成。

5）应严格执行无菌操作，严禁在正在输液或输血的肢体或针头、输液或输血穿刺点上方、皮管内采集血标本，应在对侧肢体采血。

2. 尿液标本　根据采集时间可分为清晨空腹尿、随机尿、计时尿（2小时、3小时、12小时、24小时等）等。

（1）晨尿为住院患者留尿的主要方法，早晨起床后收集第一次尿，可用于尿常规检验、尿妊娠试验检查。

（2）随机尿的中段尿多为门诊就诊患者的留尿检验方法，也适用于常规检查。若做微生物培养取中段尿时，应先用肥皂水或洗必泰清洗会阴部，再用清水冲洗，用无菌纱布分开阴唇排尿（男患者翻转包皮，清洁、排尿、留取即可），排掉前段尿，留取中段尿 5～10 mL，放入无菌瓶，及时送检。

（3）餐后尿为收集进餐后 2 小时尿，主要用于了解葡萄糖代谢情况，用以筛查隐性糖尿病或轻症糖尿病。

（4）计时尿应于计时开始时排空尿液，然后于规定时间至截止时间留尿，计时尿多用于肾功能和有形成分排出率的评估。

（5）24 h 尿多用于化学组分的测定，亦用于泌尿道抗酸杆菌的检查。

尿液原则上以不用防腐剂为好，如需 12 小时或 24 小时尿，首选冷藏，根据不同的检验目的加用合适的防腐剂，如加 40%甲醛 1 滴于尿液 30 mL 中，适用于细胞及管型等有形成分的检查；激素检验常以盐酸 10 mL 作为 24 小时尿的防腐剂。

3．**粪便标本** 粪便标本留取后，外观无异常者可多部位取材，外观有异常取异常处，如黏液、血液部位。

做隐血试验的人应嘱其在试验前 3 日禁食动物性食物、血类食物、绿色蔬菜，并禁服铁剂，以防干扰。

采集后及时送检，如作原虫阿米巴检查应保持一定的温度，且立即送检，立即检查；如检查蛲虫则不必送检粪样，而应于晨起时排便前用棉签拭擦肛门周围，可得虫卵。

4．**痰液标本** 采集晨间第一口痰，多用于细胞学及微生物学检查。采样前应先漱口 3 次或刷牙 1 次，经深呼吸数次后用力咳痰，痰量大于 1 mL（约 1 元硬币大小），然后吐到无菌痰瓶中，注意不可混入唾液或鼻涕。微生物培养取样应在抗生素等药物治疗开始之前，如已用药，则应选血液药物浓度最低水平时采样。

5．**咽拭子** 咽部拭子细菌培养旨在分离出致病菌，有助于白喉、化脓性扁桃体炎、急性咽喉炎等的诊断。用消毒长棉签，以灵敏而轻柔的动作擦拭两侧腭弓和咽、扁桃体上的分泌物。

（三）标本保存和运送

标本保存和运送是检验质量保证的重要环节之一。由于采集的标本受各种因素的影响，可能使检验结果受或大或小的误差，因此必须正确掌握标本保存和运送。

（1）采样后须立即送检的常规项目：血氨、血沉、血气分析以及各种细菌培养，特别是厌氧菌培养。

（2）各常规标本均需及时送检，一般不超过 2 小时，若未能及时送检，需 4℃冰箱冷藏。

（四）常见标本的正常指标的解读

1. 紫盖真空管　血常规采集多见，一般静脉采集 2 mL 即可。常见指标解读见表 1－2。

表 1－2　紫盖真空管常见指标的解读

检验项目	标本采集要求	临床意义	参考指标
白细胞 （WBC）		升高：生理性多于新生儿、妊娠后期、分娩期、经期、饭后、剧烈运动后；病理性多见于炎症、尿毒症、烧伤、手术创伤、白血病等 降低：多见于病毒感染、伤寒、疟疾、再生障碍性贫血、化疗后等	$(3.5{\sim}9.5){\times}10^9$/L
中性粒细胞比例（NEUT%）		升高：常见于急性化脓感染、急性出血、手术后、尿毒症、酸中毒等 降低：常见于伤寒、副伤寒、疟疾、再生障碍性贫血、流感、严重感染、粒细胞缺乏等	40%～75%
淋巴细胞比例（LY%）		升高：常见于传染性单核细胞增多症、腮腺炎、百日咳、结核、慢性淋巴细胞白血病 降低：多见于长期接触放射线及传染病的急性期等	20%～50%

（续表）

检验项目	标本采集要求	临床意义	参考指标
红细胞（RBC）		升高：生理性多见于新生儿、高原反应等；病理性见于先天性心脏病、大面积烧伤、严重脱水、真性红细胞增多症、肺心病、一氧化碳中毒、使用某些药物等 降低：多见于贫血、白血病、失血等	男：$(4.3\sim5.8)\times 10^{12}/L$ 女：$(3.8\sim5.1)\times 10^{12}/L$
网织红细胞计数（RET）		升高：表示骨髓造血功能旺盛，各种增生型贫血，维生素 B_{12} 治疗后显著增多 降低：多见于再生障碍性贫血等	$0.5\%\sim1.5\%$
血红蛋白（Hb）		升高：生理性多见于新生儿、高原反应；病理性见于先天性心脏病、真性红细胞增多症、慢性肺心病、严重脱水等 降低：多见于贫血、白血病、失血、手术后等	男：$130\sim175\,g/L$ 女：$115\sim150\,g/L$
血小板（PLT）		升高：常见急性大失血和溶血、真性红细胞增多症、出血性血小板增多症、慢性粒细胞白血病、急性感染等 降低：多见于再生障碍性贫血、急性白血病、脾功能亢进、原发性血小板减少性紫癜、DIC 等	$(125\sim350)\times10^{9}/L$
血浆氨测定（AMON）	采集静脉血 2 mL 完毕后，用石蜡油封闭，立即送检	升高：见于脑炎、肝硬化后期的肝昏迷、肝衰竭、肝坏死等	$9\sim33\,mol/L$
糖化血红蛋白测定（GHB）		用于评定糖尿病的控制程度，反映测定前 $1\sim2$ 个月内平均血糖水平	$4.5\%\sim6.3\%$

（续表）

检 验 项 目	标本采集要求	临 床 意 义	参 考 指 标
糖耐量测定（OGTT）	在试验前三天正常饮食，试验当日清晨空腹抽静脉血 2 mL，将一定量葡萄糖溶于温水中一次性服下，记录时间，分别在服下后的 30、60、120、180 分钟各采血 2 mL，立即送检	OGTT 是一种葡萄糖负荷试验，可了解机体对葡萄糖的调节能力	0 分钟：3.9～6.1 mmol/L；30 分钟：<10.5 mmol/L；120 分钟：<7.8 mmol/L；180 分钟：<6.9 mmol/L

2. 红色真空管是促凝管　以采集血清为主，一般采集静脉血 3 mL 即可。常见指标解读见表 1-3。

表 1-3　红盖真空管常见指标解读

检 验 项 目	临 床 意 义	参 考 指 标
血清总胆红素测定（TBIL）	升高：病毒及中毒性肝炎或肝癌、胆道阻塞，溶血性疾病等	3～22 μmmol/L
血清直接胆红素测定（DBIL）	升高：肝内或肝外胆道阻塞，肝细胞损伤等	0～5 μmmol/L
血清丙氨酸氨基转移酶测定（ALT）	升高：① 肝胆疾病：各种肝病、胆囊炎、胆石症、胆道梗阻。② 心血管疾病：心肌梗死、心肌炎、心力衰竭。③ 骨骼肌疾病、多发性肌炎、肌营养不良等。④ 一些药物性升高	男：21～72 U/L 女：9～52 U/L
血清天门冬氨基酸转移酶测定（AST）	升高：各种肝病、心肌梗死、肌炎、胸膜炎、肾炎及肺炎等	男：17～59 U/L 女：14～36 U/L
肌酐测定（CR）	在肾脏疾病初期，血清肌酐值通常不升高，直至肾脏实质性损害时才升高。血清肌酐测定对晚期肾脏病临床意义较大	男：59～110 μmol/L 女：46～92 μmol/L
血清肌酸激酶测定（CK）	升高：急性心肌梗死、病毒性心肌炎、进行性肌萎缩等	男：55～170 U/L 女：30～135 U/L

（续表）

检 验 项 目	临 床 意 义	参 考 指 标
血清淀粉酶测定（AMY）	升高：多见于胰腺炎和腮腺炎等，其在胰腺炎早期升高明显，有诊断意义 降低：常见于肾功能障碍	<110 U/L
钾测定（K$^+$）	升高：肾上限皮质功能减退症、肾功能衰竭、休克、组织挤压伤、重度溶血、口服或注射含钾液过多时 降低：严重腹泻呕吐、肾上限皮质功能亢进、服用利尿剂、胰岛素的应用等	3.5～5.1 mmol/L
钠测定（Na$^+$）	升高：常见于肾上腺皮质功能亢进、严重脱水、中枢性尿崩症等 降低：常见于胃肠道失钠、尿钠及皮肤失钠、抗利尿激素过多等	137～145 mmol/L
钙测定（Ca^{2+}）	升高：甲状旁腺功能亢进、维生素D过多症、多发性骨髓瘤、结节病等 降低：甲状旁腺功能减退、尿毒症、佝偻病及软骨病等	2.10～2.55 mmol/L
C-反应蛋白测定（CRP）	作为急性期相反应的一个灵敏的指标，CRP浓度在急性心肌梗死、创伤、感染、炎症、外科手术、肿瘤浸润时迅速显著地升高。对于判断病情、药物或手术疗效等均有一定意义	0～10 g/L
甲胎蛋白测定（AFP）	用于原发性肝细胞癌的诊断与疗效观察。当AFP大于200 μg/L，持续8周，ALT正常排除妊娠和生殖细胞恶性肿瘤，则倾向于原发性肝癌的诊断，阳性率达80%以上。少数肝硬化病例也有AFP增高，但都为一过性升高	0～20 μg/L
癌胚抗原额定（CEA）	升高：多见于胃肠道恶性肿瘤，结肠瘤和直肠瘤患者阳性率可达70%左右，其次为胰腺、乳腺、胃、膀胱、前列腺癌。血浆中CEA浓度的上升与疾病的阶段、程度，以及肿瘤的分化程度以及转移瘤的部位有关	0～5 μg/L
糖类抗原测定（CA19-9）	升高：多见于胰腺癌、结肠直肠癌、胃癌和肝癌，一些非恶性疾病的患者也可出现升高，如胆管疾病、胸腔积液、肝硬化等。CA19-9值持续增高与恶性疾病的发展和疗效有关	0～39 U/mL

（续表）

检验项目	临床意义	参考指标
糖类抗原测定（CA125）	升高：常见于卵巢癌、肺癌、胰腺癌、子宫肿瘤、肝癌、肝硬化等	0～35 U/mL

3. **蓝色真空管**　抗凝管，常用于凝血系统监测，一般采集静脉血 1.6 mL 即可。常见指标解读见表 1-4。

表 1-4　蓝盖真空管常见指标解读

检验项目	临床意义	参考指标
血浆凝血酶原时间测定（PT）	延长：常见于先天性因子 II、V、VII、X 缺乏症和低、无纤维蛋白血症、DIC、肝脏疾病、血循环中有抗凝药物等 缩短：常见的先天性因子 V 增多症、高凝状态等	9～15 秒
活化部分凝血活酶时间测定（APTT）	延长：因子 IX、XI、VII血浆水平降低；严重的凝血酶原、因子 V、X 和纤维蛋白原缺乏；纤溶活性增强；血循环中有抗凝物质等 缩短：高凝状态、血栓性疾病等	28～40 秒
血浆 D-二聚体测定（D-Dimer）	升高：主要见于 DIC 高凝状态、血栓栓塞性疾病，也可作为溶栓治疗有效的观察指标	<500 μg/L
凝血酶时间测定（TT）	延长：提示纤维蛋白原浓度和质的异常。当血浆存在内源性或外源性影响纤维蛋白形成的抑制因子时也会延长	12～19 秒
血浆鱼精蛋白副凝试验（3P）	阳性：见于 DIC 早期或中期 阴性：见于 DIC 晚期和原发性纤溶症	阴性

4. **乙肝指标的解读**　乙肝五项也称为乙肝两对半，包括乙肝表面抗原（HBsAg）、乙肝表面抗体（HBsAb）、e 抗原（HBeAg）、e 抗体（HBeAb）、核心抗体（HBcAb）。乙肝五项检查是抽出患者静脉血，检测血液中乙肝病毒的血清学标志（表 1-5）。

5. 其他标本采集指标解读

（1）尿妊娠试验：主要用于妊娠诊断，人工流产后仍呈阳性，提

表 1-5 常见乙肝指标解读

序 号	代表意义	HBsAg	HBsAb	HBeAg	HBeAb	HBcAb
1	大三阳	+	−	+	−	+
2	表面抗原携带者	+	−	−	−	+
3	小三阳	+	−	−	+	+
4	打过疫苗或感染过	−	+	−	−	−
5	既往感染,产生保护抗体	−	+	−	+	+

示宫内尚有残存胚胎组织。

(2)尿比重:参考值为 1.010~1.030。升高时见于急性肾炎、高热、心功能不全、脱水等。降低时见于慢性肾小球肾炎、肾功能不全等。

(3)尿色:尿色深红和浓茶样见于胆红素尿,红色见于血尿、血红蛋白尿,棕黑色见于高铁血红蛋白尿、黑色素尿,绿蓝色见于胆绿尿素和尿蓝母,乳白色见于乳糜尿、脓尿。

(4)粪便颜色:灰白色见于钡餐后、服硅酸铝、阻塞性黄疸、胆汁减少或缺乏等;绿色见于食用含绿叶素蔬菜及含胆绿素时;红色见于下消化道出血、食用大量西红柿、西瓜等;柏油样见于上消化道出血等;酱油色见于阿米巴痢疾、食用大量咖啡、巧克力等;米泔水样见于霍乱、副霍乱等。

(5)粪便性状:球形硬便在便秘时可见;黏液稀便见于肠壁受刺激或炎症时,如肠痢疾等;黏液脓性血便多见于细菌性痢疾;酱色黏液(可带脓)便多见于阿米巴痢疾;稀汁样便可见于急性胃肠炎,大量时于伪膜性肠炎及隐孢子虫感染;米泔样便并有大龄肠黏膜脱落见于霍乱、副霍乱等;扁平带状便因直肠或肛门狭窄所致。

(6)痰液性状:白色泡沫痰见于部分正常人;痰量增加见于慢性支气管炎、慢性阻塞性肺炎等;黄浓痰多见于急性支气管炎、细菌性肺炎、支气管扩张、肺脓肿等;红色血性痰多见于肺癌、肺结核、支气管扩张、肺栓塞;绿浓痰多见于铜绿假单胞菌感染;红色铁锈痰见于肺炎链球菌肺炎、肺梗死;粉红色泡沫样痰见于心力衰竭伴肺水肿。

二、外科各项检查的准备及意义

　　手术,是治疗外科疾病的重要方式。全球每年有超过 2 亿患者需要接受手术治疗,然而,手术的创伤、麻醉及疾病本身的刺激,可通过一系列神经内分泌反应,引起人体生理功能的紊乱和不同程度的心理压力,从而削弱机体的防御能力和对手术的耐受力,直接影响手术预后。因此,于术前完善各项检查,能及早发现或纠正患者存在及潜在的生理问题,提高患者对手术和麻醉的耐受能力,保证手术成功,提高患者生存率,预防各种并发症。在临床工作中,做好各项检查的健康宣教,是围手术期健康教育中一项重要的工作。

　　(一)心电图:小曲线,大学问

　　外科患者术前医生常规让患者去做心电图,做完心电图,患者往往拿到的是一张布满格子的纸,上面画着一段段"曲曲折折"的曲线图,为什么需要进行心电图检查呢? 这些曲线到底代表什么意义呢? 这些都是临床患者迫切想了解的问题,也是护理健康教育必不可少的一项内容。

　　1. 认识心电图　心电图是利用心电图机从体表记录心脏每一心动周期所产生的电活动变化图形的技术。一次心动周期就会在心电图上记录出一系列高低宽窄不同的波形。包括 P 波、QRS 波群、T波和(无)u 波,PR 间期、ST 段,QT 间期(正常心电图波形见图 1 - 2)。

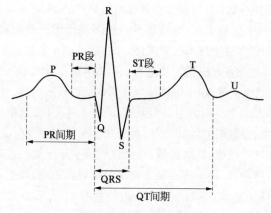

图 1 - 2　正常心电图波形

医生通过分析这些波形的形态、节律等来帮助诊断心律失常；诊断心肌缺血、心肌梗死及部位；诊断心脏扩大、肥厚；判断药物或电解质情况对心脏的影响及判断人工心脏起搏状况等。正常心电图各波波形解析见表 1-6。

表 1-6　正常心电图各波波形解析

名　　称	代表意义	正常时间	电　压	形　状
P 波	心房除极过程	<0.125 秒	<0.25 mV	Ⅰ、Ⅱ、avF、V4~V6 向上，avR 向下
PR 间期	房室传导时间	0.12~0.20 秒		
QRS 波群	心室除极全过程	0.06~0.10 秒 q<0.04 秒	<1.0 mV(V1) <2.5 mV (V5~V6) <0.5 mV(avR)	V1~V2 呈 RS 型，V5、V6 呈 qR、RS、R 型 胸导联 R 波 V1~V5 逐渐增大，V5 的 R/S>1
ST 段	心室肌全部除极完成		正常情况下处于等电位线上	较等电位线下移<0.05 mV 偏高<0.1 Mv (V4~V6)、<0.3 mV(V1~V3)
T 波	心室复极的电位变化 心肌缺血时可表现为 T 波低平倒置。T 波的高耸可见于高血钾、急性心肌梗死的超急期等	0.1~0.2 秒	0.1 mV~0.8 mV	方向与 QRS 主波方向一致
QT 间期	心室除极到完全复极的时间	0.32~0.44 秒		
U 波	与心室复极有关			方向与 T 波一致

　　心电图检查包括普通心电图和动态心电图。普通心电图检查方便快捷，主要反映检查当时患者的心电情况，属于实时信息。动态心

电图是将心电图仪佩戴在患者身上，可一次性连续记录 24 小时以上的体表心电图，为临床提供更加准确、更加有意义的临床信息。

2. 走出心电图检查的误区　心电图检查有"电"，临床上不少患者，会有这样的顾虑。事实上，心电图中的"电"来自人体体内。心脏在搏动前后心肌发生激动，在激动过程中，会产生微弱的生物电流。心脏的每一个心动周期均伴随着生物电变化，这种生物电变化可传达到身体表面的各个部位。由于身体各部分组织不同，距心脏的距离不同，心电信号在身体不同的部位所表现出的电位也不同。心电图上的电线只是把体表不同部位的电信号检测出来，再用放大器加以放大，并用记录器描记下来，并不会向人体输入"电"。其实，就像拍照一样，只是把人体的形象如实地记录下来而已，所以不要有恐惧感。

3. 心电图检查注意事项

（1）饮食指导：检查时患者最好不要空腹，空腹可能会导致患者发生低血糖，从而导致心率加快，影响心电图检查的正确率。同时也需避免饱饮、饱食、进食烟酒、生冷、刺激的食物。

（2）心理护理：检查前医生应提前告知患者会在四肢和胸前接上导联线，这些"电线"只是把心脏的生物电记录下来，不会有触电的危险。告知检查时可能需要擦拭酒精，可能会有点凉，让患者保持情绪平稳，避免过度紧张。

（3）因肌肉活动会产生生物电，检查前避免剧烈运动，深呼吸。小儿在检查时应避免哭闹、四肢乱动。必要时可以给小儿服用镇静药，以减少干扰。

（4）检查时需裸露胸部，患者最好穿着宽松的衣服，尽量避免穿着连裤服、连衣裙。

（5）检查者如在服用洋地黄类、钾盐、钙类及抗心律不齐药物或装有心脏起搏器，应提前告知医生。

动态心电图检查时须注意以下几点。

（1）宜动不宜静：佩戴记录仪后，日常起居应与佩戴前一样，患者应做适量运动。

（2）皮肤宜干燥不宜潮湿：检查日不能洗澡、避免出汗，防止电极与皮肤的接触不好，甚至造成电极脱落。

（3）远离电磁场：避免使用微波炉、电热毯等；避免到强磁场地方，如行超声、X线、CT、磁共振及电疗等含电流辐射的治疗检查，防止干扰过多影响诊断。

（4）做好记录：将检查期间身体不适和运动时间详细登记，为医生诊治提供可靠依据。

（二）人体探照仪——超声检查

1. 概述　超声检查的主要原理是利用超声波在生物组织中的传播特性，亦即从超声波与生物组织相互作用后的声信息中提取所需的医学信息。当利用超声诊断仪向人体组织中发射超声波，遇到各种不同的物理界面时，便可产生不同的反射（reflection）、散射（scatter）、折射（refraction）、吸收（absorption）和衰减（attenuation）的信号差异。将这些不同的信号差异加以接收放大和信息处理，显示各种可供分析的图像，从而进行医学诊断。超声检查可以清晰地显示各脏器及周围器官的各种断面像，由于图像富于实体感，接近于解剖的真实结构，所以应用超声检查可以早期明确诊断。且超声检查具有操作简单、检查者无痛苦、对人体无伤害、无放射性、费用相对较低等优点，使其广泛地应用于妇科、产科、腹腔脏器、甲状腺、心脏和大血管等疾病的诊断。

2. 超声检查的常见疑问　超声检查时，不少患者有过这样的体验：医院行超声检查的人很多，需要排很长的队伍。好不容易轮到自己了，却被医生告知，没有空腹或者小便憋得不够多，不能进行检查。患者往往觉得很疑惑：究竟超声检查前我应该如何准备呢？

（1）疑问1：哪些超声检查时需要空腹？

检查上腹部，如胆道、胰腺、肾上腺、肾动脉、左肾静脉、腹部血管、腹膜后、上腹部肿块等部位探查通常要求空腹8小时以上。通常要求检查前3日避免进食产气的食物如牛奶、豆制品等。检查前晚10点后禁食，12点后禁饮水。特别要注意的是：对有糖尿病的患者，应指导患者空腹时勿注射短效胰岛素，防止低血糖的发生。

（2）疑问 2：哪些超声检查需要憋尿？

检查盆腔、膀胱、前列腺、精囊腺、输尿管下段、下腹部包块、子宫（经腹部）、附件（经腹部）、早孕（13 周前、经腹部）等，需充盈膀胱。可在检查前 1～2 小时喝水 1 000 mL，喝水后不要排尿。

3. 超声检查注意事项　行超声检查时，检查部位不同，注意事项也不同。

（1）行颈部检查如甲状腺、颈部血管时，患者应取仰卧位，下巴微微上扬，脖子放松，并充分暴露，应避免穿着高领的衣服、避免佩戴项链等首饰。

（2）行心脏超声检查时，建议穿着宽松衣物，暴露胸部。检查前避免剧烈活动，检查时患者一般取左侧卧位，背对操作者。检查过程中可能会因探头加压而感到胸前压迫感。

（3）行乳腺超声检查时一般无需特殊准备。检查时取平卧位，胳膊上举，充分暴露乳房与腋窝。

（4）检查上腹部，如胆道、胰腺、肾上腺、肾动脉、左肾静脉、腹部血管、腹膜后、上腹部肿块等部位探查通常要求空腹 8 小时以上。通常要求检查前 3 日避免进食产气的食物如牛奶、豆制品等。检查前晚 10 点后禁食，12 点后禁饮水。对有糖尿病的患者，应指导患者空腹时勿注射短效胰岛素，防止低血糖的发生。

（5）检查盆腔、膀胱、前列腺、精囊腺、输尿管下段、下腹部包块、子宫（经腹部）、附件（经腹部）、早孕（13 周前、经腹部）等，需充盈膀胱。可在检查前 1～2 小时喝水 1 000 mL，喝水后不要排尿。

（6）行经阴道超声检查时，必须询问检查者婚育史，未婚女性严禁检查。检查时需排空膀胱，检查时取膀胱截石位，放松身体。经期或阴道活动性出血较多时，应避免阴道超声检查。

（三）医学"照相机"——胸片

1. 概述　胸片即胸部 X 线片，是 X 射线穿过胸部时，被骨骼、血液、肌肉等软组织不同程度地吸收、减弱，投影在胶片上，形成不同深浅的黑白色图形。胸片经常用于检查胸廓（包括肋骨、胸椎、软组织等）、胸腔、肺组织、纵隔、心脏等的疾病，如肺炎、肿瘤、骨折、气胸、肺心病、心脏病。X线检查得到的是一个平面结果,就像给人"拍照"一样。

2．胸片检查注意事项

(1)检查时取站立位,在平静吸气下屏气投照。

(2)检查时需取下胸部金属物品如项链、硬币等,避免穿着带有金属纽扣的衣服。女性需脱去带金属钢圈的胸罩。

(3)婴幼儿、孕妇(尤其怀孕初期三个月内)人群,应尽量避免接受 X 线检查。如果病情需要,需在医生指导下,做好防护措施。

(4)过量的 X 射线对人体有害,应避免过于频繁的检查。

(四)"3D 照相机"——CT

1．概述　计算机断层扫描(CT)是用 X 射线束对人体某部位一定厚度的层面进行扫描,根据人体不同组织对 X 线的吸收与透过率的不同,应用灵敏度极高的仪器对人体进行测量,然后将测量所获取的数据输入电子计算机,电子计算机对数据进行处理后,就可摄下人体被检查部位的断面或立体的图像,发现体内任何部位的细小病变。通过电脑计算后二次成像,就像把一片面包切成片来看。优点是可以分层看,经计算后可以显示出更多的组织信息。广泛地应用于中枢疾病、头颈部疾病、胸腹部疾病及大血管病变,如:颅内肿瘤、脑出血、脑梗死、肺癌、鼻咽癌、胰腺癌等的诊断。

2．CT 检查注意事项

(1)备孕、怀孕、哺乳期女性应尽量避免检查。如必须进行检查,需在医生指导下,采取一定的防护措施。

(2)除去身上金属物品。如首饰、硬币、皮带、钥匙等。避免穿着带有金属纽扣的衣服。女性需脱去带金属钢圈的胸罩。

(3)腹部检查前禁食 4～6 小时,检查前 15 分钟口服 800～1 000 mL 温开水。腹部扫描者,在检查前 1 周内不能做钡剂造影;前 3 日内不能作其他各种腹部脏器的造影;前 2 日内不服泻剂,少食水果、蔬菜、豆制品等多渣、易产气的食物。

(4)行增强 CT 者,检查前需签署知情同意书。应用碘造影剂前需询问检查者有无药物过敏史。有过敏史者,禁做过敏试验。碘过敏试验阳性者禁用离子型造影剂。检查时由于造影剂推注速度较快,选择前臂较粗、直的大血管,置入留置针。在注射前告知被检查者及家属当注射部位出现渗出和疼痛时,立即报告并停止注射,嘱咐被检查者按照指令屏气配合检查,并严密监测高压注射器启动后的情况。同时密切观察被检查者有无造影剂过敏反应的发生。

(5) 做好被检查者心理护理,消除紧张情绪,配合技术人员指导,扫描过程中避免移动身体。

(6) 增强扫描检查完成后,患者应在诊室外留观30分钟左右,以观察有无迟发过敏反应。病情允许下,可以多喝水,以促进造影剂的排泄。

(五) 无辐射高端检查——磁共振

1. 概述　磁共振成像(magnetic resonance imaging, MRI)是一种安全可靠的高科技检查设备,无 X 线辐射,对人体无危害。具有不用对比剂能清楚显示心脏、血管和体内腔道,可进行任意方位断层扫描、定位精确等优点。MRI 临床适应证广泛,是颅脑、脊髓、骨与关节软骨、滑膜、韧带等部位病变的首选检查方法。

2. 磁共振检查注意事项

(1) 心脏及血管内放有金属支架、金属夹、人工瓣膜及体内有金属植入者,禁止做此项检查。

(2) 磁共振检查需要在密闭的空间内进行,检查时间较长、扫描噪声大等因素,会给被检查者造成一定的心理恐惧感。提前做好被检查者的心理疏导,指导闭眼、外耳道塞棉球等措施。减少被检查者恐惧感,使其配合检查,得到优质的图像,达到检查的目的。小儿及具有幽闭恐惧症的患者检查时,可以在医生指导下服用镇静药后进行。

(3) 戴有假牙、电子耳、义眼者需在检查前摘除。禁止带手机、手表等电子仪器;信用卡、磁卡等带有磁条的卡类;金属皮带扣、衣扣、拉链、钥匙、硬币、打火机、耳环等无固定的金属物品进入检查室。以免金属物被吸入磁体而影响磁场均匀度,甚至伤及患者。

(4) 行腹部(肝、脾、肾、胰腺、胆道等)检查者检查前禁食4小时。训练平静有规律地呼吸,减少运动伪影。

(5) 行泌尿系检查者,检查当天需禁食禁水,检查前需憋尿。

（6）行盆腔检查前需憋尿，女性如有宫内节育器，需在检查前取出。

（郭娜　章维）

第三节　关于外科术前特殊检查的二三事

一、胃镜检查

随着国民生活水平的不断提高，大家对美食的追求也越来越高，天上飞的，地上跑的，山里长的，水里游的，皆能成为我们餐桌上的美食。而伴随着我国经济的飞速增长，我们的工作和生活节奏也随之加快——作息、饮食不规律，压力源增多、增长，接踵而至的就是各种消化系统疾病！或者胃内"翻江倒海"，或者肠道"山洪倾泻"，折磨起来毫不留情，而胃肠镜则是一种必要的检查方式。

提起胃肠镜检查，很多人认为这是一种痛苦的检查方式，即便是不少医护人员也避之不及！为了更好地进行检查前宣教，让我们来解密关于胃肠镜检查的那些事！

（一）胃镜检查，一步到"胃"

胃镜是一种医学检查方法，也是指这种检查使用的器具。胃镜检查，就是借助一条纤细、柔软的管子，从口腔进入，依次可清晰地观察到咽、食管、胃、十二指肠球部以及降部的黏膜状况，更可通过对可疑病变部位进行病理活检及细胞学检查，以进一步明确诊断，是上消化道病变的首选检查方法。

胃镜检查并不复杂，对于熟练的内镜医生而言，2~3分钟即可完成整个操作，且安全性高，总体并发症发生率小于千分之一。胃镜检查适用性强，通过直接观察可以发现绝大部分胃黏膜病变，同时还可对疑似病变的部位行病理活检，进行组织学及细胞学检查，进而发现早期肿瘤等。因此，胃镜检查具备痛苦小、时间短、准确率高等优势。与此同时，在胃镜直视下，使用各类治疗器械，还可直接将早期黏膜病变或黏膜下肿物切除，做到早发现、早诊断、早治疗，避免病情进一步发展。

尽管如此，仍有许多人对胃镜检查可能导致的些许不适而心存恐惧,接下来我们就深入了解一下关于胃镜检查的那些事儿吧!

(二) 走出胃镜检查的误区

(1) 误区 1:胃镜检查很痛苦。

医生:"根据您的症状,建议您做个胃镜检查,我帮您开申请单。"

患者:"不不不,医生! 我不做! 一根那么粗的管子进去,太痛苦了! 我胃痛不厉害,你就给我开点药吃吃就行!"

其实,胃镜检查并不会有太大的痛感,只是在检查过程中会有两个阶段的短时不适。一是呕吐感:当胃镜的软管过口腔经咽喉部时,患者存在正常的恶心感,当胃镜软管过咽喉后,这种恶心的不适感便会大大缓解。此时,护士应嘱咐患者配合医生操作,在胃镜经咽喉部时做吞咽动作,而这种呕吐感在 3~5 秒后便会缓解;二是胃胀、嗝气:当胃镜进入胃内后,因胃壁的褶皱过多,诸多细微的病变可能隐藏在皱襞上,所以医生需要通过胃镜送气,将胃壁撑起,方可将胃的各个角落观察清楚,而此时倘若顺从人体本能反应,患者便会将气体全部嗝出,那么,内镜医生此前的操作就会前功尽弃! 此时我们要教患者配合的动作就是:鼻子吸气、嘴巴呼气,慢慢呼吸。

胃镜检查的整个过程只有短短几分钟,倘若宣教有效,教会患者准确配合,会缩短检查时间,提高检查的效率和准确率。倘若患者对胃镜检查着实存在无法消除的紧张、焦虑或恐惧,可能会出现拒做或者拔镜的状况。此时,也可建议患者行无痛胃镜检查,安静、舒适、无痛,同时也可降低患者的应激反应,提高患者对消化内镜的接受度,为内镜医师创造更良好的诊疗条件。

在国外,胃肠镜早已成为了常规体检项目。而在我国,因民众对体检项目的认知存在差异,多数百姓只在身体不适时才会到医院就医,不会行无症状的体检或高危人群筛查。而对于胃肠镜检查而言,更是如此。

(2) 误区 2:无痛胃镜的麻药会让人变傻。

医生:"您耐受性太差,既然不能配合做电子胃镜,不如改做无痛胃镜吧! 打了麻药就没感觉了!"

患者:"都说麻药打了会反应迟钝,医生,那样我是不是就会变傻了？"

　　在美国，98％的内镜医师在消化道内镜检查时选择镇静状态操作。世界范围内，无痛消化内镜检查和治疗，也越来越普及。在我国，为满足患者的无痛需求，行无痛内镜检查的患者飞速递增。而不少人也会提出相应的疑问，"使用麻药不是会影响大脑吗？""用了麻药不是会让我反应迟钝，变傻了吗？"其实，无痛胃镜检查的麻醉方式为静脉麻醉，且过程较短，所使用的麻醉药物具备镇静作用强、起效快、恢复迅速、恢复质量好等特点，不仅可减轻患者的疼痛和不适，而且对于呼吸和心血管系统具有较好的稳定性。镇静催眠起效快速（约1分钟），作用时间短（3～5分钟），停药后苏醒迅速，循环呼吸影响轻微，具有脑保护作用，安全范围大。

　　为确保麻醉过程的安全性，麻醉师需要在行无痛胃镜之前，对患者的情况进行详细评估，包括：① 心、肺、神经系统疾病。② 打鼾、呼吸睡眠暂停综合征。③ 药物过敏史，目前用药，药物之间潜在的作用。④ 曾经有镇静剂或麻醉剂的不良反应病史。⑤ 最近进食时间和食物类型。⑥ 吸烟，饮酒和药物滥用情况等。所以，不是所有的患者都可以选择行无痛胃镜检查。

　　（3）误区3：年轻人不需要做胃镜。

　　医生："小伙子，为了对您的病情进一步诊断，建议您做个胃镜。"

　　患者："我还年轻，身体这么强壮，绝对不需要做胃镜，不会有什么毛病的！"

　　相信大多数年轻人都会这么想，以前我也是这么想的！事实上，疾病并非中老年人的"专利"！随着专业知识与临床经验的增长与积累，我们发现"疾病无国界，病痛无年龄"。随着工作节奏的不断加快，各种压力源的不断涌现，饮食、作息的不规律，各类疾病的发生也不断趋于年轻化。上消化道的疾病不再局限于身体可能出现的报警症状，如吞咽困难、消瘦、呕吐、呕血、黑便。事实上，存在家族史的患者无论年龄大小都应定期行胃镜检查，消除消化道疾病对我们的潜在危害。我国长期以"治疗为主、预防为辅"的医疗体系也逐渐向"预防为主、治疗为辅"的方向转变，疾病预防检查需求逐步扩大。

（三）细说普通胃镜与无痛胃镜的选择

胃镜检查是诊断上消化道疾病最好的方法，为临床诊断金标准。普通的胃镜检查是一种插管式的检查方法，它借助胃镜伸入胃中，医生可直接观察食管、胃、十二指肠的病变，但这种方法并非所有患者都能耐受。于是，无痛胃镜便悄然兴起了，相比传统胃镜，它最大的优点就是患者不会感到难受。

无痛胃镜是在普通胃镜检查的基础上，先通过静脉给予一定剂量的短效麻醉剂，帮助患者迅速进入镇静、睡眠状态，在毫无知觉中完成胃镜检查，并在检查完毕后迅速苏醒。由于患者在无痛胃镜检查过程中毫无痛苦，可以避免患者在痛苦状态下不自觉躁动引起的机械损伤，特别适合心理紧张、胆怯的患者。

采用静脉麻醉的方法来进行的"无痛"检查，并非真正的无痛胃镜，虽然安全性高，其实仍然存在一定的不良反应，如呼吸抑制甚至暂停，心率、血压下降，心排血量降低等，有时也还会出现一定程度的恶心。真正的无痛胃镜是利用一种镜像扫描的科学技术，借助对人体无伤害的超声助显剂在体外对人体内部进行全方位扫描检测，以取得胃肠检查结果，不需插管和麻醉，无不良反应，非常轻松，快速并且无任何痛苦，结果准确。这种方式，也是未来的发展趋势。

专业的内镜护士都清楚，并非所有患者都适合做"无痛"胃镜，电子胃镜以及无痛胃镜检查的适应证与禁忌证，我们通过表1-7来了解一下吧！

表1-7 电子胃镜与无痛胃镜的适应证与禁忌证

类 别	适 应 人 群	禁 忌 人 群
电子胃镜	①上腹部各种不适，疑似上消化道病变，临床又不能确诊者；②不明原因失血，特别是呕血、黑便怀疑上消化道出血者；③钡餐造影、CT等检查疑有病变不能确诊者；④需要随访的病变，如溃疡、萎缩性胃炎、胃黏膜肠上皮化生及胃黏膜上皮内瘤变等；⑤需要胃镜进行治疗者；⑥体检者	①严重的心肺疾病患者；②各种原因所引起的危急状态；③腐蚀性食管炎的急性期、肠梗阻及急性食管、胃、十二指肠穿孔等；④有严重咽喉部疾病、脑出血、主动脉瘤及严重向下推的颈胸段脊柱畸形等患者；⑤不能配合检查的患者为相对禁忌证，如智力障碍、精神失常等

（续表）

类　　别	适应人群	禁忌人群
无痛胃镜	① 有胃镜检查适应证但恐惧常规胃镜检查者；② 伴有其他疾病而病情非常有必要做胃镜检查者，如伴高血压、轻度冠心病、陈旧性心肌梗死、有癫痫病史者及小儿患者或精神病等不能合作者	① 电子胃镜检查禁忌证者；② 有药物过敏史，特别是镇静药物过敏者；③ 孕妇及哺乳期妇女；④ 患有容易引起窒息的疾病，如支气管炎伴痰多者、胃潴留、急性上消化道大出血致胃内容物较多者；⑤ 严重打鼾者及过度肥胖者宜慎用；⑥ 心动过缓者慎用；⑦ 由于全麻会抑制患者呼吸，故伴有严重高血压、严重心脏病和脑血管疾病者禁忌

（四）专科护士必须了解的胃镜检查"三步曲"

第一步：检查前准备

（1）通过与患者对话或让患者观看胃镜检查视频等方式，帮助其放松心情，避免过分紧张。

（2）嘱患者检查前一日晚餐选择少渣易消化饮食，晚 8 点后就应禁食，检查之日早晨勿进食。

（3）嘱患者检查前一日禁止吸烟，以免检查时因咳嗽影响进镜，禁烟还可以减少胃酸分泌，便于医生观察。

（4）检查前嘱患者排空膀胱。

（5）行无痛胃镜检查患者，预约检查的同时须进行充分的麻醉评估，检查时必须有家属陪同。进入诊室前，还须建立静脉通道。

（6）如果已做钡餐检查，由于钡餐钡剂可能附于胃肠黏膜上，特别是溃疡病变的部位，使胃镜诊断发生困难，故必须钡餐检查 3 d 后再做胃镜检查。

第二步：检查中配合

（1）进入诊室后，协助患者松开领口及裤带，取下假牙及眼镜，取左侧卧位，或根据需要改用其他体位，双腿自然弯曲，双手抱于胸前。

（2）根据内镜医生的操作过程，嘱患者全身放松，缓慢深呼吸，鼻子吸气,嘴巴呼气;胃镜到达咽喉部时,嘱患者配合医生做吞咽动作,以利镜身进入食管。

(3)密切关注患者的配合状况,嘱患者不能屏气,不可随意将口垫吐出,以免应激状态下咬破镜体。叮嘱患者不可随意转动身体及头部,以防损坏胃镜,甚至损伤内脏,更不可让患者自行拔镜。

第三步:检查后须知

(1)饮食须知:胃镜检查2小时后才能进食温凉流质饮食,以减少对胃黏膜创伤面的摩擦。术后可有咽喉部不适或疼痛,或出现声音嘶哑,但在短时间内会有好转,嘱患者不必紧张,可用淡盐水含漱或用喉片。如行活检或息肉摘除的患者(特别是老年人),检查后1~2日内,应进食半流质饮食,忌食生、冷、硬和有刺激性的食物。禁止吸烟、饮酒、喝茶和浓咖啡,一周以内尽量避免洗热水澡或者泡温泉,以免诱发创面出血。

(2)不适感须知:检查后少数患者可出现咽痛及咽喉部异物感,此时切勿用力咳嗽以免损伤咽喉部黏膜。若患者出现腹胀、腹痛,可进行按摩以促进排气来缓解。同时,还应注意观察有无呕血、黑便、便血,取胃部活检或行胃镜治疗患者,检查后少量黑便属正常现象,若量多且持续发生,请及时就诊。

(3)无痛胃镜检查后须知:在复苏室由护士继续观察1~2小时,判定患者完全清醒、可自行行走、各项生命体征平稳、无恶心、呕吐和其他明显不适后,手术医师及麻醉医师共同决定患者是离院或需住院观察。即便整体感觉良好,在24~48小时内清晰和敏捷的思维仍可能处于受损状态。离院时须由家属陪伴,当日切不可开车或骑车,亦不可饮酒。

(五)检查后胃镜的处理

按照软式内镜洗消指南的标准进行清洁消毒常规检查内镜及有关器械,若为治疗内镜则洗消后进行灭菌处理,避免交叉感染。

二、肠镜检查

结肠镜是纤维内窥镜家族中的普通一员。它通过肛门插入,逆行可检查到直肠、乙状结肠、降结肠、横结肠、升结肠和盲肠以及回盲末端。通过镜头不但可以清楚观察消化道黏膜的病变,而且能通过肠镜的器械通道送入活检钳取得米粒大小的组织,进行病理切片化验或其他特殊染色,对黏膜病变的性质进行组织学定性,不仅利于了解病变的轻重,还能指导制订正确的治疗方案或判断治疗效果。同时,也可对部分肠道病变进行治疗,如:大肠息肉等良性病变镜下直接摘除,对肠道出血进行镜下止血,对大肠内异物进行清除。结肠镜检查技术是目前其他诊疗手段无法替代的主要手段。随着国民健康意识的不断增强,电子结肠镜检查也正作为一项常规体检项目被越来越多的人认可。

(一) 不容小觑的肠道准备

内镜医生在行肠镜操作时遇到越来越多的困惑——粪渣、果蔬皮、果蔬籽、泡沫等黏附在结肠壁上,这样的肠道准备效果严重影响观察,甚至导致肠镜堵塞。但这些问题并不能完全被患者理解,他们认为自己已经遵照医生或护士的嘱咐准确服用泻药,如果准备不干净,必然是医院的责任。不少非本专业医护人员也会提出相同的疑问:肠道清洁对电子结肠镜检查真的很重要吗?

1. **肠道准备的重要性** 2012 年,有学者研究发现,由于肠道准备不充分所导致的息肉和腺瘤遗漏风险增至 3 倍。据国家癌症中心2018 年最新发布的数据显示:结直肠癌的发病率为 9.74%,仅次于肺癌和胃癌,位居恶性肿瘤发病第三位。而电子结肠镜检查正是早期发现结直肠癌的最主要筛查方法。由于肠道准备质量欠佳会增加患者再检查的概率,直接导致检查费用加倍。所以我们得出最终结论:肠道准备质量是结肠镜的质量、难度、速度和完成度的关键性决定因素,清肠充分程度对结肠镜检查的效果至关重要。

2. **饮食准备** 中国消化内镜诊疗相关肠道准备指南(2019版)中关于饮食限制强推荐:术前采用低渣饮食/低纤维饮食,饮食限制一般不超过 24 小时。有不少人对这样的饮食准备不理解,认为流质不是更好?那么,流质与少渣饮食的区别到底在哪里呢?流质饮食是指呈液体状态或在口腔内能融化为液体的一类食物(如果汁、牛奶、鸡汤、肉汤等）。患者从开始肠道准备到进行肠镜检查，历经约24小时，若让多数饮食正常的患者一天只喝汤水，既没有饱腹感，也满足不了身体的正常能量需求，很可能导致患者低血糖的发生。而少渣饮食是指选用的食物以少渣为特点（如面条、稀饭、馒头、豆腐等）。既可以满足肠道准备的要求，又能避免患者出现上述情况。临床实践发现，专家共识建议的饮食准备要求对于长期便秘、胃肠动力不足的患者以及结肠传输功能降低的高龄患者而言，并不能满足，所以为确保肠道清洁质量，于便秘等特殊患者而言，饮食准备建议遵循"2-1-0"原则。检查前 2 d：进食低脂、细软易消化的食物；检查前1 日：进食易消化少渣饮食；检查当天进食无渣流质，如肠道清洁进行中则需禁食（但为避免低血糖的发生，提醒患者可食用糖、巧克力补充能量，或者饮用少量糖水，不要饮牛奶等乳制品）。

饮食禁忌：为了确保理想的肠道清洁效果，在肠镜检查前一天提醒患者有些食物是不可食用的，如粗纤维的韭菜、青菜等，它会导致排泄不畅，甚至是假性清水样便。此时患者也可能会提出疑问：粗纤维食物不是能促进排便吗？膳食纤维混在食物中，使得食物的容量增加，形成较大的粪团，在肠道蠕动过程中，容易将食物残渣推送，但纤维本身的消化与排出所需时间远比肠道准备的时间久；多籽的猕猴桃、火龙果等水果食用后会有大量籽在肠道内残留，贴于肠壁上，掩盖病变部位；番茄、西瓜等红色食物的消化残渣易与肠道出血混淆。所以为了确保理想的肠道准备效果，良好的饮食准备是基础。

3. 泻药服用方法　理想的肠道准备方案应当具有快速、安全、清洁度高、对肠道黏膜无损伤、患者耐受性好和价格相对低廉等特点。综合以上因素，临床学者研究发现：聚乙二醇（PEG）效果相对较好。常用的有舒泰清、和爽 2 种，舒泰清使用口碑名列榜首。每盒舒泰清含 6 袋 A 剂和 6 袋 B 剂，以 750 mL 温水冲服，2 小时内将4 盒共 3 000 mL 口服完毕。由于不同厂家生产药物的剂量有所不同，和爽是将 2 包粉剂溶解于 2 000 mL 温开水内，搅拌使其充分溶解，2 小时内服完。理想的准备方法是分 2 次服用：检查安排在第二日的患者可于前一晚和次日晨分次服用；倘若检查时间在当日下午，则建议于肠镜检查前 6 小时口服泻药；需要提醒的是，若行无痛肠镜，则于检查前 2 小时停止饮水，以免麻醉期间引起患者呛咳、窒息。

4. 服药注意事项　既往不乏患者检查完反馈，肠镜检查的过程并不是很难忍受，相反，一次性喝这么大量的苦涩泻药才是折磨。通过对肠道清洁药物用法的介绍我们不难发现，它们有个共同特点：量大、味涩。所以患者服药后可能感到恶心、饱胀感，甚至呕吐，如不能耐受，建议放慢服用速度或者暂停服用，待症状消失后再继续服用。同时建议服药后多走动，轻揉腹部，以帮助肠道蠕动，加快排泄速度，缩短排泄时间，以取得更好的效果。若为高血压、心脏病等慢性病患者，建议长期口服药可于喝完泻药的 0.5 小时后再服用。

当然，还有些特殊患者，肠道准备注意事项详见表 1-8。

表 1-8　特殊患者的肠道准备

患 者 类 别	肠道准备方案	禁　用	注 意 事 项
糖尿病患者	聚乙二醇	磷酸钠	1. 禁食期间暂停服用降糖药物与胰岛素 2. 若发生低血糖反应，可含糖块或静滴葡萄糖溶液
慢性肾衰、充血性心衰患者	复方聚乙二醇	磷酸钠、柠檬酸镁、匹可硫酸钠	
急性下消化道出血患者	目前无急性出血患者的标准肠道准备方案。清洁灌肠首选，PEG 可用于生命体征平稳者		
炎症性肠病患者	聚乙二醇	磷酸钠溶液	
消化道梗阻或穿孔、严重的急性肠道感染、中毒性巨结肠、意识障碍、对其中的药物成分过敏、无法自主吞咽、回肠造口术的患者	清洁灌肠	口服泻药	

5. 肠道准备评分标准　国际上肠道准备效果评价标准有波士顿和渥太华 2 种,以渥太华肠道准备评分为例,按照清洁-最差分为 5 级(0～4 分)并加入全结肠内的液体量评分(少量、中量、大量分别为 0、1、2 分),不同级别分别赋分,总分 0～14 分,分值越高,代表准备的质量越差。

通过以上介绍,我们了解到仅仅依赖检查前服用泻药是远远不够的,希望各位受检者能重视肠道准备,熟悉准备要点,切不可因急于检查,只求追求肠道准备的速度,而忽略准备的质量!

(二) 肠镜配合的四点建议

1. 辅助患者压力　过度紧张常常会让患者不由自主地用劲与医生的操作对抗,增加操作难度,同时也会令患者更加不舒服,甚至疼痛。此时,护士可与患者交谈,或者指导其放慢呼吸频率来缓解紧张情绪,转移注意力。也可在医生指示下辅以患者必要的体位变换,或助手辅助手法,若患者配合得好,甚至可以做到没有痛苦。

2. 检查前必要的沟通　患者预约时,应询问其用药史和既往史。若检查当日早晨需口服药物(如降压药)者、患有严重心肺疾病、凝血机制障碍、高血压、严重肠粘连、肠梗阻、女性经期及近期服用阿司匹林药物者,嘱其事先与医生沟通商议。

3. 体位摆放　检查前指导患者摆左侧卧位,双腿向上弯曲。

4. 不适感处理　检查过程中有腹胀、牵拉感或者轻度疼痛是正常现象,但如果有激烈的疼痛或者其他难以忍受的不舒服,请及时告知医生。医生会根据情况决定是否继续检查。如果十分紧张或者实在反复尝试多次检查后仍不能配合完成,建议行无痛肠镜。

(三) 解锁肠镜检查后的注意事项

(1) 结肠镜检查过程中会不断注气以利于肠黏膜的观察,术后因空气积聚于大肠内,患者可能感到腹胀不适,一般在数小时后会渐渐消失或去厕所排气、排便之后会缓解。

(2) 对于结肠镜下取活检或息肉切除的患者,需注意大便颜色改变,观察有无腹痛、便血等症状。出现持续性腹痛或大便出血量多的情况,应及时告知医生,必要时进一步处理。

（3）肠镜检查1～2小时后可建议患者进食一些易消化的流质或半流质。若行肠镜下息肉切除或其他治疗的患者，需根据医嘱进食，牢记进食的时间和食物的性质。

（4）有痔疮或者肛裂的患者，肠镜检查之后可能会有肛门疼痛，可建议其使用马应龙痔疮膏。

（5）根据肠镜检查报告，可建议患者选择门诊咨询。但请注意，务必根据个人检查情况，牢记随访时间。

三、纤维支气管镜检查

纤维支气管镜在呼吸及其他领域应用越来越广泛，对呼吸疾病的诊断、鉴别诊断，某些疾病的治疗及一些危重患者抢救方面都起了很重要的作用。生活中，随处可见抽烟的人，双手拿着烟，嘴里吐着雾，很潇洒，殊不知，你的生命通道——呼吸道，正在忍受着那浓烈的尼古丁，有些人肺上会有像吹小气球样的肺大泡，终日咳咳咳，而气管镜是用来诊断和治疗的"利器"。

（一）呼吸道疾病的"克星"——纤维支气管镜

提起做支气管镜检查，常常让人生畏，一些患者明明得了病却因为害怕一拖再拖，最终延误了最佳诊治时机，着实令人可惜。相信大众都听过胃镜，对支气管镜却是很陌生，觉得内窥镜检查很恐怖，还没有"上阵"就望而却步，那么这"镜子"真的有那么可怕吗？还是像"小马过河"听信了"松鼠们"的话？为了帮助患者正确认识支气管镜检查，减少不必要的恐惧，今天我们就一起来揭开关于支气管镜检查的神秘"面纱"。

1. 支气管镜检查，一"气"呵成　纤维支气管镜检查（图1-3），是利用光学纤维内镜对气管、支气管管腔进行的检查，纤维支气管镜可经口腔、鼻腔、气管导管或气管切开套管插入段、亚段支气管，甚至更细的支气管，在直视下行活检或刷检、钳取异物、吸引或清除阻塞物，并可作支气管肺泡灌洗，行细胞学或液体成分的分析。另外，利用支气管镜可注入药物或切除器官内腔的良性肿瘤等。纤维支气管镜检查已成为支气管、肺和胸腔疾病诊断及治疗不可缺少的方法

（图1-4）。

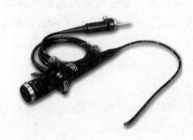

图1-3　纤维支气管镜

无痛支气管镜检查,让患者不再"谈镜色变"。目前尚无完善的无痛支气管镜技术的定义,在查阅国外文献时一般称为sedation或painless。国内将局部麻醉联合镇静镇痛状态下的支气管镜检查称为无痛支气管镜技术,包含两种情况,一是清醒镇静,呼吸科医师可独立完成,不需要麻醉师的参与;二是监管下的麻醉管理(monitored anesthesia care,MAC)技术,需要麻醉师的参与。

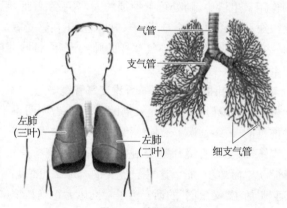

图1-4　肺部解剖图

2. 拨开云雾,穿过支气管镜检查盲区

（1）盲区1：支气管镜检查是手术。

支气管镜检查,并非微创手术,而是一项明确病变性质的检查方式,是将细的支气管镜经口或鼻置入患者的下呼吸道,即经过声门进入气管和支气管以及更远端,直接观察气管和支气管的病变,并根据病变进行相应的检查和治疗。整个过程会存在正常的恶心感及呛咳感,但是患者完全可以耐受。

支气管镜检查的整个过程只有短短几分钟,倘若我们有效宣教,教会患者正确配合,不仅会缩短检查时间,也会提高检查的效率和准确率。倘若患者对支气管镜检查存在无法消除的紧张、焦虑或恐惧,可能会出现拒做或者中途拔镜的状况时,也可建议患者行无痛支气管镜检查,安静、舒适、无痛,同时也可降低患者的应激反应,提高患者对支气管镜的接受度,为内镜医生创造更良好的诊疗条件。

（2）盲区 2：支气管镜检查很痛苦。

虽然人体支气管黏膜对外界刺激非常敏感,但检查医生通常会根据情况进行相应的麻醉,因此,如鲠在喉的痛苦并不太强。根据临床经验,只要帮助患者摆正心态,按照医生嘱咐准确配合,是完全可以耐受的。支气管镜检查是将一条细长的"管子"由鼻腔插入被检查者体内,属于有创性内窥镜检查,患者的主要不适表现为咳嗽和一定程度的"憋气感"。支气管镜的"管子"较胃镜更细,检查过程中的不适感主要是由于"管子"经过声门进入气管所致,仅仅几秒钟,虽然难受,但基本在人体可承受范围,所以医护人员应当正确指导,教会患者如何有效配合,帮助其摆脱恐惧的心理。

（3）盲区 3：做支气管镜检查有危险。

支气管镜检查是一项安全、并发症出现概率比较低的检查。但需要正确认知的是,医学上任何有创性检查都是有风险的,即便是简单的操作、技术再娴熟的医生也无法保证百分百安全。倘若真有医生敢"打包票",必然是个"江湖郎中",因为他已经脱离了客观医学。作为专业护理人员的我们需要帮助患者认清心理需求和客观现实存在的差异。

3. 纤维支气管镜的适应证与禁忌证　在临床工作中,我们发现诸多呼吸系统疾病早期都是经 X 线或支气管镜检查后得出诊断,支气管镜对肺癌患者的早期诊断尤为重要。那么,当患者存在哪些情况时需要行支气管镜检查? 哪些状况时无法进行呢?

（1）支气管镜检查的适应证

● 诊断疾病范畴：

1）不明原因的慢性咳嗽。

2）不明原因的咯血或痰中带血，需明确出血部位和原因。

3）不明原因的局限性哮鸣音，查明气道阻塞的原因、部位及性质。

4）不明原因的声音嘶哑。

5）痰中发现癌细胞或可疑癌细胞。

6）X 线片和（或）CT 检查提示肺不张、肺部结节或块影、阻塞性肺炎、炎症不吸收、肺部弥漫性病变、肺门和（或）纵隔淋巴结肿大、气管、支气管狭窄以及原因未明的胸腔积液等异常改变。

7）肺部手术前检查，对指导手术切除部位、范围及估计预后有参考价值。

8）胸部外伤、怀疑有气管、支气管裂伤或断裂，支气管镜检查可明确诊断。

9）肺或支气管感染性疾病（包括免疫抑制患者支气管肺部感染）的病因学诊断，如通过气管吸引、保护性标本刷或支气管肺泡灌洗获取标本进行培养。

- 治疗疾病范畴：

1）取出支气管异物。

2）清除气道内异常分泌物，包括痰液、脓栓、血栓等。

3）在支气管镜检查中，明确了咯血患者出血部位后可试行局部止血，如灌入冰盐水、注入凝血酶或稀释的肾上腺素等。

4）经纤维支气管镜对肺癌患者作局部放疗或局部注射化疗药物。

5）引导气管插管。

6）经纤维支气管镜对气道良性肿瘤或恶性肿瘤进行激光、微波、冰冻治疗。

（2）支气管镜检查禁忌证

1）活动性大咯血，若必须要行支气管镜检查时，应在建立人工气道后进行，以降低窒息发生的风险。

2）严重的高血压及心律失常。

3）新近发生的心肌梗死或有不稳定性心绞痛发作史。

4）严重心、肺功能障碍。

5）不能纠正的出血倾向，如凝血功能严重障碍、尿毒症及严重的肺动脉高压等。

6）严重的上腔静脉阻塞综合征，因纤维支气管镜检查易导致喉头水肿和严重的出血。

7）疑有主动脉瘤。

8）多发性肺大疱。

9）全身情况极度衰竭。

4. 普通或无痛的选择　对于怀疑气管、支气管腔内的某些病变，肺部疾病，呼吸道异物，都应该选择支气管镜检查。但是支气管检查属于一种侵入性检查，普通的支气管镜检查确实会引起一定的不适，这就像一个异物进入了气管里一样，被检查者不但会咳嗽，还可能出现呼吸困难。因此，随着医学的进步，无痛支气管镜应运而生，即在静脉麻醉下行支气管镜检查。麻醉后，患者全身肌肉放松，咽部肌肉同样如此，所以容易出现胃内容物反流误吸的可能，有时口腔分泌的唾液或者肺部分泌的痰液也可能阻塞呼吸道。为了保证安全，不同于无痛胃镜检查，无痛支气管镜检查一般会行气管插管以保证呼吸道的畅通。医生可以通过气管插管直接进镜，与普通支气管镜相比，它的进镜速度更快，且患者也无任何不适。不过并非所有人都适合行无痛支气管镜检查，特别是 70 岁以上的高龄患者，有心血管疾病、肺功能差、有活动性咯血患者，都不应该进行麻醉（图 1 - 5、1 - 6）。

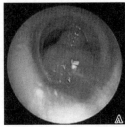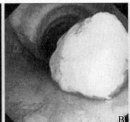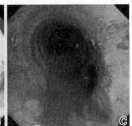

图 1 - 5　支气管镜铲切技术

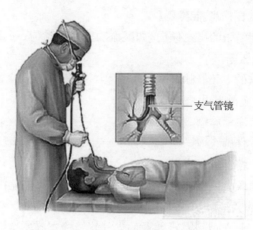

支气管镜

图1-6 支气管镜检查操作示意图

(二) 专科宣教,须人人知晓

1. 检查前宣教及准备 护士小王接到一份医嘱:1床李阿姨明晨行纤维支气管镜检查。携带医嘱至患者床旁做宣教。

小王:"李阿姨,您好!根据您的情况,明天医生需要给您做纤维支气管镜检查,有些注意事项我要给您讲解一下!"

李阿姨:"小王啊!我不要做气管镜,很痛苦的!"

小王:"李阿姨,您不要急,先听我解释,只要您适当配合,肯定没您想象的那么难受!"

(1) 检查前需评估内容:① 患者近一周有无大咯血。② 患者对消毒剂、局麻药或术前用药是否过敏,防止发生过敏反应。③ 患者是否有支气管哮喘史及基础疾病史。④ 纤维支气管镜检查是有创性操作,术前患者应签署知情同意书。

(2) 由于大部分患者对支气管镜检查缺乏认识,在术前易产生焦虑情绪和恐惧心理,故在术前需要对患者进行心理疏导,向其说明检查目的、操作过程及有关配合注意事项,以消除紧张情绪,取得配合,如果检查时支气管镜在过声门时会有气憋、恶心、咳嗽等不适感,均属于正常反应,须积极配合。

(3) 检查前4小时禁食、禁水,以防误吸,嘱患者排空大、小便,需家人陪伴,糖尿病患者建立静脉通道,避免检查过程中发生低血糖。术前清洁口腔,若有活动性义齿应先取出。

(4) 检查前患者需查血常规、凝血时间,拍摄 X 线片,心、肺功能较差者,可做心电图检查和血气分析,告知患者各项检查的意义,取得其配合。并嘱患者行气管镜检查时携带 X 线片、CT 或 MRI 片等。

(5) 检查前遵医嘱给予硫酸阿托品注射液 0.5 mg 和地西泮注射液 10 mg 肌内注射,并向患者做好用药指导,说明使用药物的重要性、不良反应、注意事项等知识。

1) 硫酸阿托品注射液:本品为典型的 M 胆碱受体阻滞剂,主要解除平滑肌痉挛,抑制腺体分泌,于检查前 0.5~1 小时,0.5 mg 肌内注射。不良反应:常有口干、眩晕,严重时瞳孔散大、皮肤潮红、心率加快、兴奋、烦躁、谵语、惊厥。用药后注意观察,如患者有不适主诉,请及时报告医生进行处理。虽然阿托品有增快患者心率的副作用,但在支气管镜检查过程中能使患者保持更稳定的心率、血氧饱和度及血压,对患者有保护作用,可在支气管镜检查前常规应用。

2) 地西泮注射液:于检查前 20 分钟,10 mg 肌内注射。孕妇、妊娠期妇女、新生儿禁用或慎用。常见的不良反应有嗜睡、头昏、乏力等,大剂量可有共济失调、震颤,罕见的有皮疹,白细胞减少,个别患者发生兴奋,多语、睡眠障碍,甚至幻觉。停药后,上述症状很快消失,长期连续用药可产生依赖性和成瘾性,停药可能发生撤药症状,表现为激动或忧郁。

小王:"李阿姨,听了我的介绍,发现这个检查其实没那么可怕,是不是?只要您积极配合,没有那么痛苦的。"

李阿姨:"小王,听你这么一说,我没那么害怕了,相信你们的专业技术,谢谢你!"

2. 检查中配合

小王:"李阿姨,您现在要做检查了,我来告诉您在检查中配合的注意事项,您放松,我会一直在您身边的。"

李阿姨:"好的,小王,我一定会好好配合!"

（1）协助患者取仰卧位、肩部垫高，头部稍后仰，解开领扣、腰带，不能平卧者，可取坐位或半坐位，随后连接心电监护仪，以便在检查时监测患者的生命体征。

（2）告知患者检查过程中全身放松，张口呼吸，尽量不要摇头或抬头，有痰液时用舌头将痰液顶出并示意配合护士将痰液擦掉，嘱患者检查过程中勿说话，勿刻意做吞咽动作。

（3）指导患者不能耐受时，可举手示意，不可肆意拔镜，以免损伤呼吸道、必要时可中断操作休息片刻后再行检查。

（4）检查中密切观察患者神志、面色、口唇有无紫绀，有无烦躁及呼吸困难，观察心电监护仪上显示的心率及血氧饱和度变化，如有异常立即配合医生及时处理。

（5）给予氧气吸入，氧流量 6～8 L/min，保证血氧饱和度大于90%，告知患者吸氧的目的，取得患者配合，并注意用氧安全。

（6）气管镜从鼻腔或者口腔插入，经声门时患者会有恶心、咳嗽、憋气感，应提前告知患者，并指导其全身放松、深呼吸，也可利用谈话等方式分散患者注意力，必要时让家属陪伴。

3. 检查后指导

小王："李阿姨，您支气管镜检查做好了，现在感觉怎么样？有没有什么不舒服？"

李阿姨："我现在感觉还行，没有特别不舒服，小王啊，真是太感谢你们了，原来支气管镜没有那么恐怖，要不是你们，我到现在都不敢做，耽误了我的病那可是不得了了！"

小王："李阿姨，不用客气！这都是我们应该做的，那么现在我需要给您讲一下检查后的注意事项了！"

（1）纤维支气管镜检查后，嘱患者平卧休息 10～20 分钟，如无特殊不适可协助患者返回病房，并指导患者如出现异常及时告知医护人员。行无痛纤维支气管镜检查的患者需在内镜复苏室观察，待患者清醒、生命体征平稳，经麻醉师评估后方可在医护人员陪同下回病房。

（2）须向患者说明，检查后短时间内因咽喉部麻醉作用未完全结束,过早进食可能会发生误吸,因此应禁食、水 2～3 小时,2～3 小时后进温良流质或半流质饮食,进食前试验小口喝水,无呛咳再进食。

(3) 返回后应取患侧卧位,并注意多休息,1 周内不要做重体力活动,避免吸烟、说话和咳嗽,使声带得以休息,以免声音嘶哑和咽喉部疼痛及肺部出血,并向患者说明术后可能出现鼻腔及咽部的不适、头晕、吞咽不畅等,休息后可以逐渐好转。

(4) 指导患者有效排痰、保持呼吸道通畅。

(5) 检查后 24 小时内不得驾驶机动车,进行机械操作或从事高空作业,以防发生意外。

(6) 行诊断性检查的患者,可能会对病理检查结果存在诸多顾虑,为免患者心理负担重、寝食难安,故行活检时应向患者或家属解释活检的目的、原因,适当心理疏导,以缓解患者紧张情绪,同时建立家属支持系统。

(7) 检查后 24～48 小时须密切观察患者生命体征,包括体温、肺部体征等。行肺部活检后可能会出现少量的咯血现象,表现为痰中带血或少量的血痰,其原因是因为检查中支气管黏膜擦伤,活检或细胞刷检查时损伤,这种情况都属术后正常现象,1～3 天可以自行愈合。如术后出血量多、胸痛剧烈应及时报告医生,遵医嘱给予止血药物等。

小王:"李阿姨,您听明白了吗?"

李阿姨:"明白了,明白了,谢谢你小王! 你讲得很清楚。"

(三) 检查后支气管镜的处理

按照内镜洗消指南的标准进行清洁消毒,常规检查内镜及有关器械,若为治疗内镜则清洗、消毒后进行灭菌处理,避免交叉感染。

四、DSA

若把人体比作一台燃油机,血管则是输油管道。如果输油管道堵塞,燃油机便无法正常运转。同理,若血管堵塞,人体的诸多器官也会无法维持正常功能。然而,是什么原因导致血管"堵"

了呢？

其实，血液中存在着凝血系统和抗凝系统。正常情况下，两者保持动态平衡。各种原因所致血流变缓、凝血障碍、血管损伤时，便会出现凝血功能亢进或抗凝功能削弱，这种平衡则被打破，使人处于"易栓状态"。随之就可能发生相关疾病，如心肌梗死、脑梗死、血管病等。

当患者存在诸如此类的疾病时，医生也会有相应的诊疗措施——DSA血管造影。提到CT、彩超、摄片，可能大家都不陌生。但若说到DSA血管造影检查，可能多数人并不能准确说出它的全称。下面我来揭秘DSA(图1-7～1-10)。

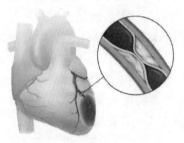

图1-7 心脏血管堵塞——心肌梗死

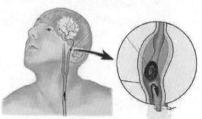

图1-8 脑部血管堵塞——脑梗死

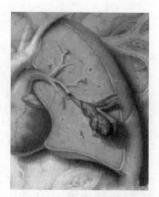

图1-9 肺部血管堵塞——肺栓塞

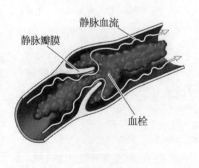

图1-10 下肢血管堵塞——下肢动脉/静脉闭塞

（一）带你走进神秘的 DSA

在"DSA"这个洋气的英文名背后，还有一个中文解释，叫做"数字减影血管造影"。

此处需要科普一下：数字减影血管造影（DSA），是通过计算机系统在对患者检测的同时把不需要的组织影像删除掉，只保留血管部分影像的技术。通过 X 光机可以清楚辨析心脏血管、脑血管及其他脏器的血管分布、走行、有没有发生病灶，可用于心血管、脑血管、外周血管、肿瘤供血血管、非血管管腔（消化系统、生殖系统）的造影诊断和介入治疗。下面我们从以下四个案例了解 DSA 血管造影的分类吧！

案例一：冠脉支架植入

王某，35 岁，最近因熬夜看世界杯足球赛过于兴奋，突发剧烈胸痛，急诊 120 送至某院胸痛中心，为其开通急诊绿色通道，急诊 DSA 下行冠状动脉造影检查提示：患者前降支中段起完全闭塞，TIMI 0 级，沟通后立即行支架植入术处理，经过在前降支安置 1 个支架后，患者胸痛症状明显缓解（图 1-11）。

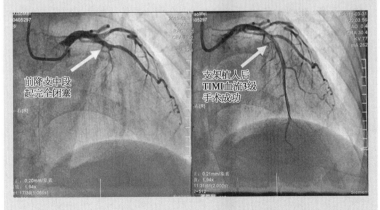

图 1-11　冠脉支架植入前后对比图

案例二：心脏起搏器植入

　　王某,70岁,长期感头昏不适,近期发生晕厥两次,考虑为脑梗死及脑供血不足,经过相关检查及动态心电图检查后诊断为：心源性晕厥,病态窦房结综合征,冠状动脉粥样硬化性心脏病及心力衰竭。根据王某的症状、体征,决定为其在数字减影血管造影机（DSA）下进行人工心脏永久起搏器植入（图1-12）。

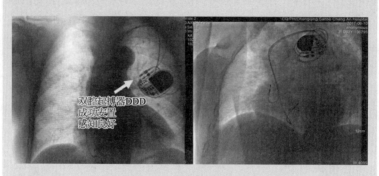

图1-12　心脏起搏器植入图

案例三：脑血管造影

　　詹某,58岁,突发左侧肢体瘫痪4h,急诊120送至某院卒中

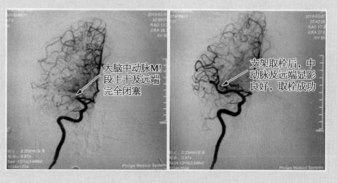

图1-13　脑血管造影图

中心,为其开通急诊绿色通道,行数字减影血管造影(DSA)检查,可见右侧大脑中动脉 M,段主干及远端未见显影,诊断"急性缺血性脑卒中"。在全麻下行脑血管造影＋支架取栓术,术后患者恢复良好(图 1-13)。

案例四：外周血管支架植入

余某,83 岁,久坐后出现腰背部疼痛,并伴双下肢乏力,疼痛,不能行走,再次超声检查结果提示患者双侧股动脉、腘动脉多处粥样斑块,CTA 提示双下肢动脉多发性斑块形成。为改善余某双下肢循环,在数字减影血管造影机(DSA)下行了左下肢股浅动脉超选择造影＋左股浅动脉球囊扩张＋支架植入术。术后,患者疼痛消失,乏力症状较术前好转(图 1-14)。

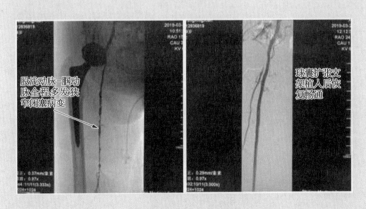

图 1-14　股浅动脉支架植入前后对比图

四个案例讲述完毕,相信细心的小伙伴们也已经发现了,四个案例都提到了神秘的 DSA,那 DSA 到底是个啥东西? 这些图示都看起来像是水墨画的血管影像又是怎么回事? 这就是 DSA 血管造影机的作用了。不仅如此,它可以在整个手术过程中实时显示血管情况,并且能精确引导器械入路,为医生精准开展手术操作提供了非常必要的必需引导帮助。

（二）关于 DSA 血管造影，你需要知道的那些事儿

1. 工作原理　数字减影血管造影（DSA）是通过电子计算机进行辅助成像的血管造影方法，是 20 世纪 70 年代以来应用于临床的一种崭新的 X 线检查技术。它是应用计算机程序进行两次成像完成的。在注入造影剂前，首先进行第一次成像，并用计算机将图像转换成数字信号储存起来。注入造影剂后，再次成像并转换成数字信号，两次数字相减，消除相同的信号，从而得出一个只有造影剂的血管图像。这种图像较以往所用的常规脑血管造影所显示的图像更清晰和直观，分辨率高，辐射剂量低，突出患处部位血管病变，对毛细血管、微血管的定位测量都很准确；而且可迅速实现图像采集，为急诊手术和突发事件节约时间，使患者的安全得以保障。

血管造影主要应用于介入治疗领域，介入治疗是介于外科、内科治疗之间的新兴微创治疗方法，手术即可通过血管或皮肤上作直径几毫米的微小通道，或经人体生理或解剖通道，在影像设备的引导下对病灶局部进行治疗的创伤颇小的治疗方法。微创介入是 DSA 的一个最突出的优势，具有微创性、还具备不开刀、痛苦小、定位准确、可重复性强、疗效高、康复快、并发症少、住院时间短、费用低等优点，可以有效帮助患者尽快摆脱疾病折磨。

除此之外，它适用范围广，可用于多个领域，如心血管系统、脑血管系统、外周血管、肿瘤介入及综合介入，兼顾诊断和治疗。目前，DSA 被公认为血管性疾病诊断的金标准，尤其是冠心病和脑血管疾病，也是诊疗各种大出血最可靠的方法。

如图 1‑15 所示，我们神秘的 DSA 血管造影机是不是很是高端、大气、上档次？高颜值、高科技，简直可以说是一台救命的机器。就拿大家熟知的"急性心肌梗死"来说吧，众所周知，血管开通越早，坏死的心肌就越少，生命得到挽救的概率就越高，而数字减影血管造影机（DSA）就是心血管的守护神器。

还有大家所熟悉的"脑梗"，通过 DSA，不仅可以解除脑血管狭窄，降低脑梗死发生率，也可以治疗脑血栓或脑出血，减轻脑血管病

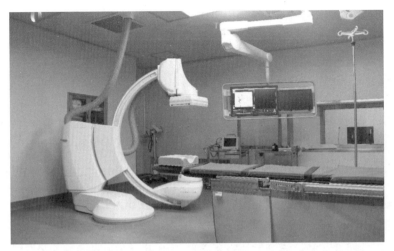

图 1 – 15 血管造影机

变带来的功能性损害。

2. DSA血管造影适应证 相信通过上述介绍,大家已初步了解DSA的神奇之处了!不仅如此,它还可以在以下这些疾病的诊疗中"大展神威"。

(1)急诊介入:咯血、肝破裂、脾破裂、骨盆骨折大出血、产后大出血。

(2)肿瘤介入:原发性肝癌、胃癌、胰腺癌、肺癌、食道癌、肠癌、胆道梗阻等各种恶性肿瘤。肝脏巨大血管瘤、子宫肌瘤等良性肿瘤。

(3)非血管途径介入:食管支架、手术后吻合口狭窄支架、胆道支架、输卵管狭窄再通、椎间盘突出、椎体压缩性骨折、肝肾囊肿、放射粒子植入等。

(4)中枢神经介入:除了急性脑梗死、脑动脉瘤之外,还有脑血管畸形,脑动脉狭窄,脑内良、恶性肿瘤,脊髓血管畸形等。

(5)外周血管介入:除了下肢动脉闭塞、静脉血栓、肺栓塞之外,还有主动脉夹层动脉瘤、布加综合征、肾动脉狭窄等。

(6)心脏介入:除了冠心病,还有各种心律失常、先天性心脏病等。

3. DSA 血管造影禁忌证及并发症　DSA 血管造影操作上相对简单、时间短、安全性较高，主要在局麻下完成，部分不能配合的情况可使用全麻，如儿童和昏迷患者。虽然 DSA 血管造影创伤比较少，仍属于创伤性检查，且本身也具有一定的禁忌，所以存在以下情况时需要慎重。

（1）对造影剂有严重过敏的患者：造影剂过敏的发生率很低，为 0.02%～3%。在确实需要造影时，可联合使用激素等药物预防过敏反应。

（2）严重肾功能不全的患者：轻度肾功能不全的患者检查时，需要限制造影剂使用剂量及种类。

（3）有严重出血倾向的患者。

同时由于 DSA 血管造影在 X 线下操作，因此行脑血管造影可能面临 X 线辐射的危害，也有可能出现如下并发症。

（1）在穿刺部分，穿刺动脉可能会出现穿刺处的血肿、血管夹层、血管闭塞、动脉静脉瘘或者下肢静脉血栓。

（2）使用造影剂造影时可能出现头痛发热感，这种情况与造影剂造成颅内血管的扩张有关；造影剂本身也具有肾脏毒性反应，出现肾功能损害等情况，极少情况下可能出现造影性肾病，通过血液检查发现肌酐水平较术前升高了四分之一或者指标升高了 0.5 mg/dl；少部分患者在造影术后出现视物不清甚至一过性失明，这种情况往往由于造影剂对脑皮层的刺激所致，随着时间延长逐渐缓解或症状消失；部分患者可出现过敏反应，严重时可出现过敏性休克。

（3）部分患者在造影后可出现血管痉挛，偶尔甚至可能出现斑块脱落，从而导致术后出现短暂性脑缺血发作，表现为一过性肢体无力、言语不清甚至脑梗死等现象。

严格意义上来说，DSA 是一个有创的检查，但凡"有创"，都会有一定风险，但从临床诊疗积累案例来看，在严格规范操作下，并发症的发生风险几乎可以忽略不计。不过，检查及介入治疗前做好充分的准备还是很有必要的。

（三）造影前的准备

1. 医生的准备

（1）一般资料收集：了解患者的一般情况，包括性别、年龄、过敏史、家族史、既往史、现病史、生育史、手术史等，初步判断患者的手术耐受性。

（2）术前宣教：充分、良好的医患沟通，是互相建立理解和信任的基础，也是有效治疗的前提。术前，医生向患者及家属解释造影的目的、过程、注意事项，同时也需告知可能出现的并发症和各种风险，签署手术知情同意书。

（3）必要的影像学检查：术前需行血常规、肝肾功能、凝血功能检查、B超、CT等；术前通过实验室检查能准确判断患者心功能、肝肾功能、出凝血状况；通过预判尽可能降低操作过程中的风险，至少对风险做到心中有数。

（4）碘剂及麻醉剂按药典规定进行必要的处理：DSA造影中，碘对比剂起着举足轻重的作用，因此了解患者是否有碘过敏史显得尤为重要。

2. 患者的准备

（1）如病情允许，建议术前一日洗澡、剪指甲、更换清洁病号服；病情较重者，应给予床上擦浴。

（2）皮肤准备：介入入路区要去毛（近年来认为剃毛可能损伤皮肤，增加感染风险，而不主张剃毛，去毛即剪去穿刺点附近的毛），以免影响操作。皮肤准备的时间越接近手术开始的时间越好。

（3）为了防止因麻醉或手术过程中呕吐而引起窒息或吸入性肺炎，术前4小时禁饮食。

（4）排空膀胱：手术时间较长者，尤其是盆腔手术，术前应留置导尿管，以避免含对比剂的尿液影响透视下图像的观察。防止术中排尿及术后尿潴留。

（5）术前体位训练：因手术时要采取平卧位，并且必须保持不动，经股动脉入路患者术后术侧肢体要伸直制动12小时，术前指导患者练习伸胯平卧24小时，直腿抬高、直腿翻身和床上排便，并讲述此卧位的重要性,教会患者术后咳嗽、排便时用手紧压伤口,避免腹压增加,减少手术并发症。

(6)练习床上大、小便:以利于术后的适应性,女患者一般行导尿术。

(7)憋气训练:为减少手术时间,提高造影质量,术前行憋气训练(每次憋气 30 秒)。术中听从 DSA 技师指令,听到需要屏气时就屏住呼吸,使造影图像能去除呼吸活动的伪影,留下清晰的图像。

(8)术前行静脉留置针穿刺,建立静脉通道,以便特殊情况下进行对症处理,赢得抢救时间。

(9)术前取下金属饰品、义齿等,以免影响术中检查。

3.护士的准备

(1)环境与仪器的准备

1)设定合理的 DSA 室内温度和相对湿度。DSA 室温度应保持在 22～24℃,相对湿度保持在 55%～65%,低于 50% 应纠正,以免影响手术患者的散热和静电蓄积。

2)检查各种医疗仪器的放置情况,除颤仪应有单独的插线板,避免仪器、电缆、导线扭曲,打结或重物挤压而发生漏电事故。

3)抢救设备应处于良好备用状态,如除颤仪、吸引器、氧气管道等。

(2)药物准备

1)常规药品准备:对比剂、局麻药物、肝素注射液、硝酸甘油等。

2)介入手术室急救药物准备:急救车准备。

(3)器械准备

1)常用器械:造影用动脉穿刺包一套;准备相应型号的穿刺针、导丝、造影导管、血管鞘等常规器械。

2)急救设备的准备:呼吸机、除颤仪、吸引器、微量泵、多功能监护仪等。

(4)心理疏导

术前介绍介入治疗的重要性和必要性,并解释术前准备、术中配合、术后注意事项及介入治疗的相对安全性和技术可行性。告知患者对仪器设备发出的声音不要紧张以及需要如何配合,告知麻醉时的感觉及麻醉产生的效果,使患者做到心中有数。通过主动的心理护理使患者消除焦虑、恐惧、不安情绪,避免或减轻不必要的精神压力,使之处于良好的心理状态接受治疗便于患者术中有效配合。

(5) 术前核对

1) 术前护士要核对患者的姓名、性别、年龄、诊断、手术术式。了解患者有无高血压、心脑血管疾病,既往有无出血倾向、过敏史等,做到术中护理心中有数。

2) 检查术前医嘱的执行情况、术前准备的完成情况,手术同意书是否签署等,及时通知医生。

3) 术前进行安全核查,建立静脉通路并保持通畅,确保术中突发意外及时进行抢救。连接血氧心电血压监护仪,根据患者的病情需要必要时给予氧气吸入。全麻患者配合麻醉医生做好麻醉前护理。所有的麻醉器械和急救设备必须均处于完好备用状态,即使是小手术或简单的麻醉操作,也应慎重对待。

(6) 护士督促患者取下义齿等影响手术安全的物品,取下的物品及其他贵重物品应由家属保管,家属不在时代为保管,均应签字确认。

(四) 造影中的护理要点

1. 一般护理

(1) 安置舒适的手术体位:介入患者进行手术时,为使手术部位暴露明显,需要将患者摆置不同的手术体位。安置体位时要满足以下要求:体位舒适、保持功能位、固定牢固、显露充分、体位安全、便于麻醉、满足个人需要等。正确的手术体位不仅有利于手术,也要让患者感到舒适,为患者提供人性化的服务,才能真正提高手术护理配合的质量。大多数患者平卧于手术台上,双手自然放置于身体两侧,用托臂架承托双臂,告知患者术中制动的重要性,对术中躁动不能配合者不应随便给予约束,应了解原因后予以对症处理,疼痛时应告诉手术者增加麻醉剂用量,要排尿或吐痰的患者,应帮其解决,对久置一种体位引起肢体麻木者,应给予一定的活动度,甚至给予适当按摩。总之,满足患者的合理要求,会取得更好的效果。

(2) 履行护理职责

1) 护士亦应于术前了解患者病情,做好有效评估,便于准确进行术前准备,包括导管的选择、术中用药、器械的类别与型号等,配合手术,做到无缝衔接,是对 DSA 专科护士素养的要求。

2) 执行术中口头医嘱前应复述一遍,与主刀医生核对药名、浓度、剂量无误后方可使用,用药后应保留空瓶,以备核对,待手术结束再次核查无误后方可弃去。执行医嘱完毕后,应在病历医嘱栏及护理文书上做好记录,术中护理操作应严格执行三查十对制度。

(3) 密切观察患者生命体征及病情动态变化

1) 连接心电监护,保持静脉输液通畅,术中密切观察患者生命体征及病情动态变化,发现异常及时通知医生。每次造影后,护士应及时询问患者有无不良反应,要主动观察术中患者可能出现的反应,并做好处理预判,不要等医生呼叫。在不影响手术的情况下,主动穿上铅衣进场配合医生及时处理,不影响手术进行。

2) 了解不同手术的不同要求,如血管疾病介入时要主动配合好肝素的应用,并注意每小时增加量;对于肝癌化疗栓塞的患者,由于化疗药物一次性注入肝动脉内,使局部药物浓度高出同剂量药物静脉注射的数十倍,化疗药物及栓塞剂的注入,可能会出现胃肠道反应或腹胀、腹痛症状。

2. 术中不良反应的护理

(1) 对比剂过敏的不良反应:若患者出现皮肤潮红、瘙痒、红疹、头晕、眼睑水肿、恶心、呕吐、寒战等症状,立即停止注射对比剂,遵医嘱予以地塞米松注射,协助患者取平卧位或半卧位,保持呼吸道通畅,给予氧气吸入,静脉补液扩容,备好抢救物品。若出现喉头水肿、重度支气管痉挛、急性肺水肿、心动过缓、室颤乃至心搏骤停、心肌损伤、ECG 表现 ST 段下降、T 波倒置等,或大量出汗、面色苍白、发绀、血压下降、脉搏细弱、腹部绞痛、严重呕吐者需予以紧急抢救。

(2) 局部血肿:拔管后穿刺点压迫不当、肝素用量过大或自身凝血机制障碍均可引起血肿。少量出血形成血肿后,会逐渐自行吸收。

血肿较大时,可压迫股动脉或引起动脉痉挛,如果得不到及时处理,可造成股动脉血栓形成,严重者可引起肢体缺血坏死。因此,护士应密切观察肢体末梢血液循环及足背动脉搏动,肢体皮肤颜色和皮温情况,防止大的血肿出现,并及时处理。

（3）动脉痉挛：由于反复动脉穿刺或插管时间过长,患者有动脉硬化、糖尿病等循环障碍性疾病均可引起暂时性动脉痉挛。动脉痉挛时出现局部疼痛,因此护士应密切观察患者的疼痛性质,及时告知医生。遵医嘱用药并观察药物不良反应。

（4）消化道反应：介入化疗术中大部分患者可出现不同程度的胃肠道反应,如腹痛、恶心、呕吐及味觉改变等,对于这些患者应给予耐心的心理护理使其思想放松。头偏向一侧,避免术中呕吐物阻塞气道引起窒息,护士应在患者身旁陪伴,帮助患者擦拭呕吐物并给予安慰和鼓励,必要时遵医嘱应用镇静剂、止吐药对症治疗。

（5）疼痛：癌症患者介入治疗后,由于被栓塞组织缺血、水肿和坏死,引起不同程度的疼痛症状,这可造成患者精神上过度紧张和焦虑,常使疼痛加剧。护士应针对患者心理因素,建立相应的护理措施,正确地引导,做好患者术中的疼痛管理。

（6）迷走反射：介入术中并发症之一,表现为术中患者突然出现面色苍白、胸闷、心悸、恶心呕吐、出冷汗、全身无力、四肢厥冷、血压下降、打呵欠、头晕等症状,所有患者均有心率缓慢（心率<50 次/分钟）,血压进行性下降,其中最重要表现是窦性心动过缓和低血压。一旦出现,应立即给予患者去枕平卧,高流量鼻导管或面罩吸氧,停用硝酸甘油类药物,立即静脉推注阿托品 1 mg。阿托品可解除迷走神经对心脏的抑制,能迅速缓解症状。快速大量补充液体,血压明显下降时可静脉推注多巴胺 5～10 mg,观察病情变化,无效时重复给予上述药物。

（五）造影后的注意事项

1. **介入术后一般护理**

（1）生命体征的测量：根据手术类型定时监测生命体征及疼痛。术后常规测量生命体征 3 次,q h×3,测量体温 3 日。术后体温升高一般是由于肿瘤溶解吸收热、侵入性手术所致的感染等因素。比如肝动脉化疗栓塞术(TACE)后常出现体温升高,嘱患者多饮水,汗湿衣服及时更换,发热时体温低于38.5℃时给予冰敷,超过38.5℃时遵医嘱予以非甾体类消炎药。

(2) 穿刺部位的护理:血管介入穿刺点一般是弹力绷带加压包扎或动脉压迫止血器压迫穿刺点6小时,床上制动12小时。注意观察穿刺点有无出血、渗液、敷料有无脱落等。注意观察下肢皮肤颜色、温度及血管搏动情况,避免因包扎过紧导致下肢缺血缺氧。如无特殊,24小时后可拆除敷料。

(3) 饮食护理:大部分患者术后2小时可进食少量水,若无呛咳,由全流食到半流食逐渐过渡,最后过渡到普食。

(4) 管道护理:介入患者管道种类较多,一般为引流管、尿管、溶栓导管、中心静脉导管等。保持引流管通畅,防止扭曲、打折,固定牢固;观察并记录引流液色、质、量;做好标示;严格执行无菌操作,定期更换引流瓶或引流袋。

2. 介入术后特殊用药护理

(1) 对比剂:主要以肾小球滤过的形式经肾脏排出,故均有一定的肾毒性。为防止对比剂引起的肾功能不良,应鼓励患者多饮水,一般术后饮水量>1 500 mL,并保证患者术后4小时内排尿。如4小时内无尿,应通知医生,考虑是否插导尿管。由于对比剂有特异性反应,即过敏反应出现,术后应注意患者有无面色潮红、流泪、恶心、呕吐甚至过敏性休克的反应,一旦出现,立即通知医生,予以处理。

(2) 抗凝药物:华法林作为抗凝药物的代表药,通过抑制维生素K在肝脏内合成凝血因子,从而发挥抗凝作用。其主要不良反应为出血,最常见的是鼻出血、牙龈出血、皮肤瘀斑、血尿、子宫出血、便血、伤口及溃疡处出血等,因此,使用此药时应注意观察患者有无上述症状,一旦出现,立即通知医生。

(3) 溶栓药物:尿激酶作为溶栓药物的代表药,降解血循环中的纤维蛋白原、凝血因子等,从而发挥溶栓作用。使用剂量较大时,少数患者可能有出血现象,应采取措施,症状可缓解。若发生严重出血,如大量咯血或消化道大出血、颅内出血、纵隔或心包出血等应及时处理。操作时动作轻柔,避免反复穿刺,穿刺后延长按压时间。

（王晓航　洪涵涵　吴燕燕）

参考文献

[1]　包家明.护理健康教育与健康促进[M].北京:人民卫生出版社,2014:5.

[2]　胡伟,许亮文.医院健康教育与健康促进[M].北京:人民卫生出版社,2016:61.

[3]　李春玉,王克芳.健康教育[M].北京:北京大学医学出版社,2015:3.

[4]　米光明,王彦.护理健康教育学[M].2版.北京:人民军医出版社,2013:80.

[5]　隽芳芳,俞超,叶青青,等.品管圈指导下行血培养标本采集的规范化管理[J].全科护理,2013,11(10):2762-2763.

[6]　李云娜.细菌标本采集的前期处理措施探讨[J].中国现代药物应用,2015,9(4):257-258.

[7]　庄旭华,逯艳丽.品管圈活动对提高肺结核患者痰涂片标本采集质量的影响[J].护理实践与研究,2016(5):117-119.

[8]　杨林杰,李素云,王慧华.提高痰培养标本质量的护理进展[J].护理学杂志,2016(5):107-109.

[9]　毕美娥,邵龙,周春兰.心肌带结构在常用心脏超声切面的分布探讨[J].中外医疗,2012,31(12):3687-3688.

[10]　中华医学会消化内镜学分会.中国消化内镜诊疗相关肠道准备共识意见[J].中华消化内镜杂志,2013,30(10):541-549.

[11]　中华医学会消化内镜学分会,中华医学会麻醉学分会.中国无痛苦消化内镜应用指南[J].中国实用内科杂志,2014,34(1):32-36.

[12]　中华医学会消化内镜学分会,中华医学会麻醉学分会.中国消化内镜诊疗镇静麻醉专家共识意见[J].中国实用内科杂志,2014,34(8):756-764.

[13]　中华医学会呼吸病学分会.诊断性可弯曲支气管镜应用指南[J].中华结核和呼吸杂志,2008,31(1):14-17.

[14] 支气管镜在急危重症临床应用专家共识组.支气管镜在急危重症临床应用专家共识[J].中华急诊医学杂志,2016,25(5)：568-572.

[15] 李惠,徐维国,王蓉,等.阿托品在支气管镜检查中的作用探讨[J].中国药房,2011(36)：3387-3388.

第二章　外科手术与麻醉健康教育

随着人们物质、文化生活水平的提高和法律意识的增强，现代护理也由以患者为中心的责任制护理模式逐步转变为以人为中心的整体护理模式。医学技术日益发达，外科手术治疗的范围和领域也不断扩大，手术室成为各种新技术、新方法的集结之地，而麻醉与外科手术能否顺利进行，除了医务人员的技术水平和工作认真负责的责任心外，通过专业的健康教育达到患者的正确配合也同样重要。作为整体护理的重要环节，手术室护士要参与到患者的健康教育中，帮助患者掌握术前、术中和术后相关健康知识，以最大限度降低其应激反应程度，缓解其紧张情绪，使患者以最佳状态配合治疗，提高患者生命质量，促进护患关系，进一步提高护理质量。

第一节　外科患者手术健康教育——
让焦虑无所遁形

一、术前准备

（一）术前宣教

对很多人来说，手术室是个神秘而又可怕的地方。一扇冰冷的门，阻隔了焦急的家人与脆弱的生命。手术室内的世界到底是怎样的？

很多患者躺在病床上被推入手术室的刹那都是无比紧张和不安的，因为他们不知道一台手术的进行，前期手术医生和护士做了万全的准备，以保证手术的顺利进行。

首先，手术室有严格的分区，严谨的布局，严格的消毒隔离等管理制度，还有复杂多样的医疗设备等，通过术前访视让患者提前熟悉环境有助于减轻手术当日的紧张心情(图 2 - 1)。

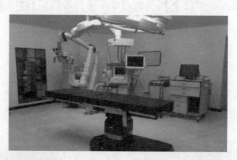

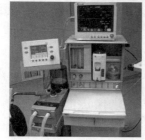 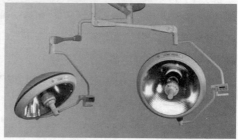

图 2 - 1 手术室环境与设备

患者进入手术室后,会经过严格多次的信息核对,常规在麻醉开始前、手术开始前、患者离开手术室前,必须由手术医师、麻醉医师、手术室护士共同进行三方核查,执行"TIME OUT"程序(术前暂停:指在麻醉或手术即将开始之前,参与手术的所有医务人员都暂停手中的工作,是一个专门分配的时间段,在此时间段内不进行任何临床操作,共同完成患者最后的确认工作,确保在正确的患者,正确的部位实施正确的手术)。

手术麻醉前,患者需首先建立静脉通道(图 2 - 2),静脉穿刺的部位根据不同的手术部位而定,一般选择稍粗并富有弹性的血管,以便麻醉及手术用药。麻醉医师会根据手术及患者一般情况选择合适的麻醉方式。手术前,手术护士会根据手术进行各项物品、器械以及仪器设备等的准备和检查。手术开始前,手术医生和器械护士都要进行严格的外科手消毒,穿无菌手术衣,戴无菌手套,检查并清点手术用

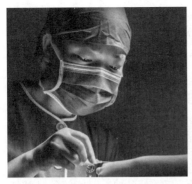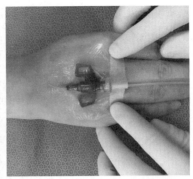

图 2 - 2 建立静脉通道

品。巡回护士协助医生为患者摆放适合的手术体位,然后开始手术。

(二)备皮——未雨绸缪的皮肤美容

备皮,包括皮肤清洁,毛发的评估。

皮肤清洁,无禁忌证时,术前应遵医嘱使用抗菌皂沐浴、更衣。不能沐浴或无条件沐浴者,可进行局部擦浴。彻底清除手术切口部位和周围皮肤的污垢和污染。

毛发剃除,除非手术切口部位或周围的毛发对手术有干扰的需去除毛发。如果的确需要去除毛发时,应当使用不损伤皮肤的方法,避免使用剃刀或电刀刮除,建议使用不损伤皮肤的电动备皮刀。四肢、胸腹的手术毛发,不常规去除,肛门、会阴部位、头颅手术或腋窝影响手术切口的需去除毛发。

如果患者术前没有清洁皮肤,那么皮肤上的常居菌可能在术中进入到手术区,引发感染。如,皮肤表面的金黄色葡萄球菌,可引发化脓性感染;在阴道处会有葡萄球菌、类白喉杆菌、大肠杆菌等,类白喉杆菌可以引发白喉,大肠杆菌会引发腹泻等症状。而剃毛导致皮肤有肉眼不可见的小划痕,小的微创裂口可使细菌定植,有营养,长得快。剃毛反而有利于细菌聚集。

(三)禁食禁饮——无影灯下的“减肥”

许多人都不理解,手术前为何要禁食禁饮呢?患者要接受手术,吃饱喝足了才更有能量对抗手术带来的身体创伤嘛,而且有时又不是胃肠道做手术和吃喝有什么关系呢？其实术前禁食禁饮的目的除了胃肠道手术的常规准备外，就是为了麻醉安全。

正常人的咳嗽及吞咽反射十分敏感，食物通过刺激咽喉，会使气管的起始端声门关闭，但当患者受到深度镇静或全身麻醉后，其保护性的呛咳反射和吞咽反射也会减弱或消失，当胃内有食物残渣时就有可能反流误吸而导致吸入性肺炎甚至窒息等严重后果，威胁患者生命安全。

之前，外科手术一直沿用 1946 年 Mendel-son 提出的禁食标准，即术前禁食 8～12 小时、禁饮 4 小时。然而，这种长时间的禁食禁饮给患者带来了心理和生理上诸多不良影响。大量研究表明，术前过长时间禁食禁饮是不必要而且有潜在危害的。

鉴于传统术前禁食禁饮在实践中出现的种种弊端以及缩短术前禁食禁饮的安全性和可行性，最新的《美国肠内营养指南》指出，患者术前 2 小时可饮用清水、果汁等不含酒精，含少许糖的透明液体；术前 6 小时可进食易消化食物（如牛奶、面包）。值得注意的是，新的指南适用于大多数的择期手术患者，但对于急诊手术患者仍建议术前严格禁食禁饮，有胃肠功能紊乱的患者，都是新禁食指南不适用的。到底怎样才算正确的禁食禁饮呢？表 2-1 一目了然！

表 2-1　手术麻醉前建议禁食禁饮时间

食 物 种 类	举　　例	时间(小时)
清饮料	清水、碳酸饮料、糖水、清茶和黑咖啡(不加奶)、果汁(无渣)等	2
母乳	母乳	4
奶类	牛奶、配方奶等	6
淀粉类固体食物	面包、面条、馒头、米饭、番薯、南瓜、饼干、香蕉、苹果、红豆等	6
脂肪类固体食物	猪肉、鸡肉、牛肉、炸春卷、油条、薯片等	8

（四）一身轻松进"战场"

术前访视时，应告知患者，进手术室前要排空大小便，取下假牙、眼镜及隐形眼镜、手表、首饰等，身上不带钱及贵重物品，一般需要提醒的有以下几类。

首饰和眼镜。如戒指、手镯、项链等金属饰品，一种危险会因术中使用电灼器导致金属导电，而灼伤皮肤；另一种可能会由于术中全麻患者神志消失，体位摆放操作过程中患者所佩戴的首饰盒眼镜有嵌顿局部皮肤，被损坏或遗失等的风险，所以患者在进手术室前要取下所有饰品。

活动的假牙。在麻醉插管过程中，活动假牙（牢固的假牙不影响）有脱落的风险，容易掉落到气管内，造成呼吸道阻塞导致窒息的严重后果。而牙齿松动的患者（老年患者居多），术前应告知麻醉医师，麻醉医师会根据情况准备插管方式和手法，尽量避免造成牙齿损伤和脱落。

金属植入物。有手术史或外伤史的患者，应询问其体内有无金属植入物（钢板螺钉等），以便在术中使用合适的电灼器（如双极电凝），或提醒巡回护士选择合适的位置粘贴负极板，使电流回路避开金属植入物部位，保证患者安全。

（五）素颜最美——勿化妆

手术日请不要化妆。手术过程中麻醉医生需要通过观察你的口唇、眼睑、皮肤颜色等判断你的身体状况。比如，呼吸不畅通时，体内二氧化碳浓度升高，出现面部潮红、出汗的表现；术中失血过多，面色、眼睑会变得苍白。而化妆会掩盖这些表现，不利于麻醉医师及时发现患者的病情变化。

手术前不要涂指甲油，因为手术过程中，麻醉医生会使用一种叫脉搏氧饱和度监测的夹子夹在手指上，用来监测身体氧的供应情况，而指甲油会干扰仪器的准确性。

（六）小小事情请注意

（1）手术前请着病号服，不要穿戴个人衣物，如需保暖可加盖病号被或小毛毯，因为手术过程中需要大面积消毒、导尿、摆放体位等，以免造成不便或污染。

（2）术前按时休息，保证充分的睡眠，必要时，可遵医嘱服用镇静药。

（3）手术床比较窄，请患者不要随意翻身，并采取适当的约束措施，以免发生坠床意外。

（4）进入手术室后，手术室护士全程保障，患者有任何不适或疑问，手术室护士应及时予以耐心解答。

（5）术前应详细询问患者药物过敏史，传染病史等。

二、手术中——上"战场"了，你紧张吗

（一）麻醉诱导室的管理——麻醉知识我来讲

麻醉诱导是指患者由清醒状态进入可以进行手术操作的状态而采取的措施。目前，为加快手术周转及手术房间利用率，很多医院都设置有麻醉诱导室。

麻醉诱导室设备主要有麻醉仪器。包括麻醉机，心电监护仪，中心供氧，床位，手术护理治疗车，各型号的气管导管及麻醉穿刺包，无菌物品，负压吸引等，以及急救仪器设备，并配备资深的麻醉医师和护理人员。

麻醉诱导室一般为需要接台的全麻手术患者准备，根据前一台手术的进度，提前将接台患者接入麻醉诱导室，再由诱导室麻醉医师及护士根据手术时间安排合理进行排序，提前为患者进行麻醉诱导，以缩短患者的等候时间。

患者接入诱导室后，经手术室巡回护士、麻醉医师和手术医师共同核对患者信息后，开始诱导麻醉，麻醉完毕后，可根据手术需要进行必要的深静脉置管、导尿等术前准备操作。待手术房间准备完毕后，再由转运人员及麻醉医师护送至手术间进行手术。在整个过程中，我们有以下注意点。

（1）诱导室的开放虽然有利于加快手术周转时间，缩短患者等待时间，但同时增加了手术室工作环节，所以患者信息的严格核查成为重中之重，必须严格执行。

（2）患者进入诱导室后，麻醉前与患者有效沟通，使患者在良好的心理状态下接受麻醉前准备，各项操作应保护好患者隐私，加强

保暖。

（3）患者麻醉诱导期易发生过敏、躁动等多种意外，应严密监测麻醉前、麻醉中、麻醉诱导后生命体征的变化。

（二）术中保暖——暖暖的，好贴心

低体温，是全麻手术过程中常见的并发症，是指患者机体中心温度＜36℃。低体温会使机体耗氧量增多、心律不齐、免疫功能下降，降低治疗效果，延长住院时间，增加患者经济负担，影响患者生理功能和术后恢复，严重者对患者的生命安全造成威胁，所以维持术中正常体温具有重要意义。中国加速康复外科围手术期管理专家共识（2016）指出术中应监测体温，可采用预加温、提高手术室室温、使用液体加温装置、加温毯、暖风机等措施维持患者术中中心体温＞36℃。

（三）术中体位——绰约姿态

手术体位是指术中患者的位式，由患者的卧姿、体位垫的使用、手术床的操纵3部分组成。术中科学合理的体位是手术顺利进行的重要依据，合适的体位摆放，使患者舒适、安全并充分暴露手术野，避免压疮、神经受损、关节脱位等并发症的发生。

在患者进行手术时，手术室巡回护士最基本的要求就是给患者提供舒适、安全和利于手术的正确体位，这直接影响到手术操作顺利程度和麻醉的安全程度。常见的手术体位：仰卧位、俯卧位、侧卧位、截石位，《手术室护理实践指南》（2018版）给出了非常详尽的手术体位安置总则以及建议，包括各种手术体位的安置方法。

（四）病情观察——你的生命安全，我们共同守护

一台手术的顺利实施，需要多环节、多部门、多专业的通力合作，手术室护士不可忽略的常规基础操作技术，以及专科新技术和专业素质也是保障安全的重要环节。术中，器械护士密切配合手术进程，熟练操作各项无菌技术，规范运用各项隔离、感控技术，严格执行各项核对、清点、标本、器械使用、应急处理等原则。巡回护士全面掌控房间管理及病情观察，随时应对术中情况，随时通过患者的血压、脉搏、呼吸、面色、神志、肢端血运、皮肤温度等观察患者病情的变化，并配合麻醉医生和手术医生做好对症处理,与器械护士一起完成手术保障任务。

三、手术后——"仗"打完了,你轻松了吗

(一) 术后复苏室

患者对于全身麻醉的第一反应,大概就是"我什么时候会醒?",全身麻醉后的患者有一个麻醉苏醒过程,所以会发生手术医生(尤其是主刀医生)已经返回病房,但患者可能还在术后复苏室(Postanesthesia care unit, PACU)进行监护,苏醒过程不像人们所想象的那样,如同自然睡觉醒来,睁开眼睛那么简单。在专业的麻醉医师管理下,依靠现代的药物和设备,手术患者都会醒来,极少数患者会因为病情原因发生苏醒延迟。术后复苏室配备麻醉医师、麻醉护士,执行常规工作程序外,主要注意以下几点。

(1) 严密监测患者各项生命体征,麻醉医师评估全麻后意识苏醒情况及出室指征,有带气管插管的患者需由麻醉医师评估其拔管指征进行脱机或拔管操作。

(2) 严密观察手术切口及周围皮肤情况,及时发现术后出血的发生,尤其甲状腺、颈前路等颈部手术患者,术后血肿会引起气管压迫而导致患者呼吸受限甚至窒息等严重后果。

(3) 妥善固定各类引流管并严密观察伤口引流液等情况,少数全麻患者在复苏过程中会发生躁动等现象,复苏室护士应及时遵医嘱给予处理,在全麻患者术后复苏期给予适当约束,防止坠床、拔管等意外情况发生。

(4) 保暖,全麻复苏过程中的保暖同样重要,全麻药物、术中失血等的影响均可引起体温的下降,所以,复苏室的保暖措施同样不可或缺。

(二) 术后交接和随访

1. 救命管道要熟知　闭环式的手术室护理包括术前、术中、术后全程无间隙的渗透和干预。术后应与病房责任护士详细交接患者一般情况、手术情况、术中特殊情况(包括用药、出血、抢救等)以及患

者皮肤、手术切口、引流管等情况。术后常见引流管有：伤口引流管、输液管、胃管、导尿管等。术后随访时，访视人员应向患者及家属讲明管道的名称，放置管道的意义及维护的相关注意事项。

2. 切记伤口"美容"小常识　大量资料证实不少切口感染是术后继发的，其致病菌来自患者的皮肤，故术后要保持切口干燥，及时清除渗液和血迹，用碘伏擦洗，尤其在更换敷料时。此外，注意术后营养的补充，多食易消化、高蛋白质及高纤维食物，保持水分的摄取量。

3. 正面的心理情绪比良药还管用　对患者进行心理疏导，要能够根据患者的具体情况进行个体的心理健康指导，术后随访要耐心地倾听患者的心声，了解患者内心的恐惧和担忧。因为很多手术患者对疾病的认知都比较片面，他们都对疾病有着一种恐惧的心理，具有沉重的心理负担。术后，手术室护士也要参与沟通，多鼓励患者，增强患者去战胜疾病的勇气和信心。此外，还可以与患者的家属合作，指引患者家属，帮助患者能够重新回归社会，对患者的家属也要进行相关知识的普及，使其能以更加包容的心态去体谅患者所产生的心理和生理上所发生的变化，耐心地与患者进行深入的交流。人文关怀在手术治疗过程中应该放在第一位，这样能够保证与患者之间进行良好的沟通。

（羊海琴　高春燕）

第二节　外科患者围手术期疼痛管理——
　　　　跟疼痛说再见

一、外科患者各种麻醉方式及多模式镇痛理念

（一）常见麻醉方式

1. 全身麻醉　简称全麻，是绝大部分手术选择的麻醉方式。临床上常用的全身麻醉方法有吸入麻醉、静脉麻醉和静吸复合麻醉。全身麻醉药物将通过吸入（气管插管）或注射方式（外周静脉）进入体

内,对中枢神经系统产生暂时的抑制作用,临床表现为意识消失、痛觉抑制和肌肉松弛。麻醉医生一般在实施全麻前,对患者的台词是这样的:深呼吸,准备睡觉了! 睡醒了,你的刀就开好啦,别紧张哦!

　　全身麻醉药对中枢神经系统的抑制是可控、可逆的。换句话说,一般情况下它是很安全的,当药物代谢后患者的意识及各种反射会逐渐恢复,称为全麻苏醒期,这段时间一般会在麻醉后术后复苏室中度过,便于观察病情和稳定身体各项指标。

　　2. 椎管内麻醉　"将麻醉药物注入椎管的蛛网膜下腔或者硬膜外腔,脊神经根受到阻滞使该神经根支配的相应区域产生麻醉作用,统称为椎管内麻醉(图 2 - 3)。根据注入位置不同,可分为蛛网膜下腔麻醉(腰麻)、硬膜外阻滞、腰硬联合麻醉。"这是教科书上的定义,老百姓则称之为"腰麻"或"半麻"。主要适用腹部及盆腔手术,肛门及会阴部手术,下肢手术。

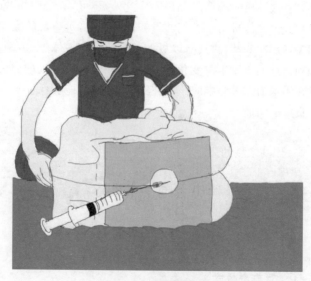

图 2 - 3　椎管内麻醉

　　椎管内麻醉穿刺成功与否,在一定程度上还取决于患者是否配合,常用的体位为侧卧,患者需要屈曲两条大腿尽量贴近腹部,低头使下巴尽量靠近胸口,如同虾米蜷成一团,使得整个脊柱暴露出来,充分暴露脊椎间隙有利于麻醉医生的操作。在穿刺过程中,针头可能碰触到脊神经根,这时候患者会有一侧腿不自主抖动一下或者像过电的感觉,不必紧张,告诉麻醉医师是哪一条腿发生了这种情况,有助于麻醉医师调整进针方向。

穿刺到位以后,麻醉医师会向椎管内注射麻醉药物,并用酒精棉签或者细针轻轻测试患者感觉消失范围以便确定麻醉平面,判断是否能够满足手术要求,同时也确保不会因麻醉平面过高而影响循环和呼吸。在此期间,麻醉医师会询问患者的感觉,例如有没有胸闷心慌、口唇麻木、呼吸困难等,医师会根据患者的回答给予相应的药物和处理措施。

3. 外周神经阻滞麻醉　即把局麻药注射于神经干、丛或神经节周围,暂时阻滞其冲动的传导,使受它支配的区域产生麻醉作用。人们常说的"打封闭"就是使用的这种麻醉方法。根据阻滞部位,可分为:肋间神经阻滞、指(趾)神经干阻滞、颈丛神经阻滞、臂丛神经阻滞。禁忌证:穿刺部位有感染、肿瘤、严重畸形致解剖变异、严重凝血功能障碍者以及对局麻药过敏者。注意事项:神经阻滞应该高度警惕局麻药毒性反应的发生。

目前,许多医院开展了 B 超引导下的精准神经阻滞技术(图 2-4),还增设了疼痛门诊,治疗各种急慢性疼痛。如神经破坏性阻滞,即使用高浓度的局麻药或神经破坏药物进行神经阻滞,或采用射频热凝可长时间甚至永久性地(不可逆性)阻断神经传导功能,常用于癌症疼痛、三叉神经痛、带状疱疹后神经痛等多种疼痛。

(二)"一麻傻三年"——我可以不选择全麻吗

1. 麻醉方式取决因素解析　"医生,我明天要做手术了,我该上什么麻醉?"这是患者很关心的常见问题。常用的麻醉方法有全身麻醉和局部麻醉。全身麻醉包括基础麻醉(不插管)、气管插管(或喉罩)全身麻醉。局部麻醉包括表面麻醉、局部浸润麻醉、神经干或神经丛阻滞麻醉、椎管内麻醉等,椎管内麻醉又细分为硬膜外麻醉和蛛网膜下腔麻醉(俗称腰麻)。

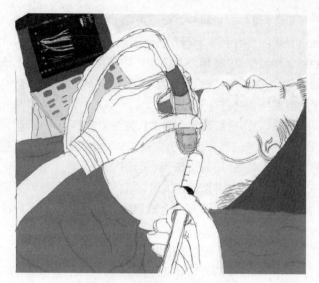

图2-4 超声引导下神经阻滞

　　麻醉方式的选择取决于各种因素：手术因素、患者因素、麻醉医生自身因素、医院因素等多方面，需要医生综合考虑。

　　(1) 不同种类的手术要上不同的麻醉：颅脑手术、心胸手术、头颈部手术多采用气管插管全身麻醉；剖宫产手术多选择椎管内麻醉，因为椎管内麻醉使用药物少、对胎儿(新生儿)干扰小；小儿多采用基础麻醉或全身麻醉；门诊无痛人流、无痛胃肠镜适宜采用保留自主呼吸的全静脉麻醉。

　　(2) 同一手术不同的患者也可能采用不同的麻醉方法，如腹股沟斜疝(俗称小肠气)手术，如果是小孩，多采用基础全麻，成年人可采用椎管内麻醉，老年人建议局麻。

　　(3) 麻醉医生的习惯、经验不同也会影响麻醉方法的选择，比如前臂骨折手术，有些麻醉医生习惯采用臂丛阻滞麻醉，有些麻醉医生则偏好全身麻醉。

　　(4) 不同等级的医院因为麻醉设备配置不同也会影响麻醉方法的选择，一般来说，发达地区等级比较高的医院多采用全身麻醉，偏远落后的地方多采用局部麻醉。

（5）其他因素,如患者家庭经济情况(全麻收费相对贵)、患者主观意愿(有的患者不能接受清醒状态下开刀,一定要全麻)都会影响麻醉方式的选择。

2．认知误区解析

（1）孩子全麻后学习会跟不上?

小孩手术麻醉前,有的家长会问:医生,可以帮我孩子打半身麻醉吗? 我担心全麻以后影响小孩智力,学习跟不上。那么,小孩手术麻醉到底应该选哪种麻醉方式好呢? 全麻真的会影响孩子大脑发育吗?

首先,谈谈小儿手术麻醉方式的选择。它与手术部位、大小、体位以及患儿是否配合等因素有关,尤其手术部位和患儿能否配合是最重要的决定因素。例如,有些手术时间较短的下腹部或下肢手术(如疝气、骨折内固定手术),对一些能够配合的大小孩我们可以选择椎管内麻醉(即通常所说的半身麻醉)。当然,椎管内麻醉也不是绝对安全,也会有一定的风险。麻醉操作时产生的不适感和手术清醒状态可能会给小孩留下巨大的心理阴影;另外,行椎管内麻醉时如果小孩突然间不配合可能会导致严重的神经损伤。一般情况下,医生也会让椎管内麻醉的小孩睡觉(给予镇静药),以减轻患儿对手术的恐惧,提高配合度。

其次,谈谈全麻对小儿大脑发育的影响。目前,全身麻醉仍然是小儿手术的最常见麻醉方式。那么,全身麻醉会不会影响小孩的智力呢? 通过几十年广泛的研究和讨论,在许多方面已经取得了很大的进展。美国食品和药物管理局(FDA)根据目前相关研究对小儿全身麻醉发布了一些指导意见:比如,3 岁以下儿童或在妊娠最后 3 个月的妇女中,重复应用或长时间使用全身麻醉和镇静药物,可能会影响儿童大脑的发育。所以对一些短小的单次全麻手术而言,它是不会影响患儿智力的。因此,对一些不会随着时间加重病情的择期手术,可以尽量推迟到 3 岁以后再做。当然,对一些可能危及生命的急诊和急救手术,应该尽快手术,"两害相权取其轻",此时不宜考虑麻醉药对智力的影响。

总之,麻醉医生应该综合多种因素为患儿选择最佳麻醉方式。术前家长对麻醉方式的理解以及术前、术后心理疏导可以明显减轻患儿对麻醉的恐惧心理。

(2) 孕妇上麻醉生娃会变笨?

身边有很多新妈妈们都发现自己生完娃开始"没脑子"了,常常抱怨自己记忆力衰退、反应迟钝得像乌龟、做事丢三落四,感觉自己变笨了,如果恰好是剖宫产分娩的,就会怀疑是麻醉造成的。其实,无论自己生宝宝还是开刀生宝宝,新妈妈都会面临同样的问题,因此"变笨"与麻醉没有丝毫关系。中国有句老话"一孕傻三年",国外也称之为"baby brain"或者"pregnant brain",换句话说,是怀孕生孩子本身造成了新妈妈出现这样的情况。那么,为什么会这样呢?

一些研究表明,孕期激素水平的改变可能才是"元凶"。怀孕后孕激素与雌激素水平明显升高,对孕妇的大脑神经元会产生影响,进而影响了认知和记忆。此外也有科学家对大量刚生育的女性进行磁共振扫描,结果显示产后大脑特定区域内的脑灰质体积明显减少。脑灰质是什么?——灰质主要控制着肌肉运动、感官体验、记忆、情绪等。而且灰质减少的部位是大脑中处理及回应社交信号的区域,这种改变恰使产妇对自己孩子的亲密程度相对增高,这正是为了回应宝宝的需求而让新妈妈脑内相关区域更高效工作所产生的适应性变化。

那么新妈妈们到底记忆力是否减退呢? 英国一项研究对未生育妇女和新妈妈的记忆力进行测试,结果发现两者并没有明显区别。可为什么还有很多新妈妈觉得自己"健忘""变傻"呢? 可能和新妈妈产后常昼夜节律紊乱、严重睡眠不足、过度疲劳有关。所以,新妈妈不用担心因为怀孕、上麻醉生娃而变"傻",注意休息、保证睡眠,适度运动与加强营养,很快就能恢复以往的神采。同时,也不用担心宝宝,上麻醉时宝宝是"吃不到"麻药的哦!

当然,我们还是主张孕妇"顺产"。对妈妈来说,顺产可以减少产后出血,促进子宫复原,产后身体各方面都恢复较快;对胎儿来说,子宫的收缩及产道的挤压作用,使胎儿呼吸道内的羊水和黏液排挤出来,新生儿窒息及新生儿肺炎、湿肺发生率大大减少。另外,经过产道的挤压,可提高胎儿脑部呼吸中枢的兴奋性,有利于新生儿出生后迅速建立呼吸。由于胎儿在产道内受到触觉、味觉、痛觉及感觉统合的锻炼,还有利于促进大脑及前庭功能发育,对今后运动及性格均有好处。产程的刺激使妈妈和胎儿体内产生大量免疫抗体,因此,自然分娩的新生儿具有更强的抵抗力和抗感染力。是不是益处多多呀?

对了,顺便还要对新妈妈们宣讲下:关于剖宫产后腰酸腰痛,其实绝大部分是孕期导致的腰椎劳损,个别是麻醉穿刺点局部损伤和炎症。

(3) 老人麻醉后会变傻?

随着社会老龄化,国家和家庭都面对了一系列问题,其中之一就是失智老人(老年性痴呆患者)的研究与管理。作为重点关注对象,这方面被投入了不少资源和人力。有人发现少部分老年人手术后确实会"变傻",那是不是麻醉引起的呢?这和老年性痴呆有何关系?

术后老人"变傻",准确地定义为"术后认知功能障碍",表现为麻醉手术后患者出现记忆力、执行能力、定向力等功能障碍,同时还可伴有社会活动能力的减退。年龄越大、手术创伤越大、内科合并疾病越严重、术前认知功能越差的患者手术后越容易"变傻"。

认知功能障碍和老年性痴呆本质上都是认知功能下降,但后者程度更严重。一般术后3个月内,术后认知功能障碍的发生率较高,随着手术创伤的愈合和时间的推移,术后认知功能会逐渐好转,直至痊愈。只有极少一部分患者会发展为老年性痴呆,而且这些患者往往在手术以前已经存在多种原因所致的隐匿性认知功能下降。研究发现,65岁以上的老年人接受非心脏手术后1周,发生认知功能障碍者占25.8%～32.7%,术后3个月的发生率在6.2%～9.9%。心脏手术后7.5年,有32.8%的患者可表现出认知功能障碍,并且痴呆的发生率高达30.8%(可能是手术麻醉的打击和正常老龄化的共同结果)。

那么,术后认知功能障碍是麻醉药物导致的吗?在早期,科学家们也曾有如此假设,但其实并不尽然。随着研究的深入,科学家们发现,手术创伤导致的中枢神经系统炎症反应是老年人术后认知功能障碍的重要因素。与手术创伤相比,麻醉药对神经系统作用要小很多。而且,患者也无法忍受没有麻醉的手术,剧烈的疼痛,只会加重术后认知功能损伤。因此,手术患者大可不必因为害怕术后认知功能障碍而拒绝麻醉。麻醉医生可通过术前合理地选择麻醉方式、保持术中血压平稳(防止诱导期低血压)、加强术后监护等措施降低老人术后认知功能障碍的发生率。

(三) 多模式镇痛

1. 人类第五大生命体征——疼痛　随着生活水平的普遍提高,人们对疼痛治疗的要求也越来越高。目前世界疼痛大会将疼痛确认为继呼吸、脉搏、体温和血压之后的"人类第五大生命体征"。慢性疼痛是一种疾病,这已成为国际疼痛医学界的共识。Jacobson 等报道,受慢性疼痛困扰人口的比例在全世界发达国家总人口中高达 30%。人们不仅仅关注术中无痛,还进一步关注术后急慢性疼痛的控制。

镇痛的历史可谓曲折悠远。在原始氏族公社时期,随着石器工具的使用,逐渐产生了应用砭石、骨针或竹针来镇痛治病的经验,从而有了"伏羲制九针"的传说。《列子·汤问篇》和《史记·扁鹊列传》中更有春秋战国时的名医扁鹊以"毒酒"作麻药,为患者"剖腹探心"的故事。东汉时期伟大的医学家华佗发明了"麻沸散",用酒冲服,全身麻醉后进行剖腹手术。人类从盲目无知到有目的地寻找探索,直到乙醚、氧化亚氮、氯仿等化学麻醉药的出现,以及许多杰出医学家不懈的努力推广后,才结束了五花八门的止痛尝试和启蒙状态,开启了麻醉之先河。

2. 多模式镇痛——多么不痛的领悟　既往采用术后单模式镇痛存在差异性,不能有效控制疼痛,还可导致患者心理、精神受到严重创伤。多模式镇痛(multimodal analgesia, MMA)主要是采用不同作用机制的药物,如阿片类药、COX2 抑制剂等,不同镇痛方法,如硬膜外阻滞及其他周围神经阻滞等,对产生术后疼痛机制的不同层面、不同靶位予以阻滞,以期实现平衡镇痛,减少神经、内分泌、免疫系统等不利影响,有助于内环境的稳定和术后患者的康复。多模式镇痛是目前控制急性术后疼痛选用的主要镇痛模式之一,广泛用于胸部、腹部、四肢手术,并取得了良好的效果。比如说,术后疼痛较为明显的膝关节置换术,可以采取低浓度罗哌卡因连续股神经阻滞联合围手术期口服塞来昔布,这是一种安全有效、镇痛效果良好的 MMA 方法。

目前 MMA 的镇痛机制仍未阐明,推测 MMA 通过不同药物、方法及不同时间进行镇痛,取得超前镇痛药物(或方法)间的辅助效应以期延长药物的生物相,可有效地控制或减少伤害刺激和炎性介质的释放,预防疼痛敏感化和异化,实现平衡镇痛的效果。但因疼痛的产生和程度,受躯体刺激、医源性、个体耐受程度、心理学等多因素的影响,个体间势必存在差异,MMA 的镇痛方案难以趋向一致,有待今后通过疼痛基础和临床研究予以解决。

二、外科患者围手术期疼痛健康教育

中国加速康复外科围手术期管理专家共识(2016)中指出,疼痛是患者术后主要的应激因素之一,可导致患者术后早期下床活动或出院时间延迟,阻碍外科患者术后生活质量。因此,疼痛治疗是快速康复外科(enhanced recovery after surgery,ERAS)非常重要的环节。

(一)围手术期疼痛的基本知识

疼痛(pain)是在临床中最常见的症状之一,如今成为在体温、脉搏、呼吸、血压之后的第五生命体征。最新"全国疼痛科建设高峰论坛"上,定义疼痛是感觉神经系统被实在或潜在组织伤害刺激所引起的不快主观感觉和情感反应。表明疼痛不仅仅是一种感觉,而且是一种情感的体现。有研究显示疼痛的原因与年龄、性格、职业、嗜好、受教育程度、心理、创伤、术前患者对疼痛的认知程度及术前、术后患者的宣教情况等因素有关。

(二)围手术期疼痛管理的国内外研究背景

有效成熟的疼痛规范化管理,可降低患者的疼痛感知,提高患者的生命质量。快速康复外科理念主旨是采用循证医学证据的围手术期处理优化措施,减少或阻断患者应激反应,减少并发症的发生,减少痛苦,加快患者术后康复,缩短住院时间,节省住院费用。国内外研究表明目前国际上最佳的疼痛规范化管理模式是 Rawal 等提出的以护士为主导,麻醉医师承担督促角色的疼痛规范化管理模式,此模式能够充分体现护士在疼痛规范化管理中的重要作用。

(三)围手术期疼痛的应对策略

1. 全方位调动患者身体功能——围手术期镇痛术前策略

(1)健康评估:术前麻醉医师和巡回护士进行全面、准确、及时地评估患者疼痛的相关因素及机体产生的不良变化,包括生理、心理及社会支持方面。应用数字评分法和视觉评分法对患者的疼痛程度进行初步评估(图 2-5)。其次是生理方面,良好的体质是应对手术刺激和疼痛的关键因素,术前应全面筛查患者营养状态、心肺功能及基础疾病,并经相关科室会诊予以纠正及针对性治疗,术前将患者调整至最佳状态,以降低围手术期严重并发症的发生率;审慎评估手术指征与麻醉、手术的风险及耐受性,针对伴随疾患及可能的并发症制定相应镇痛预案。

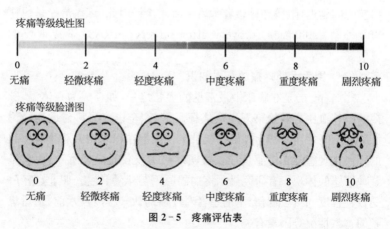

图 2-5 疼痛评估表

(2)术前心理支持:针对不同患者,采用卡片、多媒体、展板等形式重点介绍麻醉、手术、术后处理等围手术期诊疗过程,缓解其焦虑、恐惧及紧张情绪,使患者知晓自己在此计划中所发挥的重要作用,获得患者及其家属的理解、配合,在与患者沟通中,护士要有敏锐的洞察力和缜密的逻辑思维,观察患者面部表情变化,提供人文关怀,给患者创造一个相对舒适的外环境,调动患者对抗疾病的积极性,还可以采用音乐疗法、放松疗法等。

(3)超前镇痛:超前镇痛主要作用于外周和中枢敏化受体,在伤害性刺激侵入前阻断痛觉传导,抑制交感神经,提高痛阈,增强机体对疼痛的承受力度。目前研究发现,"超前镇痛"的主要治疗方法有阿片类受体阻滞剂、非甾体类药物、神经阻滞、局部麻醉浸润等。有学者认为,超前镇痛给快速康复带来了福音,可以维持机体内环境平衡,各系统协调运作,在术后进行无痛锻炼,减少卧床时间,同时使得压疮和坠积性肺炎得到有效控制。

2. 围手术期镇痛的术中策略

(1)麻醉方式的选择:近年来研究表明,神经阻滞能达到有效镇痛作用的目的,而且在术后 12 小时以内静息状态下和 12 小时以外活动状态下的疼痛视觉模拟评分显著降低,患者自控镇痛中舒芬太尼用量减少,使得麻醉药物产生的不良反应如恶心、呕吐、呼吸抑制等大大减少。国外学者指出,相对单纯的神经阻滞或椎管内麻醉,全麻联合椎管内麻醉在抵抗手术应激反应、炎性细胞因子、内分泌代谢方面较为理想。在麻醉前,必须考虑患者年龄、身体状况等。

(2)术中综合管理:① 体温管理:有多项 Meta 分析及 RCT 研究显示,有效维持体温可降低电解质紊乱的风险。腹部复杂手术中避免低体温可以降低伤口感染、心脏并发症的发生率,降低出血和输血需求,提高免疫功能,缩短麻醉后苏醒时间,有助于对抗术后疼痛。② 给药管理:麻醉医师根据前期患者的评估情况选择适合的药物,避免或减少术后呕吐等不适反应,也是对抗术后疼痛的一种方式。

3. 术后策略　目前,提倡建立由麻醉医师、护理与药剂人员组成的术后急性疼痛管理团队(APS),以提高术后疼痛治疗质量,提高患者的舒适度及满意度,减少术后并发症。推荐采用多模式镇痛方案。

(1)患者自控镇痛(PCA):PCA 多采用一次性硅胶囊输注泵,

将配好的药液按照设定的剂量、浓度和速度给药,但当患者自我感觉疼痛发生加剧时,可自行按压给药控制按钮,单次给药,使泵入速度一过性加快,以尽快减轻疼痛(此项操作可让患者自己管理)。PCA操作简便,适用范围广,被誉为"可行走的硬膜外镇痛",因其不影响患者活动自由度,临床使用广泛。PCA因所用的药物不同而有区别,不良反应主要有以下几点:① 镇痛不全,应首先检查镇痛泵的连接是否正确,通路有无阻塞,检查进药情况,进行适当调整。② 恶心呕吐,原因很多,应进行对因、对症处理。从精神、心理方面安慰、鼓励患者,同时遵医嘱给予止吐药。③ 嗜睡,如果术后镇痛选用了麻醉性镇痛镇静药,患者会有轻度的嗜睡,老年及体弱患者嗜睡的程度可能要重一些。只要不影响神志及呼吸,可不必处理,但应多加观察。④ 尿潴留,局麻药、阿片类药都有可能引起尿潴留,一旦发生,首先鼓励患者按平常习惯姿势试行排尿,不成功的视其疼痛程度可考虑夹闭镇痛泵或插尿管。⑤ 皮肤瘙痒,为阿片类药物的副作用。程度轻者可不处理,重者可试用抗过敏药。效果不佳的只有夹闭镇痛泵。⑥ 下肢麻木,偶见于硬膜外镇痛的患者,不伴肢体乏力。在排除了术中局麻药的残留作用或神经损伤的可能后,可以不处理。待镇痛药物用完,症状自行消失。

(2) 疼痛管理健康教育:重视健康教育,疼痛常伴有焦虑、紧张情绪,围手术期需要重视对患者进行健康教育,要对其进行疼痛管理的宣传、教育及知识普及工作,改变患者疼痛观念,让不愿意报告疼痛、害怕成瘾、担心出现难以治疗的不良反应的患者解除疑虑和担忧。术后告知患者手术相关知识,指导患者准确描述疼痛部位、性质、强度、持续时间等,若有不良反应及时告知根据患者病情做出镇痛调整,与患者及时沟通方便了解用药情况,如用药方法、注意事项、药物作用效果、不良反应等,指导患者去表达用药知识,间接提供用药护理,用数字评分法或视觉模拟评分对患者疼痛进行评估。疼痛的健康宣教是从患者入院开始直到出院乃至院后随访,贯穿住院的整个过程。

(3) 提高疼痛管理效率的策略和建议:① 持续加强并提高自身

对于镇痛药物、疼痛评价和治疗重要性的认识,从而能够帮助患者改善手术以后疼痛管理的质量。2003 年,美国的学者开展了一项大范围的教育研究项目,提出教育能够显著改善当前医护人员的记录和使用疼痛评分量表的状况,减少了对于阿片类药物的注射,并且还需要从三个大的方面加强教育,包括镇痛药物的知识、态度和管理,手术以后疼痛管理的评估与再评估,不同文化和种族对于疼痛的态度和处理。另外还需要去改善患者自身的主诉。医护人员在评估和管理术后疼痛的时候要避免带着主观感受来判断患者的疼痛水平,提升护理人员的标准。我国当前的外科护理人员在进行评估和管理术后疼痛的时候能够加强护士疼痛管理知识的培训,但是要注意教育培训的时间和次数,过短的教育培训可能达不到理想的效果。疼痛教育和培训的形式主要包括正式演讲、会议讨论、模拟患者的说教训练等。② 遵循规范化的疼痛管理制度,规范化的疼痛管理制度是当前实施术后疼痛管理的措施之一,因此在制定术后疼痛评估和再评估的计划和标准的时候,要能够将疼痛管理更多地纳入护理质量考核范围,以便能够及时收集数据,制定有效的疼痛干预措施等。③ 探究新的疼痛测量工具和管理方法,目前比较常使用得疼痛管理工具有很多种,如直接询问法、口述评分法(VRS),视觉模拟评分法(VAS)、Prince-Henry 评分法(PHPS)等。除此以外研究者还可以采用其他得一些疼痛测量工具或者辅助的研究,比如疼痛管理评估教育工具,能够帮助评估医生对于疼痛治疗的认知和态度,以便能够提升疼痛管理的专业水平。除此以外,我国相关的学者设计的一种术后疼痛护理记录单,综合疼痛评估图也能够在一定程度上促进术后疼痛管理的发展。④ 患者方面,提供个体化和非药物缓解疼痛的方法。疼痛具有一定的个体差异性,因此对于疼痛管理的方法也要能够具体情况具体分析,要能够关注患者个人的疼痛经历,使得护士在能够充分了解患者病情的同时根据不同的个体特征,预测影响其术后疼痛的风险因素,提供个体化缓解疼痛的方法,比如理解患者的非语言交流信号,比如呻吟、叹息和面部表情的痛苦等,这样即便是患者存在一定的认知或者语言障碍,也能够提供有效的术后疼痛护理。

同时护士还可以采用非药物方法来缓解疼痛,比如呼吸疗法、松弛疗法等。⑤ 注重对患者的教育与沟通,外科护士在围手术时期的各个阶段都应该加强与患者之间的沟通,以建立良好的护患关系,了解患者的心理问题等,从而能够在深入评估疼痛的基础之上提供最为有效的照护。在疼痛评估和管理中护士能够做到以下几点:首先是鼓励患者能够主动表达出自身的疼痛,允许患者在手术以后能够以更加积极的态度去应对疼痛教育,详细讲解缓解疼痛的方法,包括床边宣教、发放小册子、播放多媒体材料等。⑥ 医院层面,加强多个学科之间的合作。采取多种手段以便能够加强多个学科的合作,使得患者能更好地应对疼痛所导致的生理和心理方面的应激反应,同时改善术后疼痛管理。成立一个由麻醉师、外科医生、护士和药剂师等组成的跨学科的小组以便能够实施干预计划,有效缓解患者的术后疼痛,提升患者的满意程度。外科护士还应该注重介绍疼痛评估与管理的最佳实践方式。多学科合作能够使护士对术后疼痛进行有效评估与治疗。

4. 展望　产生疼痛的因素多种多样,充分地掌握围手术期影响疼痛的因素,制定合理的疼痛干预计划,而不是盲目地循规蹈矩。个体的痛觉敏感度有所差异,镇痛疗法也各有特色,迄今为止,产生疼痛的机制尚未明确,镇痛方法也有待进一步完善。

术后的疼痛管理,还应该不断加大护理人员的配置和经济资源的投入,保证疼痛教育和培训定期举行,镇痛技术和设备还要及时更新,同时还需要设立专门的机构或者工作人员负责术后疼痛管理,为医护人员提供专业的疼痛管理环境。

(陆叶　高春燕)

参考文献

[1] 曹辉.健康教育对手术室择期手术患者的影响[J].齐鲁护理杂志,2017,23(14):121-123.

[2] 殷攀攀,邹晓鹏,商婷婷.健康教育在手术室择期手术患者中的应用[J].医疗装备,2016,29(13):177.

［3］刘清元,吴星,冯晓瑞.多路径健康教育策略在手术室访视工作中的应用观察［J］.实用临床护理学电子杂志,2017,2(1).

［4］Spruce L,Van Wicklin S A. Back to basics:positioning the patient［J］. Aorn J,2014,100(3):298-305.

［5］宫为一,鲍峰,吴宗阳,等.ERAS 理念对食管癌围术期患者血清免疫、肿瘤指标的变化及其生理功能恢复的影响分析［J］.东南大学学报(医学版),2018(1).

［6］中国加速康复外科专家组.中国加速康复外科围手术期管理专家共识(2016)［J］.中华外科杂志,2016,54(6):413-418.

第三章　神经外科

第一节　高血压脑出血致命背后的真相

你了解"二战"吗？你知道"二战"的三巨头吗？什么？你不知道？美国著名总统罗斯福你总该听说过吧？什么？你还不知道？那么电影《珍珠港》你应该看过吧？电影中那个拄着拐杖颤颤巍巍的老人就是罗斯福总统。他可是美国历史上一位传奇人物，唯一连任四届的总统，迄今为止在任时间最长的总统。雅塔尔会议 2 个月后的一天早晨，罗斯福总统感到剧烈头痛，突然意识丧失，医生为总统测量了血压——高达 300 mmHg/190 mmHg，不久即宣布了死亡。罗斯福总统的死因引发了社会各界的强烈关注。另外一位传奇人物斯大林，8 年后突发脑出血死亡。据德国历史研究所的验尸报告显示，斯大林患有严重高血压、脑部和心脏动脉硬化，其左侧大脑中风，伴随胃出血，导致其最终窒息死亡。丘吉尔在生命中的最后十年，一直被小中风所困扰，1965 年，也就是雅塔尔会议后 20 年，终于接受了脑血管疾病这死神的召唤。是什么让思想家停止思考，军事家停止战争，政治家终止政治生命？回顾历史，人们无不感慨，高血压脑出血，改变了世界的格局。下面让我们一起来揭开高血压脑出血的神秘面纱。

一、概述

（一）认识高血压脑出血

近几年临床数据显示，高血压的发生已越来越趋于年轻化。随着现代工作、生活的节奏逐步加快，人们的健康状况受到各因素的严重威胁，诸如工作压力大、紧张、焦虑、睡眠障碍、不良饮食习惯、吸烟、遗传、肥胖等导致高血压的重要因素。高血压脑出血,是由于高血压病导致的粥样硬化的脑小动脉,在血压突然升高时破裂引起的脑实质内出血。主要包括脑叶出血、基底节区出血、脑干出血等。本病发病急、病情重、病死率高,通常患者的发病年龄较小,一旦发病,患者则可能丧失工作、劳动能力,给家庭和社会带来沉重的负担。随着科学技术的发展和医疗水平的提高,目前对高血压脑出血的治疗、护理及后期康复有着相对完善的体系。

(二) 为什么高血压易导致脑出血

很多读者可能会提出这样的疑问:高血压对全身脏器都有损害吗? 为什么"高血压脑出血"发病率高? 为什么大脑血管比身体其他部位的血管更容易破裂呢? 下面就一一解答。人体血供非常丰富,左心室每分钟排血量为 5 000 mL,其中供应脑的血液为 750～1 000 mL,占全身供血量的 20%。解剖结构上,脑动脉为肌型动脉,管壁较薄,血管周围没有支持组织,中膜和外膜均较相同管径的颅外动脉壁薄,脑微血管由单一层的内皮细胞与基底膜所组成(图 3 - 1、3 - 2)。所以,于工作量大、又没有坚硬盔甲的脑血管而言,高压下容易崩溃。

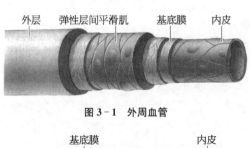

图 3 - 1　外周血管

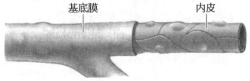

图 3 - 2　脑微血管

(三) 高血压脑出血常见的部位

脑叶出血(A区)占 10%,基底节区脑出血(B区为壳核,C区为丘脑)占 70%,脑桥出血(D 区)占 10%,小脑出血(E 区)占 10%(图3-3)。位于 B 区的豆纹动脉是垂直出发的血管,从液体力学角度讲,血液在流经这个分支部位时,会发生湍流现象,如瀑布急流,增加了血管壁的冲击力,所以容易导致破裂出血。

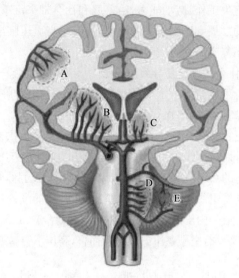

图 3-3 脑出血常见血管

(四) 疾病的诊断与治疗

1. 临床表现 高血压脑出血以 50～60 岁的高血压患者最多见,通常在情绪激动、过度兴奋、用力排便、屏气用力或精神紧张时发病。脑出血前常无预兆,突然发生,起病急骤,往往在数分钟到数小时内发展至高峰。经较长病程发展至严重者较为少见。临床表现视出血部位、出血范围、机体反应和全身情况等各种因素而不同。临床上根据意识状态和主要体征分为三级三型(表 3-1)。

2. 影像学检查

(1) 头颅 CT 平扫为首选检查,可以迅速明确出血的部位、范围、量,以及血肿是否破入脑室,是否伴有蛛网膜下腔出血等。

(2) 当怀疑引起脑出血的病因为高血压以外的因素时,建议行

表 3-1　高血压脑出血患者意识状态和体征分级分型

分级	分型	意识状态	主要体征
I 级	轻型	清醒或浅昏迷	轻偏瘫
II 级	中型	昏迷	偏瘫、瞳孔等大或不等
III 级	重型	深昏迷	偏瘫、去脑强直瞳孔散大

MRI 检查,可以准确鉴别诊断脑血管畸形肿瘤与颅内巨大动脉瘤等。

(3)脑血管造影可以明确诊断动脉瘤或血管畸形,对于高血压脑出血的患者行 MR 弥散张量成像(DTI)和内囊白质纤维束示踪成像,可清楚看到内囊白质纤维束受血肿压迫、推移和破坏情况,并且计算出由患侧内囊追踪到的纤维束条目数少于健侧内囊。

3. 治疗　目前对高血压脑出血的外科治疗尚有争议,应根据患者全身状况,血肿的部位、大小及病情的演变等进行具体分析。

(1)保守治疗:高血压脑出血在出血 4 小时左右手术,可能因增加再出血的风险反而有害,故不推荐于超早期行手术治疗。首先保持安静,减少不必要的搬动,保证患者呼吸道通畅,迅速将收缩压控制在 140 mmHg 以下的安全范围。治疗脑水肿,降低颅内压。

(2)手术治疗:一旦患者达到手术指征,应立即手术治疗。手术指征:① 小脑出血后神经功能障碍进行性加重或有脑干、脑室受压,出现脑积水者,应当尽快手术清除小脑血肿,并做脑室外引流术。② 幕上脑叶出血>30 mL,距脑表面不足 1 cm 者可考虑开颅血肿清除术。③ 对于脑内血肿破入脑室或脑室内出血,可行脑室外引流术。

4. 预后　患者出血量越大、年龄越大、术前 GCS 评分越低,预后越差。此外,还与患者家属对治疗的态度有关。高血压脑出血术后经常合并肺炎和肝、肾功能不全等,对术后治疗效果产生不利影响。严格控制高血压可降低高血压脑出血的发生率,减少复发。

二、围手术期护理及健康教育

(一)术前护理及健康教育

(1)护理人员应帮助患者及家属了解疾病相关知识,取得配合,提高其治疗过程中的依从性及自主能动性;加强对患者的心理护理,同时根据患者的情绪状态进行针对性疏导,帮助缓解紧张、焦虑、恐惧等负性情绪,减轻心理负担,争取患者的信任与治疗的积极性。

(2) 严密观察患者生命体征、瞳孔、意识状态,及时发现病情变化。

(3) 术前晚剃光头,清理干净头发碎屑,保持头部皮肤清洁干燥。

(4) 术前一日进食清淡易消化软食,避免进食油腻及产气食物,油炸食品、豆类等。常规术前禁食 12 小时,禁饮 4 小时。

(5) 手术前一天需行青霉素皮试,询问患者有无药物过敏史,实验过程中,尽量让患者卧床休息。告知患者若有头晕不适、皮肤有痒感应立即告诉护士,勿抓挠,防止影响试验结果的观察。

(6) 有烦躁不安的患者床旁加床栏,注意约束、防止受伤。同时告知家属,以取得密切配合,避免不良事件发生,确保手术顺利进行。

(二) 术后护理及健康教育

(1) 严密观察患者神志、瞳孔、生命体征的变化。注意观察患者血压、脉搏及出血状况。

(2) 保持呼吸道通畅,昏迷的患者头偏向一侧,便于口腔分泌物、呕吐物自然流出,及时吸痰,遵医嘱给予患者持续低流量吸氧,必要时应尽早行气管切开术。

(3) 床头抬高 $15°\sim30°$,以利颅内静脉回流,降低颅压。指导清醒患者应健侧卧位,避免压迫伤口,勿压折住伤口引流管,以利于伤口引流液的引流。按无菌伤口处理,头部要垫无菌棉垫,并随时更换。

(4) 昏迷、偏瘫患者按时翻身,按摩受压部位,保持床单位清洁、干燥,防止压疮的发生。

(5) 注意观察患者情绪变化,做好心理疏导,减缓患者的焦虑情绪。

(6) 躁动患者给予安全的四肢约束,加床栏,防止摔伤。

(7) 禁止轻易使用止痛剂,以免掩盖病情变化。

（8）保持病房安静，避免不良刺激。

（9）颅内压探头置入术监测颅内压高的患者，应准确及时记录颅内压值。连续、动态地观察颅内压的变化，发现异常及时报告医生。同时应保持导管固定良好，必要时进行约束，防止非计划性拔管。

（三）伤口及导管的护理

1. 脑室引流管

（1）脑室外引流瓶应高于患者头部 10～15 cm 悬挂（患者平卧时耳际高度与引流瓶底零刻度之间的距离），过高不能达到引流目的，过低则可致脑室塌陷引起皮层和脑室内出血。

（2）引流管应保持通畅，不可扭曲或皱褶。

（3）观察引流出脑脊液的颜色及量。血性脑脊液提示有活动性出血，混浊脑脊液提示有感染发生。

（4）注意保持伤口敷料及各种衔接处敷料干燥，发现潮湿时应及时寻找原因并更换。

（5）脑室外引流不宜放过长时间，2 周内应给予拔管。

（6）病情稳定后考虑拔管前，将引流瓶挂在高于患者头部 20～25 cm 处，观察 2 日，注意有无颅压增高症状，若无不适可夹管 2 日后考虑拔管。若患者出现头痛、呕吐等颅高压症状可考虑做脑脊液分流手术（脑室—腹腔引流术或脑室—心房引流术）。

2. **气管切开/气管插管**　患者术后由于意识障碍，咳嗽反射减弱或消失，甚至丧失自主呼吸，为改善患者通气，防止痰液、分泌物、呕吐物堵塞气道，临床上多采取气管切开或气管插管的方法，对于丧失自主呼吸的患者需给予呼吸机辅助呼吸。但气管切开会废除上呼吸道对吸入气体的净化作用，破坏了呼吸道正常的防御功能，而呼吸机辅助机械通气会增加患者肺部感染的概率。肺部感染严重则会影响患者的预后及生存，同时也是导致气管切开患者的主要死亡原因之一，做好气道护理成为高血压脑出血术后护理的重中之重。

（1）妥善固定

1）气管插管者：干纱布擦净面部油渍、汗渍，用胶布以 X 型或 Y

型固定。如图 3-4、3-5,记录气管插管的深度,经口插管深度需在 20~24 cm,经鼻插管深度在 25~29 cm,儿童插管深度为 12±(年龄/2)。固定后注意听诊双肺呼吸音是否一致,口腔护理 2 次/日,更换牙垫 2 次/日,并将气管导管位置从口腔的一侧移至另一侧,以免长期压迫引起口角溃疡、糜烂。每日更换胶布,若分泌物浸湿胶布,随时更换、重新固定,定时检查导管有无移位。做好患者双手约束,以防自行拔管。

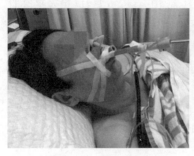 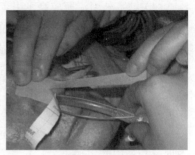

图 3-4　X形固定　　　　　　　图 3-5　Y形固定

2)气管切开者:颈部固定松紧应以插入一指为宜,翻身时两人合作,保持头颈部与气管导管活动的一致性。

(2)气囊管理:现代呼吸治疗提倡应用最小漏气技术充气,正压通气者,气囊不行常规性气囊放气。当有以下放气指征时再行放气:重新调整气囊压力时,评价气囊漏气情况,清除气囊上分泌物,允许患者发声(气管切开),特殊患者的气囊管理(抵抗力降低者)。放气囊方法:充分吸引气道和口腔分泌物后,降低床头高度,准备呼吸器,在吸气相放气。

(3)气道湿化:气道湿化,是人工气道管理中最重要也是最容易被忽视的环节,若管理不善,将会引起诸如气道堵塞、肺不张及肺部感染等并发症。目前较为理想的气道湿化方式为持续湿化法,包括氧气雾化吸入、微量泵持续湿化、人工鼻等。且湿化液采用无菌蒸馏水、0.45%盐水的效果优于 0.9%生理盐水。

(4)吸痰:2010 年《美国呼吸协会临床实践指南》指出,按吸引深度将吸痰分为深部吸痰与浅部吸痰。深部吸痰,是指吸痰管插入人工气道直至遇到阻力,吸痰管再后退 1~2 cm。浅部吸痰,是指吸痰管插入一定预设深度,对于气管切开患者吸痰管进入气道的深度为 12~13 cm。浅部吸痰,是神经外科行气管切开呼吸道管理时较为理想的吸痰深度。

3. 头部伤口外引流管 位置创腔引流瓶放于枕边,高度与创腔保持一致。特别是位于顶枕部的创腔,术后 48 小时内不可随意放低引流袋,否则腔内液体被引出后,脑组织将迅速移位,导致脑血管破裂,引起颅内血肿。术后 24~48 小时后,将引流袋逐渐放低,可以较快引流出创腔内液体。

4. 深静脉置管

(1)保持通畅:静脉输液前抽回血,见回血方可输液,若无回血,严禁加压推注。正确冲管和封管,维持静脉输液的速度不低于5 mL/h,建议使用输液泵匀速泵入。经中心静脉输血、营养液、高浓度液体之后,需用 20 mL 生理盐水脉冲式冲管一次。24 小时持续输液,必须保证每日冲管一次。

(2)敷料管理:消毒过程要严格无菌操作,不可将胶布直接贴到导管和贴膜上,采用减压贴法,减轻导管及接头对皮肤的压迫,增加患者的舒适度。无菌透明敷料应至少每 7 天更换 1 次,无菌纱布敷料应至少每 2 天更换 1 次;若穿刺部位发生渗血、渗液应及时更换;穿刺部位敷料出现松动、污染或完整性受损时立即更换。

5. 留置尿管 尿路感染是留置导尿管最常见的并发症。缩短留置导尿管时间、洗必泰消毒导尿口是预防尿路感染的有效措施。预防感染导尿时严格无菌操作,导尿后每天用 0.1% 的洗必泰棉球消毒尿道口及导尿管口两次。鼓励患者多饮水,建议硅胶尿管每 4 周更换 1 次,既减少医疗资源浪费和护理工作量,又可降低频繁操作所致的感染风险。导尿管与集尿袋应连接紧密。引流管保持通畅,避免弯曲,打折、受压、堵塞情况发生。

6. 胃管 胃管固定后记录下插入刻度,防止移位或脱出。鼻饲前应先确定胃管在胃内,且没有腹胀、胃潴留症状后,再行鼻饲。鼻饲量每次不超过 200 mL，根据全天总量和患者的消化吸收情况合理分配，制定间隔时间。鼻饲后用温开水冲净鼻饲管并妥善固定。持续鼻饲应均匀灌入。鼻饲温度以 35℃ 左右为宜。过热易烫伤胃壁黏膜，过凉易引起消化不良、腹泻。

（四）术后饮食指导

高代谢状态、进食障碍等原因严重影响患者术后对营养物质的摄入，从而出现营养不良，导致机体免疫能力下降，并发多种感染，致残率和死亡率明显增加。临床研究表明，早期应用免疫肠内营养支持治疗可满足机体营养需求，纠正低蛋白血症，改善机体免疫能力和预后。营养液的选择：胃肠道功能良好者可选整蛋白类制剂，包括整蛋白与氮源，消化后吸收，如能全力、安素等；功能障碍选用氨基酸型制剂，由结晶氨基酸为氮源所组成，不需要消化自行吸收，如爱伦多、维沃等；功能较差的可选用短肽类制由蛋白水解物（氨基酸、低聚肽、二肽及三肽）为氮源组成，少量消化便可吸收，如百普素。注入过程中由少量逐渐增量，促进人体充分吸收，以免引起腹痛、腹泻。

（五）用药指导

（1）使用脱水剂如 20% 甘露醇、甘油果糖时，输液速度要快，以保证血浆呈高渗状态，达到利尿作用；输液时肢体制动，以免液体外渗，造成组织坏死。

（2）AHA 和 EUSI 指南均指出避免过快降压，避免平均血压下降幅度＞20%，对于经连续监测提示颅内压升高的患者，其目标血压应适当提高，以保证足够的脑灌注压。临床上常用的有尼卡地平、盐酸艾司洛尔、乌拉地尔等，降压药应遵医嘱根据个体情况进行选择，用药期间应检测血压，尽量将血压控制在理想水平。

（六）高压氧治疗的指导

脑出血后，由于血肿压迫邻近的脑组织，引起脑组织缺血、缺氧，脑细胞变性坏死。高压氧通过提高血氧分压，使血管收缩，减少脑血流量，因而可减轻脑水肿，使颅内压下降。促使脑细胞功能恢复，降低致残率，提高生存质量。高压氧治疗中应减少一切不必要的刺激因素（如舱内压力波动较大，升、降压太快，舱内温度过冷或过热等），保证呼吸道通畅,确保高压氧治疗的顺利进行。治疗时应注意患者不得将火柴、打火机、易燃、易爆物品带入舱内。不可穿化纤衣物进舱,以免发生火灾。患者进舱前禁食产气多的食物,如豆制品、薯类等。进舱前还应排空大小便。患者要服从医务人员的安排,掌握吸氧的方法。

三、术后并发症的健康教育

(一) 颅内压增高

此为脑出血术后常见并发症,头痛、呕吐、视乳头水肿是最常见症状。早期生命体征变化不明显,高峰期可出现血压高、脉压差增大、脉搏缓慢、呼吸深慢等 Cushing 反应。临床上常只出现血压或脉搏一种变化。晚期血压降低、心率增快、呼吸不规则、意识改变。当患者出现相应症状时,我们应当及时、准确做出判断,并给予相应处理。

(1) 摇高床头 $15°\sim30°$,吸氧,同时遵医嘱补液。

(2) 密切观察病情,观察患者的意识、瞳孔的变化并记录。

(3) 防止颅内压突然升高,保持呼吸道通畅避免剧烈咳嗽。

(4) 给予清淡饮食,每日盐摄入 <5 g。

(二) 术后出血

此为最严重的并发症。出血多发生于术后 $24\sim48$ 小时内。大脑半球手术后出血具有幕上血肿的症状:意识加深、患侧瞳孔进行性散大,血压增高、脉压差增大、呼吸深慢、脉搏缓慢有力,呈现 Cushing 反应以及颅内高压症状;颅后凹手术后出血具有幕下血肿的表现:剧烈疼痛、频繁呕吐、颈项强直、强迫头位、呼吸慢而节律不齐,甚至骤停;脑室内术后出血可有高热、抽搐、昏迷、生命体征严重紊乱。

故术后应当严密观察引流液的颜色和量,动态。观察患者的意识、瞳孔、生命体征等,若在原有基础上有异常改变应高度重视,随时 CT 复查,排除颅内出血,遵医嘱予止血类药物,必要时行血肿清除术。

(三) 术后感染

1. 切口感染 多发生在术后 $3\sim5$ 日。临床表现:患者感到切口再次疼痛,局部有明显红肿压痛及脓性分泌物,头皮所属淋巴结肿大。

2. 颅内感染　多发生在术后 3～4 小时。临床表现:头痛、呕吐、发热、嗜睡,甚至出现谵妄和抽搐,脑膜刺激征阳性,腰穿脑脊液浑浊,白细胞增加并可查见脓球。

3. 肺部感染　多在术后 1 周,肺部感染如不能及时控制,可因高热导致或加重脑水肿,甚至发生脑疝。

为避免感染的发生,我们应当保持伤口敷料清洁干燥,保持呼吸道通畅,保持引流管无菌,避免引流液倒流引起逆行感染,遵医嘱使用抗生素,物理或药物降温。

(四) 中枢性高热

丘脑下部、脑干、上脊髓损害均可引起中枢性体温调节障碍,中枢性高热往往不易控制,物理降温效果差,应及时采用冬眠低温疗法(亚低温)进行治疗。

(五) 消化道出血

鞍区、三脑室、四脑室和脑干附近的手术,损伤丘脑下部和脑干,发射性引起胃黏膜糜烂、溃疡,甚至穿孔。出现相应症状时,应当让患者禁食,行胃肠减压,并观察引流液的颜色、性质、量,遵医嘱使用止血药物。

(六) 癫痫

早期癫痫多为脑组织缺氧、大脑皮质运动区受刺激所致。术后 2～3 日内出现,多为暂时性,脑循环改善和水肿消失后不再发作。晚期(术后几个月)由脑瘢痕引起,常为持久性。

术后应当预防为先,精准使用抗癫痫药物。观察患者有无癫痫的表现,通知医师并及时处理。癫痫发作时应由专人守护,确保患者头偏向一侧,迅速解开衣扣,保持呼吸道通畅,如有呕吐物及时清除,以软物垫塞上下齿之间,以防咬伤舌和颊部,架床栏保护,防止患者坠床。同时加大氧流量,迅速建立静脉通道,遵医嘱给予安定或者丙戊酸钠等药物控制癫痫持续状态的发作是抢救成功的关键。肢体抽搐时要保护大关节,以防脱臼或骨折,切不可强行按压肢体。减少对患者的刺激,一切动作要轻柔,避免光线刺激。密切观察抽搐发作时情况,并详细记录全过程,特别注意意识、瞳孔的变化以及抽搐部位和持续时间、间隔时间等。抽搐后让患者安静休息,避免声光刺激。

四、术后康复指导

(一)疾病相关健康指导

(1)纠正不良生活习惯,如吸烟、喝酒。吸烟可使蛛网膜下腔出血的风险增加2~4倍。

(2)注意自我保护,在身体未完全恢复前,减少去公共场所,注意自我保护,防止感染其他疾病。

(3)注意劳逸结合,保证充足睡眠,不长时间看书、看报、看电视等。可适当进行户外活动(颅骨缺损者要戴好帽子外出,并有家属陪护,防止意外发生)。

(二)饮食指导

1. 限制性饮食

(1)限制动物脂肪及胆固醇含量较高食物的摄入,如猪油、牛油、奶油、蛋黄、鱼子、动物内脏、肥肉等,因为这些食物中所含饱和脂肪酸可使血中胆固醇浓度明显升高,促进动脉硬化。同时也应限制脂肪摄入量。每日膳食中要减少总的脂肪量,烹调时不推荐使用植物油,如豆油、花生油、玉米油等。饮食中的胆固醇应控制在300 mg/d,相当于每周可吃3个蛋黄。

(2)忌吃生冷食物。过量的冷饮食品进入胃肠后,会突然刺激胃,使血管收缩,血压升高,加重病情,并易诱发脑出血。

2. 适宜饮食

(1)适当蛋白质摄入。以蛋清、瘦肉、鱼类和各种豆制品为宜,以供给身体所需要的氨基酸。建议每日饮牛奶、酸牛奶各一杯,牛奶中含有牛奶因子和乳清酸,能抑制体内胆固醇的合成,降低血脂及胆固醇的含量。豆类含豆固醇,也有促进胆固醇排出的作用。

(2)多吃新鲜蔬菜和水果,因其中含维生素C和钾、镁等。维生素 C可降低胆固醇,增强血管的致密性,防止出血,钾、镁对和血管有保护作用。

(3) 可进食含碘丰富的食物,如海带、紫菜、虾米等,碘可减少胆固醇在动脉壁沉积,防止动脉硬化的发生。

(三) 避免用药误区

(1) 误区一: 难受了才吃药

有些患者把降压药当成止疼药、止咳药来使用,当出现头晕、头痛症状才吃药,其实这种做法很危险。很多高血压患者本身没有明显症状,但高血压对健康的威胁并不会因此而消除,一旦被确诊为高血压,即使没有症状也要吃药。倘若时断时续则会导致血压忽高忽低,不但不利于血压稳定,还容易诱发心脑血管意外。

(2) 误区二: 跟风吃药

很多患者会"道听途说",自行买药服用,结果反而引起其他疾病的发生。还有患者服用"偏方"或在不科学的保健宣传下购买降压帽、戴降压皮带等,殊不知这些做法都会延误病情。高血压治疗要根据个人血压水平、危险因素、伴随疾病,制定针对性的治疗方案。因此,选什么药、怎么吃都要谨遵医生指导,切不可擅自做主。

(3) 误区三: 频繁换药

有一些患者不按照医生的指导用药,而是自作主张换来换去,结果导致血压波动,长期得不到有效控制。其实任何药治病都有一个过程,降压太快的并不一定是好药。有的降压药作用比较温和,从服药到理想平稳控制血压一般需 1周时间,在此期间不要来回换药。

(4) 误区四: 担心副作用

有患者看到降压药说明书上的不良反应就特别担心,因此排斥服药,或改服其他所谓"没有不良反应"的药物。其实,不良反应只是对一些特殊患者或特殊情况做出的提示,并不代表任何人都可能发生。科学利用不良反应,也能有效治疗各类疾病,例如以硝苯地平为代表的二氢吡啶类药物,在降压的同时可能会使心率增快,引起心悸等不良反应,但如果患者用药前心率过缓,则不良反应可能转化为有利作用。

（5）误区五：用药时间不对

血压可随时间不同而波动，因此患者也要选择对的时间服药。很多人早上起床后血压容易出现高峰，诱发心脑血管病急性发作。这类患者应在起床后第一件事就是服用降压药，但如果晨练完或吃完早饭再服用，很容易导致意外的发生。高血压患者最好能在每年春夏、秋冬季节交替时做两次 24 小时动态血压监测，了解自己的血压变化。

（6）误区六：服药不测血压

要想知道降压药有没有效果、药量是否合适，不仅要观察症状是否减轻，更重要的是对血压的自我监测。高血压患者每天至少测量一次血压，以每天早晨起床后测量较为准确。

正确的做法就是在医生指导下正确应用降压药。严格控制血压，监测血压，遵照医嘱按时、按量服药、不能私自停药、换药、减量。

（四）运动生活指导

（1）失语患者应坚持由易到难，循序渐进，反复练习，持之以恒的运动原则。

（2）偏瘫或肢体活动障碍的患者，进行肢体按摩应从远端关节开始，应按肢体正常功能方向开始，先行被动运动。鼓励尽早恢复自主活动。

（3）神志不清或肢体活动障碍的患者应警惕压疮的发生，日常应做到翻身 1 次/2 小时。注意皮肤的清洁，避免皮肤潮湿。保持床单位的清洁、干燥、平整，并保护骨突出处，采取适当的卧姿。

（4）保持大便通畅，多食粗纤维的食物，如韭菜、芹菜、洋葱、豆芽等，养成定时排便的习惯。

（五）随访指导

（1）去骨瓣减压术的患者行颅骨缺损修补，一般应在脑外伤术后半年左右。恢复良好的患者可提前到 3 个月。

（2）定期随访，若出现突然头痛、意识状态改变应立即就诊。

（张婷）

第二节　动脉瘤——颅内的"堰塞湖"

建安二十五年正月,曹操还军洛阳。当月,因头风病病逝于洛阳,终年 66 岁。一代枭雄,就此落幕。曹操的头风病是个老毛病了,不发则已,一旦发作,头痛欲裂,非常人所能忍。生性多疑的曹操,把提出要给他切开脑袋治病的华佗杀了。若按现代医学来诊断,曹操的头风病,可能是颅内形成了器质性病灶:肿瘤、囊肿、炎症后的斑痕、脑血管病变,也不能排除脑囊虫等病因。

一、颅内动脉瘤概述

乍一看"颅内动脉瘤",很多人都觉得是颅内的某根动脉里长了一个肿瘤。如果真的这样认为的话,那就错了! 颅内动脉瘤,是指脑动脉内腔的局限性异常扩大造成动脉壁的一种瘤状突出,多因脑动脉管壁局部先天性缺陷和腔内压力增高而引起囊性膨出,是造成蛛网膜下腔出血的首位病因,也是一种病死率和致残率较高的常见脑血管疾病。所以,临床上收治行走坐跳如常的患者,在医护人员眼里亦如同脑袋里装着"说爆就爆的炸弹",相当任性。

颅内动脉瘤的发病率随着年龄的增长而升高,在 50～60 岁达到高峰,临床研究发现,由于此阶段人群应激增加,精神压力增大,易产生情绪波动如脾气暴躁、烦躁不安、喜怒无常,使得血压波动增大,血压控制较差,导致动脉瘤破裂风险增加(图 3 - 6)。目前颅内动脉瘤的发病率为 3.6%～6%,破裂率为 1%～3%,其死亡率和致残率占脑血管病死亡患者的 22%～25%,且呈逐渐递增趋势。动脉瘤破裂首次出血的死亡率为 15%～50%,未及时诊治 2 年内的死亡率可达 75%～85%,50% 以上的破裂动脉瘤存活患者遗留有肢体瘫痪等严重残疾,大大降低患者的生存及生活质量。

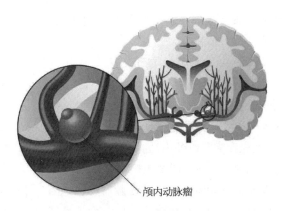

颅内动脉瘤

图 3-6 颅内动脉瘤

二、疾病诊断与治疗

对颅内动脉瘤有了初步了解后,大家可能依然存在困惑,如何早期发现颅内动脉瘤呢?

90%的先天性脑动脉瘤患者在破裂出血之前是没有明显的症状和体征的,只有极少数患者,因动脉瘤影响到邻近神经或大脑结构而产生特殊表现,如巨大型动脉瘤可引起颅内压增高的症状。颅内动脉瘤破裂常以蛛网膜下腔出血为首发症状,主要表现为头痛、呕吐等,可伴颈抵抗;CT检查结果以蛛网膜下腔出血为主,表现为颅内血肿时,主要是由大脑中动脉动脉瘤破裂出血所致,血肿多位于外侧裂区域,部分前交通动脉动脉瘤瘤体指向基底节区,影像学也可表现为基底节区血肿。

(一)先兆症状

如同女性常说自己的第六感能感知到一些即将发生的事情一样,40%～60%的动脉瘤在破裂之前存在先兆症状。就发病患者群类别而言,这类先兆症状在女性患者中发生的比例较高,青年人较老年人发生率高,若按发病部位而言,动脉瘤以颈内动脉-后交通动脉动脉瘤出现先兆症状的发生率最高,后部循环的动脉瘤出现先兆症状最少,概括起来先兆症状可分为四类。

1. **动脉瘤漏血症状** 表现为全头痛、恶心,颈部僵硬、疼痛、腰背酸痛、畏光、乏力、嗜睡等。

2. **血管性症状** 表现为局部头痛、眼面痛、视力下降、视野缺损、眼球外肌麻痹等,这是由于动脉瘤突然扩大所致,其中眼外肌麻痹最有定侧和定位意义的先兆症状,但仅发生于7.4%的患者。

3. **缺血性症状** 表现为运动障碍、感觉障碍、幻视、平衡功能障碍、眩晕等,此先兆症状以颈内动脉-后交通动脉动脉瘤最常见,这些表现可能与动脉痉挛、血管闭塞或栓塞有关。

4. **出血症状** 80%～90%的动脉瘤患者是因为破裂出血引起蛛网膜下腔出血才被发现,故该症状以自发性蛛网膜下腔出血的表现最多见,出血症状的轻重与动脉瘤的部位,出血的急缓及程度等有关。

Hunt及Hess将颅内动脉瘤患者按照手术的危险性分为五级,如表3-2所示。

表3-2 颅内动脉瘤患者手术危险性分级

分 级	主 要 体 征
Ⅰ级	无症状或轻微头痛及轻度颈项强直
Ⅱ级	中度至重度头痛、颈项强直,除了有脑神经麻痹外,无其他神经功能缺失
Ⅲ级	嗜睡,意识模糊或轻微的灶性神经功能缺失
Ⅳ级	木僵,中度至重度偏侧不全麻痹,可能有早期的去皮质强直及自主神经系统功能障碍
Ⅴ级	深昏迷,去皮质强直,濒死状态

(二) 疾病诱因及临床表现

(1) 部分患者在动脉瘤破裂前常有明显的诱因,如重体力劳动,咳嗽,用力排便,奔跑,剧烈饮酒,情绪激动,忧虑,性生活等。部分患者也可无明显诱因,偶有在睡眠中发生。

(2) 多数患者突然发病,通常以头痛和意识障碍为最常见和最突出的表现,头痛常从枕部或前额开始,迅速遍及整个头部并延及颈项、肩背和腰腿等部位。41%～81%的患者在起病时或起病后出现不同程度的意识障碍,部分患者起病时仅诉说不同程度的头痛、眩晕、颈部僵硬,或者起病表现为突然昏倒、深昏迷,迅速出现呼吸衰竭,甚至于几分钟或几十分钟内死亡;也有患者起病时主诉头痛,继之昏迷,躁动,频繁呕吐,抽搐,随后于几分钟或几十分钟后清醒,但仍有精神错乱,嗜睡等表现。

（3）破裂出血后可出现一系列的全身性症状(图3-7)。

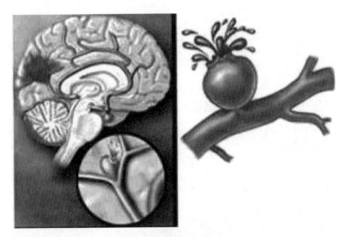

图3-7　颅内动脉瘤破裂

1）血压升高:起病后患者血压突然升高,常为暂时性,一般于数天至3周左右恢复,这可能与出血影响下丘脑中枢或颅内压增高有关。

2）体温升高:多数患者体温升高不超过39℃,常发生于起病后24～96小时,一般于5～14日内恢复正常。

3）脑心综合征:临床表现为一过性高血压、意识障碍、急性肺水肿、癫痫等症状,严重者可出现急性心肌梗死,一般于发病后1～2日内出现。

4）胃肠出血:呕吐咖啡样物或排柏油样便等上消化道出血的症状仅有少数患者会出现,系出血影响下丘脑及自主神经中枢进而使胃肠黏膜扩张所致。

5) 再出血：动脉瘤一旦破裂可能会反复出血，其再出血率则为9.8%～30%。据统计再出血常距上一次出血7～14日发生，第1周的发生率可占10%，11%会在1年内再出血，3%可于更长时间发生破裂再出血，第一次出血后存活的时间愈长，再出血的概率愈小。如患者意识障碍、瘫痪等现存症状突然加重，以及出现新的神经系统体征，均需考虑再出血的可能，再出血往往比上一次出血更严重，危险性更大，故对已有出血史的动脉瘤患者应尽早手术，防止再出血的发生。

(4) 局部定位症状：巨大型动脉瘤破裂前由于压迫邻近结构可产生压迫症状，如偏瘫、动眼神经麻痹及梗阻性脑积水。破裂后可因出血破坏或血肿压迫脑组织以及脑血管痉挛等而出现蛛网膜下腔出血的典型症状：头痛、恶心、呕吐、意识障碍、精神症状、癫痫、脑膜刺激征、单侧或双侧锥体束征、眼底出血等。这些症状与动脉瘤的部位、大小有密切关系。

(5) 颅内压增高症状：动脉瘤直径超过2.5 cm以上的巨大型动脉瘤或破裂动脉瘤伴有颅内血肿时可引起颅内压增高症状，如头痛、头晕、恶心呕吐、视盘水肿等。

(6) 特殊表现：颈内动脉动脉瘤或前交通动脉动脉瘤可出现头痛、双颞侧偏盲、肢端肥大、垂体功能低下等类鞍区肿瘤的表现，少数患者在动脉瘤破裂出血后可出现急性精神错乱、定向力障碍、兴奋、幻觉、语无伦次及暴躁行为等。

三、检查方法

(一) CT

CT扫描虽然在确诊动脉瘤及确定其大小、位置等方面不如脑血管造影，但该方法安全、迅速、无痛，既不受时间限制，也不影响颅内压，并能反复多次随诊观察。

(二) MRI

MRI对于诊断早期急性出血较CT效果略差，但对有少量渗血而未破裂的动脉瘤诊断或预测动脉瘤破裂均有重要价值。

（三）MRA、CTA

MRA 对脑动脉瘤的检出率可达 81%，目前是作为脑血管造影前的一种无创性筛选方法。CTA 是近年来出现的另一种无创性脑血管造影方法。

（四）多普勒超声

术前多普勒超声可判断颈总动脉，颈内动脉，颈外动脉及椎基底动脉的供血情况，而结扎这些动脉后或颅内外动脉吻合后可通过检查对血流方向及血流量做出估计。

（五）脑血管造影（DSA）

DSA 是通过血管内注射对比剂增强局部血管与周围组织的密度差异，使局部颅内动脉瘤分辨率更理想，能够有效提升颅内动脉瘤早期检出率，并且多排螺旋 CT 扫描速度快、成像质量高，为手术提供较可靠的客观依据，也是诊断颅内动脉瘤的金标准（图 3-8）。

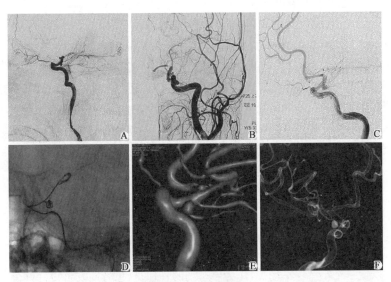

图 3-8　DSA 造影术

四、治疗方法

(一) 非手术治疗

当患者病情不适合手术或全身情况不能耐受的情况下,选择如下方式治疗。

1. 控制血压　合理降低血压是预防和减少动脉瘤再次出血的重要措施之一。出血后颅内压增高,若伴动脉痉挛,则脑供血量已相应减少,血压降得过低会造成脑灌注不足。一般患者血压降低10%～20%即可,若为高血压患者则降低收缩压至原有水平的30%～35%,同时需注意观察患者有无头晕、意识变化等缺血症状,再予适当回升。

2. 降低颅内压　甘露醇不仅能降低颅内压,增加脑血流量、推迟血-脑脊液屏障损害、减轻脑水肿,还能增加手术中临时阻断脑动脉的时间,故输注甘露醇是目前降低颅内压的首选方法。

3. 脑脊液引流　脑动脉瘤出血早期,大量积血使颅内压增高,可通过腰椎穿刺放脑脊液,降低颅内压力。

(二) 手术治疗

颅内动脉瘤患者发生蛛网膜下腔出血时宜早期手术。动脉瘤栓塞是最为常见的一种方法,用小的铂金弹簧圈填塞颅内动脉瘤的瘤囊,阻止循环血进入动脉瘤内,避免破裂出血(图3-9)。具体的操作方法是:患者首先全麻,取仰卧位,然后穿刺股动脉后置入动脉鞘,将导引导管通过动脉鞘置于载瘤动脉的近端,通过微导丝引导微导管进入动脉瘤瘤囊内,撤出微导丝,再通过微导管将铂金弹簧圈依次填塞到动脉瘤内,直至造影下动脉瘤不再显影,撤出微导管及导引导管。

为什么塞满了弹簧圈就能化险为夷呢?这就像地震引起山体滑坡堵截了河谷后储水形成的堰塞湖,一旦决口会对下游形成洪峰,处置不当会引发重大灾害。用弹簧圈填塞动脉瘤就像填塞了堰塞湖,有效杜绝了决堤的风险。常用的弹簧圈由钛合金等记忆性金属制成,虽然小,可身价不菲。若颅内有几处动脉瘤的话,那么治疗费用堪比一个小型停车场了,作为停车场的管理员,患者朋友可得好好爱惜自己的脑袋了。

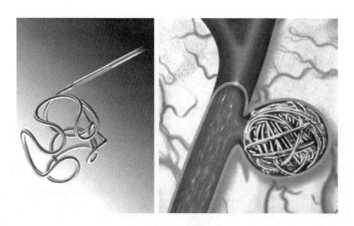

图 3-9　弹簧圈

　　开颅手术最常见的应该就是脑动脉瘤颈夹闭术（图 3-10）。选择恰当的动脉瘤夹是手术的关键，动脉瘤夹应光滑有弹性，无裂纹，有槽，强度可靠，既能造成内膜一定的创伤使之粘连紧密，又不会夹断或划破管壁，且能开闭自如，长久固定在夹闭位置上，不因动脉搏动而移位、脱落或断裂，夹持要细巧，有各种角度，易于开合。此时的医生就像是拆弹专家，须准确的选择工具，准确的剪断炸弹的连线，技术要求之高可想而知。

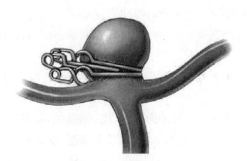

图 3-10　动脉瘤夹

　　说到这里，我们试想若曹操能时空穿越，治好了所谓的头风病，那么这个说出"宁可我负天下人，休叫天下人负我"的一代枭雄会不会开创出一个不一样的三国时代?

五、术前健康教育

1. 有效的心理护理至关重要　由于患者对疾病及治疗不了解,担心治疗的安全性及治疗效果而产生心理压力及时给予心理护理。保持病室安静、光线柔和,尽量减少探视,主动与患者沟通,使患者消除紧张、恐惧、疑虑,树立战胜疾病的信心。对神志清醒者讲解手术的必要性及手术中需要患者配合的事项,消除其恐惧心理,对有意识障碍者,术前做好家属的心理护理,使他们了解手术的目的和意义,了解术前准备的内容,以达到配合好手术的目的。

2. 动脉瘤未破裂者应合理安排休息,切忌劳累、情绪激动　动脉瘤破裂导致蛛网膜下腔出血者应绝对卧床 4~6 周。避免一切周围环境刺激,防止因躁动不安而使血压升高,增加出血的可能。

3. 随时观察生命体征及意识变化　及早发现出血情况。

4. 给予合理饮食　勿食用易导致便秘的食物,多进食易消化、营养价值高、富含维生素的食物,戒烟,戒酒,忌饮浓茶,勿进食酸辣等刺激性食物。保持室内通风适宜,防止因着凉而引起患者用力打喷嚏或咳嗽,以免增加腹压及反射性的增加颅内压而引起颅内动脉瘤破裂。

5. 安全管理　对于伴有癫痫者注意保证其安全,防止发作时受伤,保持呼吸道通畅,给予吸氧,并记录其抽搐时间,按医嘱给予抗癫痫药。

6. 做好床上大小便的宣教　对尿失禁患者留置导尿管,做好基础护理。

7. 一般护理　绝对卧床休息,密切观察生命体征、瞳孔、意识及有无头痛加剧、恶心、呕吐;有无眼睑下垂、复视、偏瘫、失语等神经系统症状。

8. 仔细讲解术前注意事项　如晚八点后禁食,晚十点后禁饮水,除去身上首饰及金属物品,做好全身清洁等。

六、术后健康教育

（一）术后饮食指导

麻醉清醒后 6 小时无吞咽障碍者，方可进少量流质饮食，以后逐渐改为软食。嘱患者多饮水，帮助造影剂的排出。保证患者营养，有利于手术后组织的修复，术后早期胃肠功能未完全恢复时应尽量少进牛奶、糖类等产气食物，防止引起肠胀气。饮食宜清淡易消化，防止发生便秘。

（二）术后基础护理

1. 一般护理　抬高床头 $15°\sim30°$，以利静脉回流、减轻脑水肿、降低颅内压。嘱患者穿刺侧肢体切勿弯曲。

2. 病情观察　观察生命体征，尽量使血压维持在一个稳定水平；注意观察患者瞳孔的大小、动态，观察意识的变化。

3. 穿刺点的护理　术后股动脉穿刺部位加压包扎后，严密观察穿刺肢足动脉搏动情况及下肢温度、颜色和末梢血运情况，观察穿刺局部有无渗血及血肿、瘀斑形成。

4. 癫痫的护理　减少刺激，防止癫痫发作，安装好床档，备好抢救用药，防止意外发生，尽量将癫痫发作时的损伤减少到最小。

5. 并发症的预防及护理　术后注意观察切口愈合情况、有无头皮下积液、头部引流管是否通畅、引流物的量及性状；注意观察肢体活动、感觉情况及神经功能缺失症状，如有异常立即报告医生，以便及时处理。

七、常见并发症

（一）动脉瘤再破裂

是血管内栓塞术的最险恶的并发症，一旦发生死亡率极高，应立即抢救。患者可突然出现精神紧张、痛苦表情、躁动、剧烈头痛、不同程度的意识障碍、大小便失禁。

（二）脑血管痉挛

若患者出现一过性神经功能障碍，如头痛、血压下降、短暂的意识障碍及肢体瘫痪，可能是脑血管痉挛所致。应及时报告医生，进行扩容、解痉治疗。护理患者时要特别注意神经系统症状的改变,并做好患者的心理护理。

(三)脑梗死

严重者可因脑动脉闭塞、脑组织缺血而死亡。术后应早期严密观察语言、运动和感觉功能的变化,经常与患者交流,以便及早发现病情变化。如术后发现一侧肢体无力、偏瘫、失语甚至神志不清等。应考虑脑梗死的可能,立即通知医生及时处理。

(四)穿刺部位血肿

血肿易发生在术后 6 小时内,原因是动脉血管弹性差、术中肝素过量或凝血机制障碍,术后穿刺侧肢体活动频繁、局部压迫力度不同等。主要表现为局部肿胀、瘀紫。

(五)下肢血栓栓塞

不同程度的血管内皮受损均可造成下肢动脉血栓的形成。表现为术侧下肢皮肤不同程度发绀或下肢疼痛明显,足背动脉搏动较对侧明显减弱,提示下肢栓塞的可能。术后每 15～30 分钟触摸足背动脉 1 次,观察下肢末梢循环情况,如足背动脉搏动有无减弱或消失,皮肤颜色、温度、痛觉是否正常。术后因患者处于血液高凝状态,肢体瘫痪,精神紧张,缺乏适当的活动,一旦造成下肢静脉血栓,嘱患者绝对卧床、抬高患肢、利于静脉回流、限制肢体活动。

(六)迟发性过敏反应

应用离子造影剂易发生过敏反应,但有的患者应用非离子造影剂仍可发生过敏现象。造影剂进入人体时间长、剂量大时,可发生类似过敏症状。轻度的过敏表现为:头痛、恶心、呕吐、皮肤瘙痒、荨麻疹等,重者出现休克、呼吸困难、四肢抽搐等。因此,密切观察病情变化,熟悉造影剂过敏反应的处理。

八、并发症护理

(一)再次出血是动脉瘤最严重的并发症,病死率高

消除复发的危险因素是降低动脉瘤病死率的关键。护士在观察中如发现患者头痛突然加重、呕吐频繁并在短时间内出现意识障碍,

应首先考虑再次出血。所以术后应严密观察神志、瞳孔及生命体征、血氧饱和度的变化情况并及时记录，尤其需要注意血压的变化。重视患者的主诉，保持大便通畅并预防感冒，避免用力排便、情绪激动等。严格限制探视人员，保持病房安静，保持情绪稳定；严格按计划输液，正确使用药物控制血压及镇静，若发现异常及时汇报医生并积极处理。若患者出现剧烈头痛、神经功能障碍、失语、偏瘫、不同程度的意识障碍、血压下降等情况应立即报告医生及时处理，尽早发现脑缺血、脑缺氧、脑血管痉挛的预兆。术后如果发现患者出现脑血管痉挛症状，及时汇报医生，采取积极的救治措施，做好相关检查。保持呼吸道通畅，保持大脑有效的灌注，防止低灌注加重大脑缺氧，造成神经功能的缺失。加强监护、严密观察，遵医嘱准确用药并做好患者基础护理及专科护理。

（二）术后每日在严格无菌操作下给予伤口换药

观察伤口愈合情况，保持伤口敷料清洁、干燥，无污染。观察患者体温、血象变化，有无脑膜刺激症。患者如果出现切口感染并合并颅内感染，根据医嘱做皮下积液、脑脊液和血培养，根据培养结果选择有效抗生素，并按时按量给药，保证血药浓度，同时观察疗效。另外高热患者做好物理降温，有腰穿持续引流的，做好引流管的护理，严格执行无菌操作并观察引流的量及颜色，每日引流量控制在100～300 mL，根据引流液的性状调节引流量。

（三）癫痫是颅脑外伤和术后较常见且非常严重的并发症

任何类型癫痫都可出现癫痫大发作，而通常是全面性强直—阵挛发作持续状态。致残率和死亡率都相当高，因此细心的观察、精心的护理，准确的药物应用是癫痫大发作患者护理的关键环节。向患者及家属讲解有关预防和避免癫痫诱发因素等方面的基本知识，如：突发的精神刺激、强音、强光刺激、受凉、感冒、过度劳累、饥饿或过饱等因素。手术前后，都应遵医嘱指导患者服用预防癫痫发作的药物，有癫痫史的患者应在医生的指导下进行长期服药，千万不能自行停药或换药。并给予减少探视人员，保持病房安静。如果患者出现癫痫大发作，立即汇报医生，取平卧位，头偏向一侧、吸出口腔分泌物，给予口咽通气以保持呼吸道通畅,防止舌咬伤,必要时行气管插管。

(四) 术后给氧

保持呼吸道通畅,抬高床头 15°~30°休息,准确记录出入液体量,控制输入液量,维持水电解质平衡。遵医嘱准确应用脱水剂并严密观察患者意识、瞳孔、生命体征,及时发现颅内压增高的症状。颅压增高而致呕吐,要及时清除呕吐物,保持呼吸道通畅。行分流手术后,要定时观察引流是否通畅,发现异常及时告知医生处理。

(五) 预防感染

感染是指由病毒、细菌、立克次体、螺旋体、寄生虫等病原体侵入人体所引起的局部炎症性疾病,而颅内感染是神经外科最常见的并发症之一,严重威胁患者的生命。其发病途径包括:血源性感染、局部扩散、直接感染、经神经感染等。所以对于颅内动脉瘤夹闭手术后的患者,临床上应密切观察患者血象、体温、有无脑膜刺激征及术区伤口情况,尽早发现伤口感染与颅内感染征兆。在更换引流装置的时候,应严格无菌操作,避免外源性原因引起颅内感染。遵医嘱按时使用抗生素,给予指导摄入高营养易消化的饮食,以改善患者的全身营养状况,增强机体抵抗力。总之,积极做好术后的观察及护理工作,可预防及减少术后感染的发生。

九、疾病相关健康指导

(1) 保持良好的生活习惯,注意起居、饮食、睡眠的规律性。注意休息,避免劳累,适当运动。

(2) 保持情绪稳定,避免激动,紧张,刺激等激烈的情绪波动。

(3) 保持血压稳定,避免漏服或停用降压药,避免各种不良刺激如用力咳嗽,打喷嚏,用力排便等各种诱发因素。

(4) 遵医嘱按时合理用药。血管内治疗术后,部分患者需长期服用抗凝药,如服药期间出现皮肤黏膜或尿便出血及身体其他部位出血,应立即停药就诊。

(5) 合理饮食,避免辛辣,生冷刺激性食物和兴奋性饮料,多食新鲜水果蔬菜,禁烟酒,保持大、小便通畅。

（6）注意天气变化，预防和治疗感冒，避免咳嗽，打喷嚏。

（7）继续进行患肢功能锻炼，可以适量运动如散步等，避免剧烈的运动，避免患者单独外出，攀高，游泳，骑车等。

（8）定时复查，一般为六个月复查一次。掌握自查方法（是否感觉头晕、头痛、手足麻木等）。如发现头晕，头痛，手足麻木应及时就医。

（张婷）

第三节　脑肿瘤——侵占大脑的"敌人"

在现实生活中，脑肿瘤已成为人们日常生活中的一种常见疾病，但由于位于中枢、认知缺乏，故让人极其恐惧，常给患者造成很大的心理压力。其实肿瘤本身并不可怕，可怕的是在我们不知道的情况下，肿瘤一点点的蔓延，直至将我们侵吞。一旦确诊，切不可惊慌失措，及早治疗方为自救良策。接下来，就让我们一起来聊一聊这个让人惶恐不安的"敌人"吧！

一、知己知彼

（一）了解"实力"

脑肿瘤是中枢神经系统常见的疾病之一（图 3 - 11）。其发病率约为全身肿瘤的 5%，儿童肿瘤的 70%，近年来仍有上升趋势。其中脑胶质瘤最常见，其次是脑膜瘤、垂体腺瘤、神经鞘瘤等。肿瘤发生于脑、脑膜、垂体、脑神经、脑血管和胚胎残留，称为原发性颅内肿瘤。恶性肿瘤从身体其他器官转移到大脑，称为继发性颅内肿瘤。肿瘤可在颅腔、脑实质、颅底、脑室内生长。肿瘤的最常生长部位是大脑半球，其次是鞍区、小脑桥角、小脑角、脑室和脑干、肿瘤本身和瘤周水肿、肿瘤卒中等，常破坏脑组织的结构和功能。

（二）"青睐"的原因

目前，对于脑肿瘤发生的病因还不很明确。有一些相关的因素

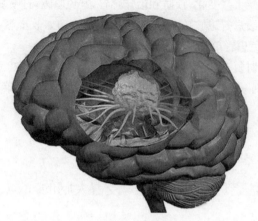

图3-11 脑部肿瘤

如日常所接触的电离辐射、遗传因素、胚胎残余、个体免疫状况等，如果需要全面解释脑肿瘤的病因，还有赖于多个学科的协作研究。

（三）识别方法

磁共振成像（MRI）是目前最常有的检查方法，它不但能够精确显示肿瘤的位置、大小和形态，还可以显示出绝大多数的颅内肿瘤及瘤周水肿，高质量的 MRI 还能反映脑肿瘤的恶性程度，评价其治疗效果（图3-12）。头部 CT 也常用于颅内肿瘤的诊断，尤其是在大脑半球部位的肿瘤，但由于 CT 成本低，其诊断效果不如 MRI，可用于脑肿瘤的筛查或筛查。PET-CT 在良、恶性脑肿瘤的鉴别、肿瘤的分级和分期、肿瘤复发坏死的鉴别、残留肿瘤的检测等方面均优于CT 和 MRI。此外，医生还根据检查神经系统，询问症状，如头痛，呕吐，有无肢体功能障碍等，体格检查以及实验室检查，病理检查来明确肿瘤的部位与性质。

（四）预警信号

早期是治疗脑肿瘤的黄金期，患者的生存时间也较长，但脑肿瘤早期的症状不典型，往往也就耽误了脑肿瘤的治疗，当我们发现自己患病的时候，病情已经无可挽回，因此，早期发现脑瘤症状，对于治疗是很有帮助的，下面让我们来了解一下脑肿瘤的早期症状吧！

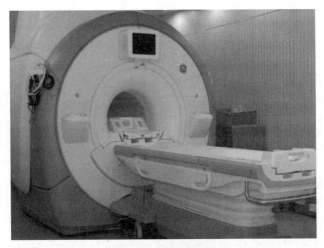

图 3 - 12　MRI 检查设备

1. 头痛　往往发生在清晨,而且持续时间较长,一般在早上起床运动后头痛才会慢慢地减轻。

2. 呕吐　头痛的时候会有喷射性呕吐,呕吐完后头痛症状会稍微减轻。

3. 视力障碍　不明原因的视力下降,刚开始的时候偶尔会有眼前发黑的症状,时间长了眼睛看不见的时间慢慢变久了,视力逐渐减退,最后可能会失明;看任何物体都是呈双影的;偏盲,有些时候对我们的正常活动有影响;有些表现为有一侧眼球向前突出。

4. 听力减退、耳鸣　排除患中耳炎或耳朵外伤史,听力开始减退,偶尔还有耳鸣的现象,大部分情况就是脑肿瘤压迫听神经造成的。

5. 癫痫　如果没有什么外伤或者其他原因导致的话,可能要小心脑肿瘤导致的癫痫。

6. 感觉障碍　一侧肢体麻木,对于疼痛、温度等的感觉下降。

7. 肢体活动障碍　步态不稳、肢体偏瘫。

8. 内分泌紊乱　面容改变、肥胖、巨人病、肢端肥大(其特征是手指端肥大、眉弓和下颌突),育龄女性出现月经紊乱、闭经、泌乳等,男性性功能出现障碍（主要表现为性欲减退、阳痿等）。

（五）避免误入"圈套"

（1）圈套 1：垂体瘤易误诊为眼病或内分泌疾病

垂体瘤早期的症状可不明显，随着病情的发展会出现视力视野与内分泌症状的变化，女性患者在出现停经、泌乳时，往往先就诊妇科、内分泌或者乳腺外科，视力下降的垂体瘤患者往往先就诊眼科，当治疗一段时间发现效果不满意时，才会做 CT 或者 MRI 检查，这样肿瘤已比之前大很多，给治疗带来诸多困难。

（2）圈套 2：听神经瘤易误诊为神经性耳聋

此种情况多见于老年人，患者早期表现为耳鸣、耳聋、听力下降，一部分患者往往首先就诊于耳鼻喉科，常被诊断为神经性耳聋，这样就延误了肿瘤的治疗，早期采取手术治疗即可恢复听觉，可以取得较为满意的治疗效果。

（3）圈套 3：脑肿瘤是不治之症

当被确诊为脑肿瘤时，人们往往惶恐不安，情绪极度低落，认为脑肿瘤是一种不治之症，或者干脆不治了，或者寻求偏方治疗，这些认识是不对的，脑肿瘤虽然对生命构成威胁，但只要尽早选择正规疗法进行治疗，大多数人可以有一个良好的预后。

二、"退敌"良方

（一）主动进攻

手术治疗是颅内肿瘤一种最主要的治疗手段，随着显微神经外科技术的发展，很多良性颅内肿瘤都可以通过手术切除的方式达到治疗目的。而对于恶性肿瘤，手术能够切除部分病灶对周围组织的压迫，解除患者颅内高压症状，延长患者的生命，提高生活质量。

（二）持久战略方针

放射治疗：例如伽马刀，它不是手术刀，而是利用伽马射线照射肿瘤，对肿瘤细胞造成毁灭性打击。例如一些由于手术难以彻底切除而残留的部分良性肿瘤，以及一些恶性的颅内肿瘤，术后需辅助放疗,以延长肿瘤复发时间。

化疗:口服或者静脉使用化疗药物。恶性肿瘤,如胶质瘤和髓母细胞瘤,通常需要化疗。有些脑肿瘤如淋巴瘤,生殖细胞瘤对化疗也敏感。

药物治疗:颅内肿瘤中有些可以不用手术,直接应用药物治疗或术后长期应用药物进行辅助治疗,如泌乳素腺瘤可以长期应用溴隐亭控制。

另外还有一些其他的治疗如免疫治疗、基因治疗等。

三、"战前"准备

(一) 术前基础准备

做好手术前的一切准备,达到最佳的自身状态是保证手术成功的重要因素。所以你需要认真配合医护人员,下面我们来看一下你需要准备哪些方面吧?

(1) 保持良好的心理状态,平常心对待手术,如有问题,可询问医生与护理人员。

(2) 术前需禁食 10~12 小时,禁饮 6~8 小时,以防止全麻引起呕吐导致窒息。

(3) 术前两周左右禁止烟酒,减少其对呼吸道的刺激,这样可使麻醉顺利,也减少术后因痰液增多引起的并发症。

(4) 建议术前 1 周每天洗发,保持头部清洁,术前晚用含有抗生素的洗发液洗头,术晨剃头,并保证头皮无损伤。经眶手术的患者应清洗术侧眉毛,对经蝶窦手术的患者,术前 1 日剪掉鼻毛并将鼻腔清洗干净。

(5) 教会患者使用便盆,防止术后因不习惯而导致排尿困难以及便秘。

(6) 女性需提前告知医生月经期,同时需防止感冒、腹泻、呼吸道感染等。

(7) 术前晚使用抗菌沐浴露洗澡,如头部有定位记号,切忌弄湿。

（8）术前晚保证良好的睡眠，如实在睡不着，可告知医生与护理人员，根据情况使用药物辅助睡眠。

（9）办好备血手续，由直系亲属接受医生与麻醉师的谈话与签字。

（10）手术当天需穿好手术衣、裤，并且要脱去内衣、内裤、鞋子，卸下金银首饰交于家人，如有假牙，请务必取下，去除眼镜，包括隐形眼镜。去除指甲油、发夹等，备齐物品如 MRI 片、CT 片。

（二）术前专科准备

1. 术前病情观察　　入院后，应对患者的视力、听力、活动能力、营养等进行详细评估，观察患者是否有生命体征、意识变化，血压水平和是否有颅内压增高的症状，必要时监测患者的血糖和血压。对于颅内感染和水电解质平衡紊乱的患者，应根据医生的指示使用抗生素、脱水剂、补充电解质，维持体液平衡。

2. 术前安全指导　　对于有视力、视野改变、行动不便等的患者，应做好病房内防止跌倒/坠床的护理措施，同时向患者与家属做好宣教。对于有癫痫史的患者，详细评估癫痫发作诱因、症状、频次以及用药情况，指导患者和家属掌握癫痫发作的应急处理措施。

3. 术前检查指导　　术前应详细询问病史，进行常规体格检查、实验室检查，还需了解患者的过敏史、用药史，指导患者了解各项检查的意义，能够配合各项检查的完成。

4. 术前特殊情况准备　　脑肿瘤术前对凝血功能要求高，如果术前使用抗血小平板聚集体或抗凝血药，如阿司匹林、利血平等，在手术前一周应停止服用阿司匹林或利血平。高血压择期手术患者应多次测量血压，将血压控制在 160 mmHg/100 mmHg 以下。术前肺部疾病患者需积极治疗，以防止术后肺部感染。糖尿病患者应控制血糖在 5.6～11.2 mmol/L，同时纠正水和电解质紊乱，并在手术当天安排尽早进行手术，以缩短空腹时间。避免糖尿病酮症酸中毒。

5. **手术接走前**　　责任护士与手术室转运人员共同检查患者信息、床边交接物品、药品等。

四、守护生命、加速康复

（一）术后常规护理指导

术后返回病房的患者，可根据全麻后护理常规为其进行指导。使用心电监护，每小时监测血压、脉搏、呼吸、神志、瞳孔；低流量吸氧；取去枕平卧位；固定好各导管，观察引流液颜色、质、量；术后早期禁食，口渴者可以棉签蘸温开水湿润嘴唇。由于呕吐是神经外科手术开颅手术常见并发症，24 小时内恶心、呕吐者可达 60%，如患者有呕吐现象，头略偏向一侧，防止呕吐物误入呼吸道引起窒息。

（二）体位

若患者麻醉完全清醒后，无禁忌证时可将床头摇高 15°～30°，以促进颅内静脉血液的回流，减轻脑水肿；幕上肿瘤（如大脑半球及脑外肿瘤、蝶鞍区肿瘤等）患者术后 1～3 天可取半坐卧位，3 天后无不适可适当下床活动；幕下肿瘤（如转移性幕下肿瘤、听神经瘤、颅咽管瘤、枕骨大孔区脑膜瘤等）在活动时应注意避免颈部扭曲，保持头、枕、肩在同一水平线上；经蝶手术的患者术后平卧 2～3 天，如手术中有脑脊液漏平卧 7 天；巨大肿瘤术后的患者在 24 小时内，保持头部伤口朝上，防止脑组织与脑干突然移位，引发脑出血与脑疝。所有患者下床活动时需循序渐进。

（三）病情观察

（1）密切监测患者的血压、脉搏、呼吸、意识、瞳孔、血氧饱和度、头痛、呕吐以及意识评分，瞳孔有无改变（瞳孔正常大小 2～5 mm），对光反射灵敏，如果瞳孔变钝或消失为光反射，瞳孔的大小发生变化，需要进一步排除颅内出血、急性脑积水等并发症，应及时通知医生处理，必要时给予脱水药物，头部 CT 检查，术后 1～2 天每小时测量一次生命体征，以保持血压、脉搏和呼吸的稳定水平。

（2）术后 3～5 天监测体温，如果体温升高，排除中枢性高热后，注意是否由伤口、泌尿系统、肺部系统而引起的，及时进行物理和药物降温，并在寒战的时候保暖。出汗及时换下汗湿衣服，保持皮肤清洁干燥，要求患者多喝水，补充维生素，纠正水和电解质紊乱。

（3）保持呼吸道通畅，观察患者是否有呼吸道阻塞的症状，对于痰较多的患者,可给予翻身、拍背、雾化吸入,必要时给予吸痰。

(4) 经蝶术后的患者还需观察视力有无改变,如患者主诉视物突然由清楚变为模糊应警惕术区血肿造成,应尽早清除血肿。

(四) 早期饮食

术后次日,意识清醒患者可给予流质饮食(如藕粉、稠米汤、蒸蛋羹、各种汤类等),第三天半流质饮食(如汤面、馄饨、肉末、汤包、菜粥等),手术 1 周左右给予普食;对于听神经瘤术后有咀嚼、吞咽障碍的患者需摇高床头、进食软食;不能经口的患者可选择鼻饲饮食;术后根据患者电解质结果选择新鲜水果、蔬菜种类;因尿崩导致低钾的患者,鼓励多吃含钾高的饮食,如香蕉、橙子、菠菜等;少食多餐,防止消化不良。

(五) 伤口及运动

术后应观察伤口是否有渗出或脑脊液流出。幕上肿瘤切口的缝线可在术后 7 日左右拆除。幕下肿瘤可在术后 10～14 日拆除。对于糖尿病和营养不良患者,有必要延长拆线时间。麻醉清醒后,可以翻身,尽量采取健侧卧位,避免剧烈头部移动,术后 2～5 日可取半卧位。术后 1 周左右如无头晕、肢体活动障碍的可以先在床上坐一会,再在床旁坐一会,继而下床进行适当的室内活动。有肢体功能障碍的患者需生命体征稳定后再在进行床上行被动活动,防止肌肉萎缩与静脉血栓的发生。

五、居家康复宝典

(一) 自我监测

根据肿瘤类型与全身状况指导患者进行病情自我观察,内容如下。

1. 颅内高压症状 自我观察头痛、呕吐症状,症状严重者立即就诊。

2. 血压 对于有高血压史高的患者,每天至少测两次血压。

3. 癫痫症状 注意观察有无癫痫症状发生,如癫痫大发作时,需让患者在安全地带取侧卧位、保持呼吸道通畅、禁止强压肢体。

4. 肢体活动度 监测肢体活动有无突发障碍。

5. 尿量、尿比重 肿瘤所致长期尿崩症患者应记录 24 小时尿量,当每小时尿量大于 200 mL 时,测量尿比重。建立尿量和比重的记录簿。

6. 体重 做到每周测量体重,观察体重有无明显变化。

7. 服药种类和剂量 记录所服药物的种类以及剂量,如激素类以及抗癫痫药物等,不可随意增减药量。

(二) 饮食指导

脑肿瘤患者应保持良好的饮食习惯,不要暴饮暴食,注意食物卫生,养成良好的排便习惯,一般原则是多吃蛋白质(豆类、肉类、家禽、水产品、鸡蛋)、低胆固醇、丰富维生素、易消化、避免油腻,刺激饮食,戒烟和饮酒,并确保均衡的营养。对于有吞咽功能轻度障碍的人群宜糜团状饮食,温度不能太高,颅咽管瘤术后患者禁食含糖高以及利尿性的饮食(西瓜、咖啡等),以免血糖升高,导致渗透性利尿。对于在使用脱水利尿剂的患者,要多吃含钾丰富的食物(香蕉、橘子、玉米、芹菜等)。

(三) 用药指导

(1) 向对需要长期服药的患者做好用药指导,包括药物名称、疗效、剂量、使用、副作用、注意事项。

(2) 定期定量服用激素和抗癫痫药物的患者,不要随意停药,减药,记性不好的可定时钟提醒;对于使用癫痫类药物的患者不可从事开车、高空、游泳等作业,外出旅游时需有人陪伴;使用抗利尿药物的人群应根据尿量来调整服药剂量,尿量恢复正常后也要逐渐减量。

(3) 定期复查肝肾功能、电解质、血药浓度等,及早发现用药所引起的不良反应。如胃肠道反应、高血压、高血糖、骨质疏松、神经系统反应等。

(四) 功能指导

脑肿瘤患者术后具有致残率高的特点,如运动功能减退、感觉功能减退、面瘫、认知障碍等,病情稳定后早期进行康复功能锻炼有助于提高患者生活质量,可根据患者情况制订个性化的康复方案。

对于有肢体活动障碍的患者,可借助现代科学技术手段如矫形器、假肢及辅助器械等,在康复医师的指导下进行锻炼,克服功能障碍或残疾,使其尽可能最大限度地恢复或代替原有功能。

视力下降的患者,保证房间内勿堆放太多杂物,避免绊倒,尽可能在有人陪伴的情况下出去,以防跌倒、烧伤,还可使用拐杖等助行器。

面瘫所致眼睑闭合不全的患者,要保持眼部清洁、给予涂抹抗生素滴眼液或眼药膏保护,防止角膜损伤。

吞咽困难的患者,可以通过口唇舌运动、寒冷刺激法、发音训练、反复吞咽等训练动作帮助恢复吞咽功能。

(五)随访

出院后也不可忘记定时复查,一般情况下建议首次复查时间为3个月内,复查时带好相应的影像学资料 MRI 以及出院小结,对于恶性程度高的胶质瘤患者化疗后 2~6 周需随访一次,对于鞍区肿瘤术后的患者建议定期监测内分泌激素。随后根据复查情况安排再次复查时间。

(王冬梅)

第四节　三叉神经痛——天下第一痛

你有讲话、进食、洗脸、刷牙或面部受寒风吹袭时,突然被疼痛"袭击"的经历吗?你肯定很奇怪,这是病吗?是的,这就是传说中的"天下第一痛"——三叉神经痛。三叉神经痛(trigeminal neuralgia,TN),是一种累及单侧面部三叉神经一支或数支感觉分布区的阵发性、反复发作、剧烈的刀割样或电击样疼痛,常因触摸口鼻翼外侧或眉毛处"扳机点"诱发,日常生活动作均可促使疼痛发作。病程多迁延数年,发作渐趋频繁,间歇期逐渐缩短,疼痛程度逐渐加重,发作持续时间可由最初的数秒延长至数分钟。一旦罹患此病,患者常坐卧不宁、郁郁寡欢、痛不欲生、寝食难安,严重影响身心健康。一般中老年人好发,青少年罕见,发病高峰年龄为 50～70 岁。女性多于男性,比例约为 1.4∶1。右侧多于左侧,约为 1.2∶1。疼痛常累及单侧面部三叉神经第 2 和第 3 支分布区域多见。

一、剖析面部最粗大的神经——三叉神经

　　这种让你痛彻心扉的神经痛,是由面部最粗大的三叉神经所引发的。它从脑桥中枢起源后,分成运动根和感觉根,前者支配颞肌和咀嚼肌的运动;后者管理面部的痛温觉和触觉。感觉根上的感觉神经节位于颞骨岩部尖端前面的三叉神经压迹处,称为三叉神经半月节。自三叉神经半月节发出 3 支,即眼神经、上颌神经和下颌神经。这 3 支神经分别经眶上裂、圆孔和卵圆孔出颅(图 3-13)。

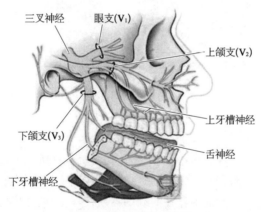

图 3-13　三叉神经分布图

二、痛从何而来——病因及发病机制

　　当你遭遇三叉神经痛时,你肯定在想,这种痛是从哪里来的,怎么会有这种“奇葩”的痛呢? 三叉神经痛从病因学角度可分为原发性和继发性两大类。临床症状均以面部疼痛为主,临床上多采取微血管减压术治疗。那你肯定又要问了,两种有什么区别呢? 原发性三叉神经痛,是指有临床症状,但经各种常规影像学检查,包括常规

CT、MRI 检查未能发现明显异常的一类三叉神经痛。这类三叉神经痛一般发生于 40 岁以后的患者,并且女性多于男性。原发性三叉神经痛可能是由于微血管压迫三叉神经感觉神经根所致,也可能是由于三叉神经根受到刺激所引起的三叉神经痛(图 3 - 14)。但是现在越来越多的人认为,原发性三叉神经痛是三叉神经周围支血管异常和中枢核团过度兴奋共同导致的。

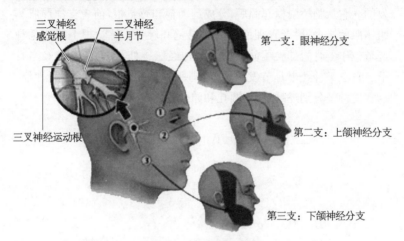

图 3 - 14　三叉神经示意图

继发性三叉神经痛,是指三叉神经系统本身所在部位和其他邻近的部位存在各种病灶而引起的三叉神经痛。其路径上从半月节到脑桥入口之间或其周围存在明确的器质性病变,如肿瘤机械性压迫或牵拉三叉神经根、多发性硬化或自发性脱髓鞘等情况。目前有临床研究发现,无论原发性或继发性三叉神经痛,其病因可能是多源性的,包括神经受压、血管压迫刺激、中枢性可塑性改变引起疼痛易化、髓鞘退行性改变和病毒感染等。

三、痛彻心扉的"临床表现"

三叉神经痛被称为"天下第一痛",但这究竟是一种什么样的痛呢? 跟别的痛有什么区别呢? 疼痛为本病最突出表现,同时也具备以下特点。

（一）疼痛性质

此痛常无预兆，为骤然闪电样发作，犹如烧灼、刀割、针刺或电击样，持续数秒至 2 分钟。病初起时发作较稀少，以后越发频繁，疼痛程度也随之加重。发作时患者表情十分痛苦，有的突然呆木而不敢多动，有的以手掌紧按面部或用力揉搓，只期望能缓解一下。

（二）疼痛部位

此痛是否发作于全面部？非也！三叉神经痛仅限于面部三叉神经分布区，多为单侧，右侧居多。病初起时，疼痛发作仅在某一支分布区，而后逐渐扩散。

（三）发作时间

是指患者面部存在某些敏感部位，轻微触碰该部位，都会引发剧烈疼痛。一个患者可有 1 至数个触发点，常见于患侧颊部、鼻翼、上下唇等。吃饭、说话、洗脸、剃须、刷牙及风吹等均可诱发疼痛发作，以致患者精神萎靡不振，行动谨小慎微，甚至不敢洗脸、刷牙、进食，说话也小心，唯恐引起发作。

（四）伴随症状

疼痛发作时可出现面肌痉挛性收缩、结膜充血、口角向病侧歪斜，流泪或流涎等症状。

（五）疼痛周期

患病初期，历时数秒，发作次数少，间歇期长，一些患者早起发作与季节交替有关，疼痛在每年春秋季发作，冬、夏季缓解，直至下一年同一季节又开始发作。如疼痛控制尚可，病程往往迁延数年甚或数十年。疼痛发作时间可逐渐延长，间歇期缩短，严重者每天可发作数十次，甚至上百次，患者常主诉面部持续性疼痛，伴阵发性加重。

四、这样的痛影响你多深

疼痛，是一种主观感受，有时候患者描述的疼痛，医护人员未必能理解，此时我们可以拿出"神器"——疼痛尺（图 3 - 15），让患者对照选择，便能贴切描绘出疼痛的程度，从而给予相应的治疗。

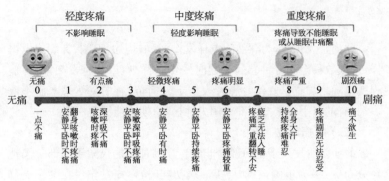

图 3 - 15　疼痛尺

（一）心理影响

三叉神经痛易反复发作，发作时患者剧痛难忍，对患者精神和心理都产生巨大的影响，患者容易出现紧张、焦虑、烦躁易怒。

（二）躯体影响

日常生活中的进食、漱口、洗脸、刷牙、吹风等都容易引起三叉神经痛的发作，这导致患者不敢进食、不敢洗脸刷牙等，机体处于负氮平衡状态，患者容易出现营养不良、生活紊乱等，严重影响患者的身体健康。

五、让疾病无所遁形——辅助检查

（一）全面的神经系统检查

包括颅底和内听道摄片，影像学检查 X 线，颅脑 CT、MRI 等，明确三叉神经周围血管情况，判断三叉神经是否有血管压迫。

（二）神经电生理对三叉神经痛患者可行诱发电位监测

目前主要用于术中监测，以判断三叉神经的完整性，或通过听觉脑干诱发电位检测对听力保护起一定作用。

（三）相关鉴别诊断检查

1. 口腔科检查　三叉神经痛部位与牙痛部位差不多，排除牙痛等病变，检查有无龋齿、义齿做好三叉神经痛与牙痛的鉴别诊断。

2. 耳鼻喉科检查　排除鼻窦炎等病变，避免将鼻窦炎误诊为三叉神经痛。

六、缓解良方

伴随日新月的医疗技术发展,这个所谓的"天下第一痛"也可多方式迎刃而解。

(一) 内科治疗

药物治疗仍然是目前的首选方法。

1. 卡马西平 是治疗三叉神经痛的一线药。单药控制不满意的患者可以加用拉莫三嗪,两药有一定的协同作用。其他如丙戊酸钠、巴氯芬、加巴喷丁等也有一定疗效。但卡马西平仅能暂时缓解症状,也会有相应的不良反应,有胃肠道反应、嗜睡、眩晕、皮疹、复视、共济失调、眼球震颤、白细胞计数减少等,在治疗初期(第 1 个月内)应定期检查血常规。

2. 苯妥英钠 疗效不及卡马西平,目前主要用于复发或不能耐受卡马西平治疗的患者。

3. 七叶莲 与卡马西平、苯妥英钠合用,可提高治疗效果。

(二) 外科治疗

当内科治疗后出现以下几种情况则会采取手术的方式:① 经药物治疗疼痛控制差,或不能耐受药物不良反应,严重影响生活和工作者。② 经其他外科治疗无效复发者,或不愿意接受外科治疗者。③ 有重要脏器功能障碍不能耐受手术者。④ 各种方法均无效的顽固性三叉神经痛患者。当然,手术也非万能,存在以下的情况的患者为手术禁忌:① 肿瘤压迫引起继发性三叉神经痛且能耐受手术。② MRI 显示三叉神经结构不清或有明显动脉血管压迫者。③ 凝血机制障碍,有出血倾向者。排除以上的手术禁忌后,可以选择以下几种手术方式解决。

1. 微血管减压术(microvascular decompression,MVD)也称 Jannetta 手术(图 3 - 16) 是目前被认为是针对原发性三叉神经痛病因治疗的技术手段,有效率高且可同时保留三叉神经正常功能,10 年以上长期治愈率可达 70%左右。

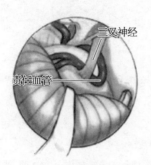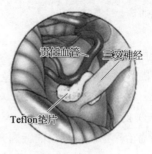

图 3-16 三叉神经微血管减压术示意图

2. 立体定向放射外科治疗利用立体定向技术 将大剂量高性能伽马射线交叉,精确准直聚焦后摄入颅内预设的靶点上,损毁靶区内神经纤维而达到治疗疼痛的目的,但作为毁损性质的手术,脑神经根并发症也不可避免地增加。

3. 经皮穿刺三叉神经半月节毁损术 在局部麻醉或全身麻醉下经口角外侧进针穿刺,应用射频热凝损毁术、甘油注射术或球囊压迫术对三叉神经进行部分毁损,以达到控制疼痛的目的。

七、精准照护,事半功倍

现代临床医疗事业发展聚焦"精准"二字,如果实施得当则事半功倍。而临床护理工作亦然。

(一)日常护理

1. 心理护理 三叉神经痛患者由于疼痛剧烈,病程长且反复发作,一旦罹患此病、郁郁寡欢、寝食难安、坐卧不宁、痛不欲生,严重影响身心健康。因此,要从心理上帮助患者消除不安和恐惧。加强与患者的沟通交流,介绍疾病相关知识,缓解患者的焦虑、紧张情绪,必要时遵医嘱应用镇静剂。

2. 疼痛护理 采用合理的评估工具进行疼痛评估,并采取合适的、正确的控制措施保持周围环境安静,避免因周围环境刺激而产生焦虑情绪,以致诱发或加深疼痛。鼓励并指导患者阅读、听音乐等分散注意力,以放松精神,减轻疼痛。对于疼痛频繁、剧烈和入睡困难者,可酌情使用镇痛、安眠药或对症处理,并注意观察药物效果。

3. 饮食及口腔护理　鼓励患者进食高蛋白、高维生素、易消化的饮食,避免粗糙、干硬食物。患者疼痛或面部抽搐,常常减少漱口和进食的次数,导致口腔卫生情况较差,为预防口腔感染、溃疡等并发症,应督促患者每日早晚及饭后使用生理盐水或漱口液漱口。

(二) 用药护理

(1) 了解患者所用药物治疗的目的、方法、剂量,指导患者按时、按量服用,以达到有效的血药浓度。

(2) 掌握药物的药理作用,观察药物的疗效及不良反应,如皮疹、肝功能损害血细胞下降等,遵医嘱定期复查相关指标。

(3) 做好健康教育,协助患者按时服药,不可随意加量、减量或停服。

(三) 术前检查

充分而有效的术前准备,是手术成功的关键。

(1) 利用疼痛测量标尺评估疼痛程度以及疼痛持续的时间,是为了可以在手术后进行对比,评估手术效果。

(2) 完善各项术前检查:包括血液检查、CT、MR1、胸部 X 线片、心电图等。

(3) 进食高维生素、高蛋白、易消化的饮食,纠正营养不良、贫血等症状,为手术创造良好的身体条件。

(4) 因为三叉神经痛与高血压、高血糖往往同时发生,相互影响,术前必须做好血糖和血压的有效控制。

(5) 为预防术后伤口的感染,术晨根据手术需要剃去部分或全部头发,洗头、洗澡。术前确保患者无感冒,女性不在月经期,若处于感冒或月经期,应尽早与医生联系,视情况推迟手术。

(6) 术前禁食 8~12 小时,禁饮 4 小时。

(7) 术前一天晚上确保睡眠充足,难以入睡者可联系医生,根据情况给予药物辅助入睡。

(8) 手术当日早上取下首饰、义齿,备好所有影像学检查片。

（四）术后护理

1. 密切监护　由于手术部位毗邻小脑、脑干及后组脑神经，术后应严密观察意识瞳孔、生命体征、GCS 评分变化，尤其是呼吸形态的变化，评估三叉神经痛的持续时间及频率、程度，按医嘱使用止痛剂，警惕脑干受压及颅内继发性出血的发生。

2. 饮食指导　手术后要合理饮食，进食易嚼、易消化的食物，可不要贪嘴吃过酸、过辣的食物，也不要吃过冷的食物。

3. 眼睑闭合不全　由于手术可能损伤面神经，容易导致眼睑闭合不全。为避免角膜溃疡的发生，应加强眼部护理。如患者因面瘫致眼睑不能闭合，予金霉素眼药膏外涂，凡士林纱布覆盖面瘫侧眼睛。不仅可以保护角膜，预防角膜炎，也可避免角膜溃疡的发生。

4. 复视　由于术中展神经可能受到牵拉或触碰，容易导致患者术后出现复视。应耐心向患者解释出现复视的原因，消除其紧张心理。遵医嘱给予患者营养神经治疗，并给予眼部热敷，嘱其患者闭眼休息。

5. 耳鸣及听力下降　诸多患者出现耳鸣及听力下降，这是由于术中面神经、听神经和供血动脉受到损伤、牵拉或触碰，此时应做好患者的心理护理，减轻患者的心理负担，必要时提高说话的音量或在健侧与患者交流。

6. 并发症的护理

（1）伤口感染：手术后患者免疫力低下，为预防感染，要保持手术切口清洁干燥。

（2）颅内出血：密切观察患者有无胡言乱语、尿床或者嗜睡等不正常行为；观察有无剧烈头痛、脉搏缓慢、频繁呕吐、血压升高等，以防颅内出血，颅内压增高。

（3）口唇疱疹：由于手术可能损伤三叉神经，因而导致口唇皮肤抵抗力下降发生口唇疱疹。患者往往会觉得难受，遵医嘱予以阿昔洛韦软膏外涂，口服 B 族维生素及抗病毒药物，保持口周皮肤清洁。

（4）面部麻木：手术可能损伤面神经，导致面神经麻木。应给予面部保暖、局部按摩，以促进血液循环。患者因面部感觉减退，残留食物易存在于颊部与齿槽间,且咀嚼时颊黏膜和舌易被咬伤而发生溃疡。因此,应嘱患者进食时细嚼慢咽,防止咬伤;进食后予以漱口,必要时进行口腔护理以保持口腔清洁。

八、康复指导——远离疾病,生活更美好

住院这么久,马上就要出院了,于患者或家属而言必定欣喜万分!但居家康复的注意事项一定要向患者详细讲解,以免患者"得意忘形",疼痛再次袭来。

(1)为了防止伤口湿润后引起伤口感染。手术切口拆线后1个月以上,方能洗头。

(2)三叉神经痛是一种慢性疾病,需遵医嘱长期按时、按量服药,且不可随意减量或停药,以免发生药物不良反应及并发症。

(3)为避免刺激引起三叉神经痛的发作,活动时注意头面部的保暖,不用太冷或太热的水洗脸洗头。忌食辛辣等刺激性食物,忌烟酒,饮食合理。保持大小便通畅,劳逸结合,情绪稳定等,避免不良刺激等诱发因素。

(4)外出时避免面部受风,防止感冒,注意保暖,注意季节的冷暖变化。

(5)三叉神经痛合并面肌痉挛患者术后可有不同程度面部麻木感,可给予局部按摩、保暖,促进血液循环。

(6)生活规律,保持心情平和、情绪稳定,可经常听一些柔和的音乐,避免激动,切不可熬夜,确保睡眠充足,加强体育锻炼,增强机体免疫力。

(王冬梅)

参考文献

[1]周良辅.现代神经外科学[M].2版.上海:复旦大学出版社,2015:1004-1008.

[2]蒙彩艳.重型颅脑损伤气管切开患者肺部感染的护理进展[J].护理实践与研究,2017,14(14):20-24.

［3］姚雪英,熊佳静.早期应用免疫肠内营养支持对重症脑卒中患者营养状况、免疫功能及预后的影响［J］.现代诊断与治疗,2018,29：107－108.

［4］杨志雄.高血压脑出血术后降压药物的选择［J］.中国实用神经疾病杂志,2010,13(11)：88－89.

［5］时新玉.脑出血肢体偏瘫患者早期应用高压氧治疗的临床研究及护理［J］.护士进修杂志,2007,22(12)：1105－1106.

［6］Thompson BG，Jr BR，Amin-Hanjani S，et al. Guidelines for the management of patients with unrupted intracranial aneurysms：a guideline for healthcare professionals from the American Heart Association/American Stroke Association［J］. Stroke，2015，46(8)：2368－2400.

［7］孔令胜,赵万巨,邵彤,等.以脑内血肿为首发表现的颅内动脉瘤的诊断和治疗［J］.济宁医学院学报,2009,32(4)：266－267.

［8］韩立海,陈建斌.炫速双源CT双能量直接去骨血管成像和时间减影成像在诊断颅内血管瘤中的对照分析［J］.实用医技杂志,2012,19(10)：1042－1043.

［9］张慧,郭君武,李杰.双源CT在颅内动脉瘤诊断中的初步研究［J］.中国实用神经疾病杂志,2015,18(14)：99－100.

［10］张元刚,王丽,方小东,等.CT,MRI在颅内海绵状血管瘤诊断中的对比研究.[J]中国医学创新,2016,13(17)：47－50.

［11］周良辅,陈衔城.现代神经外科学［M］.上海：复旦大学出版社,2017.

［12］丁淑贞,吴冰.外科围手术期护理［M］.郑州：河南科学技术出版社,2016.

［13］中华医学会神经外科学分会.神经外科重症管理专家共识［J］.中华医学杂志,2013,93(23)：1765－1779.

［14］中华医学会神经外科学分会.神经外科围手术期出血防治专家共识［J］.中华医学杂志,2018,98(7)：483－495.

［15］姚才忠.原发性典型与不典型三叉神经痛MVD的疗效分析［J］.中外医学研究,2018,21(2)：16－24.

［16］乐革芬,许妮娜.现代外科健康教育——神经外科分册［M］.武汉：华中科技大学出版社,2007.

［17］刘松涛.三叉神经痛治疗概述［J］.实用中医药杂志,2013,(6)：29－36.

［18］胡强,俞文华.微血管减压术治疗复发三叉神经痛临床疗效［J］.浙江临床医学,2018,(4)：20－34.

第四章　普通外科

第一节　护好胃,远离癌

胃癌是消化系统最常见的恶性肿瘤,据世界卫生组织/国际癌症研究机构的统计报告,2012 年全球胃癌患者数为 951 594 人,分别位于恶性肿瘤发病率第 5 位、死亡率第 3 位;超过 70%的胃癌新发病例发生在发展中国家,约 50%的病例发生在亚洲东部,主要集中在中国。中国胃癌发病例数和死亡例数分别占全球胃癌发病和死亡的42.6%和 45.0%,外科手术是胃癌的主要治疗手段,也是目前治愈胃癌的唯一方法。

一、胃癌概述

(一)浅谈胃癌分期

得了恶性肿瘤,不管是患者还是家属,最关心的就是肿瘤是早期还是晚期? 那么胃癌的严重程度怎么判断呢? 胃癌的分期主要由肿瘤侵犯胃壁的深度(T)、淋巴转移(N)、远处转移(M)三个要素决定。T 代表原发肿瘤浸润胃壁的深度,T_1 表示肿瘤侵及固有层、黏膜肌层或黏膜下层;T_2 代表肿瘤浸润至固有肌层;T_3 表示肿瘤穿透浆膜下结缔组织而未侵犯脏腹膜或邻近结构;T_{4a} 表示肿瘤侵犯浆膜;T_{4b} 表示肿瘤侵犯邻近组织或脏器。N 表示局部淋巴结转移情况(受检淋巴结需≥15),N0 无淋巴结转移;N_1 1～2 个区域淋巴结转移;N_2 3～6 个区域淋巴结转移;N_3 7 个以上淋巴结转移。M 代表肿瘤远处转移情况,M_0 无远处转移;M_1 有远处转移。可以简单理解为原发肿瘤侵犯胃壁越深,肿瘤越晚;淋巴转移越多,肿瘤越晚;一旦有其他组织器官的转移,一定是晚期。临床上根据肿瘤浸润深度、淋巴结以及远处转移情况,详细地将胃癌分为了四期(表4-1),数字越大,肿瘤越晚。

表4-1　胃癌的临床病理分期

	N_0	N_1	N_2	N_3
T_1	ⅠA	ⅠA	ⅡA	ⅡB
T_2	ⅠB	ⅡA	ⅡB	ⅢA
T_3	ⅡA	ⅡB	ⅢA	ⅢB
T_{4a}	ⅡB	ⅢA	ⅢB	ⅢC
T_{4b}	ⅢB	ⅢB	ⅢC	ⅢC
M_1	Ⅳ			

(二) 主要治疗方案

胃癌的分期决定了胃癌的治疗方式。Ⅰ期胃癌,以根治性手术切除为主,一般不主张后续辅助治疗;Ⅱ期胃癌主要选择根治性手术切除,术后选择化疗等其他综合治疗;Ⅲ期选择扩大根治手术,术后强调化疗、分子靶向等综合治疗;Ⅳ期以非手术治疗为主,给予患者化疗、靶向治疗等治疗方案。

(三) 手术方式的选择

术前医生与家属通常这样沟通:"患者肿瘤长在胃体××这个地方,所以明天我们手术选择的是全胃切除术。"

患者家属焦虑并质疑:"医生,为什么要把我们的胃全部切掉? 这样他以后还怎么吃东西? 不能留一点儿胃吗? 隔壁床都留了一点胃,是不是我们的更重一些?"

外科手术是胃癌的主要治疗方案,那么胃癌的手术有哪些方式呢? 医生又是如何来选择的呢?

胃癌的手术方式根据肿瘤部位、进展程度及临床分期来确定。早期胃癌,病变局限且较少淋巴结转移,可行胃部分切除术,对于<1 cm的非溃疡凹陷型和直径<2 cm的隆起型黏膜癌,可在内镜下行胃黏膜切除术(EMR);进展期的胃癌一般行标准的D2淋巴结清扫的胃切除术;而远端胃癌根治术,分消化道重建胃、十二指肠吻合的Billroth Ⅰ式或胃、空肠吻合的Billroth Ⅱ式,若为胃体与近端胃

癌根治术，可行消化道重建 Roux-en-Y 吻合。如果肿瘤侵犯到其他器官又该如何解决呢？如果评估后可切除，则选择为患者行扩大的胃癌根治术。什么是扩大根治术呢？指包括胰体、尾及脾切除；若存在肝、结肠等邻近器官浸润，可行联合脏器切除。但是当原发肿瘤无法切除时，患者又出现梗阻、穿孔、出血等症状时，就只能进行胃—空肠吻合术、空肠造口或穿孔修补术等姑息手术。所以胃切除的范围大小，主要由肿瘤生长的位置所决定，与病情的严重程度无特别相关性，且所有的根治术都会行消化道重建，基本不会影响患者术后的进食。

二、术前宣教知多少

（一）心理干预

绝大多数患者因害怕手术或担心术后恢复等情况，术前会产生不同程度的恐慌、焦虑，个别患者也可能会出现严重的心理障碍，造成不良的应激反应，影响治疗的顺利进行及术后恢复。那么如何在术前早期进行心理干预，减少不良情绪对患者的影响呢？首先，可与患者沟通，肯定患者不良情绪的存在是一种正常现象，而后可邀请患者及家属参与医疗活动，以通俗易懂的语言宣教疾病的相关知识，列举身边存在的成功案例，并鼓励其主动参与到疾病的治疗中来，这样一方面可以改善患者及家属的负面情绪、增强其自信心，另一方面也可取得患者及家属的信任，有助于建立理想的医患关系，减少医患矛盾。若患者的负面情绪严重，可请心理医生介入，必要时使用药物干预。

（二）营养支持

胃癌患者早期大多没有特别症状，而一旦出现临床表现就诊时，大多已出现消瘦、体重减轻等营养不良的症状，而营养不良是术后并发症发生的独立危险因素。为保证患者术后快速康复，医护人员应于术前评估患者的营养状况，并指导患者及家属进行有效的营养支持。评估时，需详细询问患者的体重减轻的时间与幅度，同时计算的体重指数、血红蛋白、血清白蛋白值。术前营养支持最好的方式是经口营养或者肠内营养，可以进食的患者推荐术前摄入高蛋白、高营养物质;对于有梗阻、出血等无法进食的患者,需以全胃肠外营养的方式补充其每日所需。因患者每日补液量较大,因此需向患者做出合理解释,贫血、低蛋白血症较严重者,可术前就适当行红细胞及血浆输注。

(三)胃肠道准备

作为一名专业的外科护士,如果您还在向患者做术前晚 8 点禁食、10 点禁饮的肠道准备宣教的话,就太不与时俱进啦!临床研究证实,长时间禁食使患者处于代谢的应激状态,可导致胰岛素抵抗,增加术后并发症的发生。按照最新的加速康复外科理念,胃癌手术前一般不做常规肠道准备,也不推荐口服渗透性泻药及清洁灌肠。对于没有梗阻、出血的患者现在的宣教,您应该这样做:您好,虽然明天早上您就要做手术了,但如果感到饥饿,晚上八点还能适当进食,但不要太晚哦! 明天早晨六点之前您可以喝些糖水,最多400 mL,这样可以很好的缓解术前禁食引起的焦虑和饥渴感,减轻术后胰岛素抵抗程度,也不会增加麻醉时的误吸风险,安全可行。

(四)静脉血栓的预防

恶性肿瘤、外科大手术、长时间卧床等,都是静脉血栓发生的危险因素,因此术后深静脉血栓的发生率一直非常高,指南推荐血栓预防需从术前 2～12 小时开始。如何预防血栓的形成呢? 我们可指导患者,于术前一日穿术合适尺寸的弹力袜,教会患者正确的穿法:第一步,一手伸进袜筒,捏住袜跟的部位,另一手把袜筒翻至袜跟;第二步,把绝大部分袜筒翻过来、展顺,以便脚能轻松地伸进袜头;第三步,两手拇指撑在袜内侧,四指抓住袜身,把脚伸入袜内,两手拇指向外撑紧袜子,四指与拇指协调把袜子拉向踝部,并把袜跟置于正确的位置;第四步,把袜子腿部循序往回翻并向上拉,穿好后将袜子贴身抚平。

(五)术前管好肺

根据快速康复理论,呼吸系统管理是患者康复的一个重要环节,并且贯穿整个围手术期。外科大手术后,肺部并发症发生率非常高,会造成住院时间延长,费用增加,严重者可导致死亡,那么我们如何进行有效的呼吸系统管理呢？有效的管理需从术前开始！首先，需要对患者进行详细评估，询问患者吸烟史，观察其呼吸频率，结合实验室指标及检查数据判断患者肺功能。指导患者术前戒烟，至少2周，告知患者戒烟4周以上可以减少术后并发症的发生。教会患者正确的咳嗽方式：深而缓慢的腹式呼吸，深吸气并屏气，然后缩唇（噘嘴），缓慢呼气，在深吸一口气后屏气3～5秒，身体前倾，从胸腔进行2～3次短促有力咳嗽，张口咳出痰液，咳嗽时收缩腹肌，或用自己的手按压上腹部，帮助咳嗽。指导患者进行呼吸训练：鼻吸气，口呼气，呼气时口唇缩拢似吹口哨状或鱼嘴状，持续而缓慢的呼气，同时收缩腹部，吸呼比为1∶2或1∶3。缩唇呼气使呼出的气体流速减慢，延长呼吸时间，防止呼气时小气道因塌陷而过早闭合，有利于肺泡气排除，改善肺通气和换气。

（六）术前检查指导

人们往往察觉不适，才去医院检查，检查项目多时可能会质疑医生过度检查，查得少了又觉得没查仔细，那么胃癌到底需要做到哪些检查，其目的何在呢？

1. *电子胃镜*　胃镜检查是诊断胃癌最重要的方法，特别对于早期胃癌的发现与诊治有重大意义，同时对于胃癌的定性、诊断和手术方案的选择具有重要作用。是拟行胃癌手术治疗患者的必须检查项目。但由于电子胃镜从食管插入，患者对此项检查存在惧怕心理，故检查前需向患者耐心地解释。该检查的具体宣教内容详见第一章第三节。

2. *组织病理学检查*　组织病理学检查是确诊胃癌的金标准，一般在行胃镜时取组织活检，治疗前检查结果的获知，对于临床诊疗具有重要指导意义。

3. *超声内镜*　超声内镜不仅可直接观察病变本身，还可通过超声探头探测肿瘤浸润组织的程度及周围肿大淋巴结，能够明确胃癌术前分期、临床分期及帮助制定手术方案，注意事项及宣教与胃镜检查相同。

4. *CT检查*　CT检查广泛应用于临床，有助于观察胃部肿瘤的浸润深度、与周围脏器的关系,有无淋巴结转移和远处转移。无造影剂过敏患者,均建议行增强CT扫描,有助于检出微小转移灶。增强CT需注射造影剂,因此在进行宣教时应详细询问患者的过敏史,并指导患者检查当日禁食禁饮。

5. 肿瘤标志物检查　胃癌标志物主要有癌胚抗原(CEA)、CA19-9,但特异性均不强,需联合检查增加敏感性。

6. 其他术前常规检查　患者术前需进行的其他检查还包括:常规体格检查、实验室检查、影像学检查。实验室检查包括血常规、肝肾功能、凝血功能、肿瘤标志物、血液传染病检查(乙肝、梅毒、艾滋病)、血型鉴定及备血、大小便常规,如有其他疾病者还需增加其他相关实验室检查项目。影像学检查常规包括胸片、心电图、肝胆胰脾B超、60岁以上常规增加肺功能及心脏彩超等评估患者心肺功能情况的检查。

因患者术前检查项目较多,每项检查要求各不相同,因此护士需详细指导患者了解各项检查的意义,宣教每项检查的时间、地点以及注意事项,如果检查之间有冲突,需合理为患者安排协调好,帮助患者尽早配合各项检查的完成。

(七) 物品准备

指导患者准备好术后使用物品,包括患者个人生活用品如毛巾、肥皂、牙刷、牙膏、漱口杯、发梳、洗发水、脸盆、便器、饭盒、吸管、卫生纸以及术后使用的外科腹带、成人尿垫等。

三、术后教育你可能曾经忽略的要点

患者手术返回,家属一窝蜂围绕在患者身边,看着患者脸色惨白,不停询问护士:他怎么这么冷?他怎么出了这么多汗?他这个管子里怎么都是血?可以喝水吗?他痛了怎么办? ……

胃癌是外科大手术,患者术后可能出现的异常情况较多,不适感频繁出现,知识的缺乏,使患者及家属处于高度紧张状态,这种状态也造成护患之间关系紧张,因此术后宣教显得尤为重要,但宣教量非常大,患者及家属往往不能一次掌握,因此术后宣教尤其需要注意方式方法,减少不必要的反复宣教,无效宣教。

(一) 选择正确的宣教对象及宣教方式是成功宣教的第一步

在向患者宣教前,护理人员应先进行初步评估:第一,评估宣教对象对宣教内容的可接受程度。例如,术后当天有些患者麻醉清醒不完全,还不能与人很好沟通时宣教对象必定是陪护家属。在中国,人们对于恶性肿瘤的认知局限,获知家庭中一人罹患肿瘤后,举家重视,往往会出现一人生病,全家陪护的情况,因此宣教时须了解。第二,需要了解可选择的宣教方式。宣教方式现在有多样,传统的有口头宣教、纸质版宣教单、宣传册,随着医疗信息化硬件提升,也有多媒体动画宣教或 iPad 宣教。护士需要根据患者及家属的理解力、知识层次、年龄等多方面因素为患者选择最合适的宣教方式。

(二) 快速康复护理须知

1. 疼痛管理　疼痛,是患者术后第一天最主要的表现,如果护士不能及时处理、向家属宣教好相关知识,会导致家属及患者频繁呼叫,不仅影响患者后续早期下床活动,阻碍患者术后康复,也会增加护士的工作量。那么,术后我们将从哪几个方面对患者进行宣教呢?首先,患者回病房后,需对患者进行疼痛评估,评估的方法有视觉模拟评分法、数字评分法、语言等级评定表等,由于疼痛是患者的主观感受,可能会受到情绪等因素影响,因此还需结合患者的生命体征,以及其他不良反应来判断,同时也向家属讲解评估方法,使家属不至于对患者的疼痛茫然不知所措。其次,需要为患者宣教现有镇痛设施的使用方法。如今,术后疼痛越来越受到重视,预防性镇痛、多模式镇痛会常规为患者使用。镇痛的方式也有神经阻滞、椎管内镇痛、静脉镇痛、口服给药、皮下肌肉给药、切口局部浸润等多种方式,医师会要根据患者的实际情况实施相应的镇痛方式,针对性地教会患者及家属缓解方法。临床上较多采用镇痛泵静脉给药,镇痛泵是一种液体输注装置,镇痛泵内装有麻醉医生配置的镇痛药物,镇痛泵控制这些药物缓慢进入人体,使药物在血液中保持一个稳定的浓度,可以帮助用更少的药物达到更好的镇痛治疗,在无法缓解时,镇痛泵允许患者自行按压,在持续输注量的基础上增加一个额外输注剂量,起到镇痛作用,但为了防止药物血药浓度过高,每次额外输注剂量被限定并且短时间内频繁按压是无效的,因此我们需要告知患者及家属镇痛泵的作用机理,同时告知患者出现疼痛时如何按压镇痛泵,减少疼痛。

2. **早期活动**　护士在将患者安置在病床上后,告知患者可以适当活动时,不少家属常会情绪激动地问:"刚做完手术,怎么可以动,伤口会不会裂开?"事实上,手术顺利完成后,患者没有绝对卧床的要求,早期活动还利于快速康复! 因此,护士进行宣教时,也可安慰患者:"我就在床旁,您放松些,四肢先活动,弯曲,可以适当翻身,如果没有其他不适,也可以把床头稍微摇高,半坐着,对引流也是有好处的。"有研究表明,早期活动可以增加患者血运,减少血栓形成的风险,增加组织氧合,减少肺功能损害。因此,如患者无特殊病情变化,术后第一天就应指导患者下床活动1～2小时,之后逐渐加量。在指导患者的过程中应遵循循序渐进、量力而为的原则,不可强行让患者达到要求,当患者出现眩晕、出冷汗等症状时应立即让患者躺下,给予吸氧等措施。所以,循证依据进行科学宣教尤为重要!

3. **管道管理**　按照快速康复要求,应尽量减少置管,但也有研究表示,早期置管更利于早期观察患者术后并发症,及时处理,因此大部分术后患者仍然留置腹腔引流管、胃管及尿管。尿管在患者术后1～2日就会拔除,对留置尿管的患者需妥善固定尿管和引流袋,指导患者床上活动时注意尿管的位置,避免牵拉,下床活动时,将引流袋悬挂于耻骨联合以下,避免尿液逆流。尿管不应出现受压、扭曲、反折等情况,留置导尿的患者需进行会阴护理2次/日,保持尿道口清洁干燥,指导患者如出现尿道口刺痛、痒,应及时告知医护人员。研究表明,短期置管不需再进行夹管训练,可直接拔除。护理人员会对留置的胃管及腹腔引流管进行有效固定及观察,但需向家属及患者宣教日常注意事项:"术后这些管道都非常重要,我已经帮您固定好,也预留了充足的活动空间,但您活动时仍要注意,以防意外拔管,平时翻身活动后一定要注意管道有没有折住,一定要保证管道通畅哦。这个是腹腔引流管,引流液的正常颜色是淡黄色或者淡粉色,如果颜色突然变了，一定要及时告知我们。胃管引流出黄绿色、褐色液体都是正常的，如果是红色血性液也要及时跟我们讲。每根导管的引流量我们每天都会来准确记录，您放心。"

4.切口管理　"护士，今天医生又没给我换药，已经两天都没给我换药了，会不会有问题啊?"手术后需要每天换药吗? 患者总是很关注，希望医生每天更换敷料，但答案是否定的! 伤口部位是相对无菌区，当伤口处保持干燥时，频繁换药，反而会使伤口频繁暴露在有菌环境中，因此无特殊情况时，3~5 日更换一次敷料即可，但护士需每日观察伤口情况，一旦发现伤口渗液、红、肿等情况，需立即通知医生进行处理。另外，何时拆线也是患者特别关注的问题，但拆线时间因人而异，需根据患者年龄、营养状况、切口部位、局部血供决定。

5.饮食指导　胃癌患者由于疾病原因，术后无法正常摄入饮食，为保证患者能够获得充足的营养供给，术后需通过肠内或肠外进行补充，以预防和纠正患者营养不良的情况。术后患者如无特殊病情变化，应鼓励其早期进食，在术后第一天就可以饮用适量清水，2~3 日增加至流质，之后根据患者自身的耐受情况逐渐增加进食量，在饮食类型不改变的情况下可建议患者选择安素等全营养粉。在快速康复开展前，旧观念认为，患者应在胃肠道通气后也就是术后 3~5 日才可进食。目前，绝大多数患者也仍然存在这样的疑虑，尽管早期进食不仅可降低感染风险、降低术后并发症、缩短住院时间，且并不增加吻合口狭窄发生率，为使患者能够接受早期进食的理念并配合，护理人员仍需不断努力、反复宣教。但早期进食的量远不能达到患者身体所需，因此还需配合使用肠外营养。

四、恢复期需要提醒患者的几件事

根据快速康复的指导意见，患者达到以下情况即可出院：无需液体治疗、恢复固体饮食、经口服镇痛药物可良好镇痛、伤口愈合佳、无感染迹象、器官恢复良好，能够自由活动。根据这一原则，结合患者情况，我们需要给予患者出院后饮食、运动、随访几个方面的专科指导。

（一）饮食须知

若术后恢复良好,患者出院后可进食软饭,主食与配菜宜选营养丰富,易消化食物,忌食生冷、油煎、酸辣等刺激易胀气食物,患者应细嚼慢咽,多食新鲜蔬菜水果,不吃高脂食物、腌制品,适量补充铁剂和维生素,禁忌烟酒,饮食有规律,术后3～6个月后可逐渐据身体情况恢复到普通饮食。患者饮食以自我感觉无不适,饮食内容以低渣、温和、易消化为原则,少食多餐,并避免过甜、过咸、过浓饮食,如进食后出现恶心,腹胀等症状,应暂停进食,常规患者需监测自身体重,确保体重稳定,最好小幅增加;鼓励用餐频率增加,尽量保证进食时不要饮水,如果患者体重仍然下降,则需考虑至营养门诊就诊,调整日常饮食;如患者出现腹泻症状时,可使用思密达等止泻剂。

（二）运动指导

经过胃癌手术后,大部分患者还需要进行化疗或放疗等其他综合治疗,患者及家属很容易强化病员的角色,认为是患者就应该多休息,不要有运动,这种想法是非常错误的。适当运动对患者术后身心恢复大有裨益,护理人员行出院宣教时,应鼓励患者活动,活动的量应根据患者的年龄、本身身体状况决定,原则是有一个良好的运动生活方式且不要懒惰,至少每天保持30分钟的温和强度运动量,推荐患者早期可行慢走等活动,循序渐进,患者体力恢复后,可增加运动时间及运动量,简单的家务劳动是被允许的。

（三）随访要点

患者须终身随访,定期门诊随访,建立随访档案。随访时间为:术后第1～3年内每3～6个月一次,第3～5年每半年一次,5年后可1年一次。随访内容包括肝肾功能、血液生化、肿瘤指标、胃镜、上腹部CT等项目。

五、防患未然——胃癌的预防知识

防大于治,一旦罹患胃癌,对于患者及整个家庭不啻晴天霹雳,庞大的恶性肿瘤群体也给社会带来巨大的经济压力,因此通过降低各种高危因素的方法,来降低胃癌的发病率,进行一级预防才是最理想的方法;抑或早期检查、早期治疗实现二级预防,将胃癌的发生遏制住。那么我们如何进行早期的干预呢? 胃癌又有哪些高危因素呢?

(一) 胃癌的一级预防

1. 控制 Hp 胃癌是多因素作用的结果,包括环境因素、社会经济状况和生活习惯等。但是经过大量流行病学调查发现,Hp 感染与消化道溃疡、胃癌、胃淋巴瘤等多种消化道疾病都有密切关系。1994 年国际癌症研究机构研究更是将 Hp 感染确定为胃癌的病因,研究表明,65%~80% 的胃癌患者均是由 Hp 感染导致,因此研究根除 Hp 对胃癌发生的预防极为重要。Hp 感染的胃炎患者 80% 是无症状的,因此很容易被大众所忽略。Hp 的检测可通过胃镜检查和呼气试验两种方式,在年轻群体中进行筛查和治疗效果较好,即使胃癌已经发生,根治 Hp 也对之后病情有一定效果。但是亚太胃癌预防共识并不推荐儿童时期进行 Hp 根除来预防胃癌,由于儿童的胃癌发生率非常低,广泛进行儿童筛查和治疗费用巨大,且儿童时期根除感染后,再发生感染的风险增加。

2. 调整饮食 实验研究发现,盐本身并不致癌,但盐和高盐饮食使胃黏膜损伤,引起炎症反应,进而导致 DNA 合成增加和细胞增殖,过快的细胞增殖使 DNA 修复能力下降,损伤的胃黏膜增加了其他致癌物进入细胞的可能,诱发其他胃癌致癌物发挥效应。减少盐的摄入不仅能够降低胃癌的发病率,也能够减少其他疾病如心脑血管疾病的发生。世界卫生组织呼吁,2025 年全球人均每天盐的摄入量应控制在 5 g。因此,建议日常应降低盐及腌制食品的摄入。其次,需要减少红肉和预加工肉类的摄入。红肉指烹饪前呈现出红色的肉,具体来说猪肉、牛肉、羊肉、鹿肉、兔肉等所有哺乳动物的肉都是红肉,红肉在高温环境下产生多种致癌物质;而预处理的肉指加工过的肉类,如咸肉、香肠、火腿、腊肠和午餐肉等都属于预加工肉类,其含有大量 N-亚硝酸基化合物,也是一种致癌物。这两种肉类不仅与胃癌的发生存在关联,而且与结直肠癌等癌症也相关,因此日常应尽量减少摄入。除此之外,建议在饮食搭配上增加蔬菜和水果的摄入。国际癌症研究机构在 2007 年称非淀粉类蔬菜和水果很可能是胃癌的保护因素,每天摄入 50 g 葱蒜类蔬菜能够降低 23% 的胃癌风险,研究结果显示,并不是所有蔬菜对所有类型胃癌都有预防作用,但较明确的是洋葱、大蒜对肠型胃癌具有保护作用,水果的高摄入能够降低胃癌的发生风险。因此鼓励患者在饮食中增加洋葱、大蒜及新鲜水果的摄入。当今社会,很多人会认为维生素 C 等是抗氧化剂,β-胡萝卜素和抗坏血酸能够提高萎缩性胃炎和肠生化的退化率,干扰癌前病变发展为胃癌的进程,会在膳食基础上增加服用各种营养素补充剂,但随机的对照试验研究显示,无法证明这些营养补充剂对胃癌有保护作用,并不应该常规对患者进行推荐指导。饮酒与胃癌之间的相关性一直存在争议,因亚洲人群重度饮酒比例较小,从研究看,亚洲人群并未发现饮酒与胃癌发生风险存在相关性,欧洲的研究表明每天酒精摄入超过 60 g 的人群患病风险增加,因此在对患者进行宣教时,对于习惯饮酒患者,可不强行进行戒酒,但必须严格控制饮酒量。

3. **控制体重** 肥胖与多种恶性肿瘤发生被证实具有相关性。研究发现,肥胖是胃癌中贲门癌发生的独立危险因素。追溯其原因,肥胖可导致反流性食管炎的发生,反流性食管炎可直接导致食管癌和贲门癌,而脂肪在代谢过程中产生大量与恶性肿瘤发生相关的代谢产物,导致细胞癌变,所以需要告知患者,患者的身体质量指数 BMI 需控制在 25 以内。

4. **高危人群的积极早期评估** 符合以下标准的人群需加强评估:

(1) 家族有<40 岁的胃癌患者。

(2) 有 1 名一级至三级亲属中患胃癌且患者诊断时年龄<50 岁。

(3) 有 2 名及以上一级至三级亲属中患胃癌且患者诊断时处于任何年龄。

(二) 胃癌的二级预防

二级预防是指实施于疾病临床前期阶段的早期发现与治疗行

为,此时的治疗比常规临床就医诊断后治疗更有效,通过二级预防阶段的疾病监测与治疗实施可以预防癌症继续进展(图4-1)。

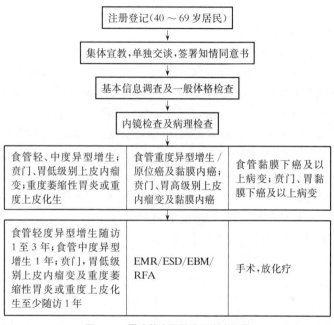

图4-1　胃癌筛查及早诊早治流程图

EMR,内镜黏膜切除术;ESD,内镜黏膜下剥离术;EBM,多环套扎黏膜切除术;RFA,射频消融术

（黄歆）

第二节　结直肠癌面面观

结直肠癌是我国居民高发恶性肿瘤之一。世界范围内,结、直肠癌的发病率居恶性肿瘤的第四位。世界卫生组织国际癌症研究机构统计,2012年全世界约有136万结直肠癌新发病例,近年来,由于饮食结构的改变,我国结直肠癌发病呈上升趋势,在过去的30年增加了35.7%。但相比较其他肿瘤,结直肠肿瘤可预防、易诊断、能治疗、

手段多、预后好。下面我们就对结直肠癌的治疗、康复等新进展进行介绍，以便专科护士为患者提供更精准的健康指导。

一、结直肠癌秘密初探

（一）什么是结直肠癌

在了解结直肠癌之前，我们先来了解一下我们的消化系统吧！食物被咀嚼吞咽后，会送至胃，胃再将食物碾磨分解成食糜，然后输入小肠，小肠分泌大量肠液，会分解食物，并吸收有用的养分。紧随其后的就是大肠，它主要负责水、电解质以及部分胆汁酸的吸收，吸收主要在右侧的结肠完成，然后形成粪便，并暂时存储粪便，最后经肛门排出体外。结肠癌是指发生于盲肠、升结肠、横结肠、降结肠和乙状结肠的恶性肿瘤，也就是大家俗称的大肠癌；直肠癌是指乙状结肠直肠交界处至齿状线之间的恶性肿瘤。

大部分的结肠癌及直肠癌都是起源于肠息肉。肠息肉是一类从肠黏膜表面突出到肠腔内的隆起状病变，一般可分为腺瘤性息肉、炎性息肉、错构瘤和其他一些赘生物。其中成人主要是腺瘤性息肉，此类息肉直径＞2 cm 者，约半数会癌变，是引发结直肠癌的最主要病因。但是从腺瘤到癌的演变过程约经历 10～15 年，因此结直肠癌可早期进行预防，通过定期肠镜，切除腺瘤息肉来预防结直肠癌的发生。

（二）结直肠癌的分期

结直肠癌也常使用 TNM 分期（表 4 - 2）。

表 4 - 2　结直肠癌 TNM 分期

T(原发肿瘤)	N(区域淋巴结)	M(远处转移)
T_X 原发肿瘤不能评估	N_X 区域淋巴结不能评价	M_0 无远处转移
T_0 无原发肿瘤证据	N_0 无淋巴结转移	M_1 有远处转移
T_{is} 局限于上皮或黏膜固有层	N_1 1～3 个区域淋巴结转移	M_{1a} 单个器官或部位发生转移
T_1 肿瘤侵犯黏膜下层	N_2 ≥4 个区域淋巴结转移	M_{1b} 多个器官或部位发生转移或腹膜转移

（续表）

T(原发肿瘤)	N(区域淋巴结)	M(远处转移)
T_3 肿瘤穿透固有肌层进入浆膜层或直肠旁组织	N_{2b} ≥7 个区域淋巴结转移	
T_{4a} 肿瘤穿透腹膜表面		
T_{4b} 肿瘤直接侵犯或与周围器官结构粘连		

　　大部分患者无法理解这么复杂的分期,如何简单告诉患者及家属疾病的严重程度呢? 我们可以将 TNM 分期归纳总结然后用罗马数字 I 至 IV 表示(表 4-3),分期规则是:数字越小,癌细胞扩散得越少,因此,IV 期就代表比较晚期的癌症。

表 4-3 结直肠癌分期

分　期	T	N	M
0	T_{is}	N_0	M_0
I	T_1	N_0	M_0
	T_2	N_0	M_0
II A	T_3	N_0	M_0
II B	T_{4a}	N_0	M_0
II C	T_{4b}	N_0	M_0
III A	$T_1 \sim T_2$	N_1	M_0
	T_1	N_{2a}	M_0
III B	$T_3 \sim T_{4a}$	N_1	M_0
	$T_2 \sim T_3$	N_{2a}	M_0
	$T_1 \sim T_2$	N_{2b}	M_0
III C	T_{4a}	N_{2a}	M_0
	$T_3 \sim T_{4a}$	N_{2b}	M_0
	T_{4b}	$N_1 \sim N_2$	M_0
IV A	任何 T	任何 N	M_{1a}
IV B	任何 T	任何 N	M_{1b}

　　大肠癌的分期方法有以下两种:一种是临床分期,是医生根据体检、活检及所有影像学结果,推断你的病情而评估出来的分期。另

一种是你已经接受了手术治疗,医生结合术中所见和术后病理诊断,定出病理分期。病理分期原则上比临床分期更准确。患者术后需要根据病理分期决定是否需要做进一步治疗。

(三) 如何诊断结直肠癌

大肠癌要在较晚期才会出现明显的症状,早期一般没有症状。当疾病筛查时发现异常,或者出现症状时,则需进一步检查。

当出现以下症状时,请即刻就诊完善检查。

(1) 排便习惯改变,譬如腹泻、便秘,粪便变细,排便后仍然有便意,而又持续了数天。

(2) 便血、黑便。

(3) 腹部痉挛或疼痛。

(4) 持续且严重的虚弱及疲劳。

(5) 原因不明的体重下降。

不过,以上的症状未必完全由大肠癌所致。所以请护理人员宣教时,严谨宣教语言,勿使过度紧张。

但当疑似大肠癌时,便需作进一步检查。如已确诊,就要了解扩散的程度。

就诊后医生会从以下几个方面进行检查。

1. **病史及体检**　询问健康状况、家族病史,随后行完整的体格检查。

2. **血液检查**　由于肿瘤会导致出血,大肠癌的患者血色素一般会偏低。大肠癌也可能扩散到肝脏,所以通过验血检查肝功能也有助评估病情。肿瘤指标如 CEA(癌胚抗原)等也可以帮助诊断大肠癌,并可用于评估治疗效果和随访病情。

3. **肠镜检查**　诸如大肠癌的症状存在,或体检、血液检查结果提示大肠癌可能,患者则需行电子结肠镜检查。

(四) 结直肠癌治疗方案

大肠癌最主要的治疗方法有四种:手术、放疗、化疗、靶向治疗,多数情况下临床选择多种治疗方式联合进行。

1. **手术**　手术是治疗结直肠癌的主要手段,但结肠癌和直肠癌的手术方法略有不同。

（1）结肠手术：最常用的结肠癌手术方法，称为结肠切除术。一般来说，手术不仅会切除癌细胞所在的节段，还会切除两边各一段正常的结肠（包括附近的淋巴结），然后再把结肠的两个开口重新缝合在一起。结肠癌的患者一般不用进行结肠造口术，不过有时候为了让结肠得以愈合，需要暂时造口。目前的研究证据显示腹腔镜微创手术具有与开腹手术类似的根治效果，且创伤更小、恢复更快，故目前多选择腹腔镜微创手术。

（2）直肠手术：手术虽是治疗直肠癌最主要的方法，但手术前后一般会结合化疗及放疗。现有多种治疗直肠癌的手术可供选择。

1）直肠前切除术：这种方法适用于生长于直肠中上部的癌细胞，医生会切除癌细胞及两边的正常组织、附近的淋巴结和大量围绕直肠的脂肪和纤维组织，因此，肛门不会受到影响。手术后，结肠会直接与直肠连接，粪便则会以正常的方式排出体外。

2）低位直肠前切除术：这种手术方式需切除几乎全部直肠，然后将结肠连接至肛门。这是较为复杂且风险较高的手术，手术后一段时间内患者需要造口以转流粪便，让肠道伤口复原。因此，患者需要进行两次手术（第一次手术3～6个月后）关闭造口。

3）腹会阴联合切除术：对于直肠下部靠近肛门的癌细胞，需要通过腹会阴联合切除术进行手术。由于肛门会连同直肠一并切除，患者必须永久性造口。造口将置于腹部前方，用于排泄粪便。

4）盆腔脏器切除术：如直肠癌已扩散到附近的器官，患者就必须接受更大型的手术。在切除直肠的同时连同其他器官一并切除。包括膀胱、前列腺、子宫等有可能受癌细胞扩散的地方。

2．放疗　术后，患者再行联合放疗，可杀死手术切除不到的少量癌细胞。如果癌肿太大或生长在难以切除的位置，医生会先通过放疗使肿瘤缩小，然后再行切除手术。放射疗法亦可以用来减轻一些严重癌症的症状，例如肠梗阻、出血和疼痛。对直肠癌患者，医生通常会在手术前或后替患者实施放疗，以防癌症在病变位置复发。当然放疗存在诸多不良反应，如皮肤肿胀、恶心、腹泻、大便失禁、直肠或膀胱疼痛发炎、性功能障碍、疲倦。但是随着医疗水平的提高，放疗的精确性越来越高，患者的消化道副作用越来越小，但放射性皮炎仍然比较多见，为了防止放射性皮炎，可以建议患者在放疗期间常规在放疗皮肤处使用塞肤润等皮肤保护剂进行预防。

3. 化疗　化疗是药物对抗癌症的方法。通过静脉或口服的方法，抑制癌细胞扩散到其他较远的器官。有时，患者在进行手术前需要接受化疗，这可以使肿瘤缩小，又令手术操作更容易进行。对于大肠癌的患者，在病情发展到某些阶段时，都会在手术后接受化疗，以提高患者的存活率。化疗虽然能杀死癌细胞，同时也会对健康的细胞造成损伤。因此很多患者会有恐惧心理，需告知患者化疗的必要性，故医生在化疗前会进行必要的评估，辅助药物的使用也会大大降低化疗的副反应。同时为了保护患者血管，所有化疗患者应向其介绍中心静脉置管 PICC 或者 PORT。

4. 靶向治疗　是通过药物针对攻击癌细胞的治疗方法。靶向药物与一般的化疗药物不同，会针对性地对肿瘤细胞产生作用，使患者的副反应降到最低，但由于靶向药物价格昂贵，无法大面积推广使用。

5. 新辅助治疗　大部分患者一旦确诊后都强烈要求立即手术，但有时医生会拒绝，反而让患者先进行放化疗，这时不明情况的患者及家属会有各种疑虑：是不是没得救啦？医生是不是不负责不肯收我入院啦？这时作为医护人员一定需要详细为患者讲解，取得患者及家属的理解。术前放化疗被称为新辅助治疗是由于肿瘤太大，侵犯周围组织较严重时，通过前期的放化疗，可以缩小肿瘤大小，使肿瘤局限，减少手术创伤，提高患者的手术效果，提高患者的治愈率，对于直肠癌患者甚至可以通过放化疗达到保肛的目的。因此需告知患者积极配合，不要心存疑虑，对医生产生怀疑。

二、结直肠癌术前健康教育

（一）心理干预

结直肠癌患者心理变化与所有恶性肿瘤患者基本相似，但是却因存在造口的可能,心理变化略有不同。虽然目前的医疗技术越来越高,造口率较之前下降,但直肠癌造口比例仍然非常高,很多患者在医生一谈到造口时就会自然地拒绝,患者最常见的一句话就是:"医生,如果要造口,我还不如不治了呢!"患者一旦想到肛门没有,大便会从腹部排泄,本能的反应就是生活质量下降、形象紊乱、绝望、恐惧的心理油然而生。此时,需要护理人员或造口师耐心讲解,告知患者造口的必要性,告知患者造口处理的便捷性,必要时请已有造口的患者当志愿者对患者进行现身说法,使患者不再对造口产生恐惧、疑虑。有利于患者对手术的积极配合。

(二) 营养支持

结直肠癌患者与胃癌患者一样,绝大部分患者在术前就有营养不良,贫血、低蛋白血症的情况,因此需要早期进行营养支持治疗。

(三) 肠道准备

多年来,医生都认为结直肠癌术前肠道清洁准备可以减少肠道内容物,减低腹内压力,利于手术开展、降低腹腔感染、降低吻合口瘘发生。现阶段研究表明,肠道准备并未减少相关并发症的发生,反而造成患者的不舒适感,因此有部分医院采取了新的肠道准备方案:不进行肠道清洁准备、术前禁食12小时,术前1日静脉使用抗生素。但执行此方案的样本数较少,尚未得出明确的结论。

1. 术前的饮食准备 原则为高蛋白质、足够热量、充足电解质的少渣饮食。结合患者的营养需求,应视情况给予静脉营养支持,近年来,随着要素饮食的迅速发展,有学者提出术前3日口服肠内营养制剂(如安素、能全素、瑞素等)代替传统流质饮食,可改善患者的营养状况并调节免疫功能,在保证肠道良好的清洁度的同时,缩短术后肠功能恢复时间,减少手术后并发症的发生。

2. 术前肠道灭菌准备 肠道是个大的细菌库,全肠道存在大量细菌,传统方案中,术前3日开始联合使用甲硝唑和链霉素,但研究表明,口服抗生素反而破坏了肠道菌群的平衡,不利于术后恢复,因此也有研究提出不进行肠道准备。

3. 术前肠道清洁　临床上现在多使用口服导泄剂来达到肠道清洁的目的,辅助使用机械性灌肠。口服导泄剂临床使用的有 5 类。

(1) 甘露醇：术前 12 小时服用。甘露醇属高渗液体,在胃肠道内不被吸收,通过阻止肠道内水分吸收造成渗透性腹泻,但甘露醇可酵解肠道细菌,进而产生大量氢气和甲烷,故肠镜及术中操作时禁用电切、电凝,以免爆炸。

(2) 硫酸镁：口服后不被吸收,通过造成肠道内高渗状态,使小肠壁的体液向肠腔内倒渗,并刺激肠蠕动,从而起到导泻作用。但其口感差,容易出现恶心、呕吐、腹痛、脱水等不适感。

(3) 聚乙二醇电解质：是现在使用最广泛的肠道导泄剂,主要成分乙二醇是长链形高分子聚合物,在消化道内不被吸收和代谢,其通过氢键结合固定结肠腔内水分子,增加粪便含水量并迅速增加粪便体积、刺激肠壁、促进蠕动,达到加速排便和清洁肠道的作用,使用安全,但患者需服用大量水,部分患者无法耐受。

(4) 磷酸钠盐口服液：主要成分为磷酸氢二钠与磷酸二氢钠,两者在肠道内解离出不被吸收的阴阳离子,从而在肠道中形成高渗环境,利用肠道半透膜的性质,使水分进入肠内,软化粪便。与磷酸钠盐本身的水分和患者服用的水分共同产生一种机械刺激,促进肠道运动,同时通过激活肠黏膜层的局部神经反射而增加肠壁蠕动,提高肠道动力。

(5) 番泻叶：可水解产生大黄素,刺激肠蠕动,通常在服用 4～7 小时后引起腹泻,优点在于价廉,护理简单。但准备效果差,影响视野,可诱导黏膜炎症,干扰诊断。一般情况不推荐。

(四) 术前全身评估及支持

结直肠癌手术对患者打击较大,因此术前需要详细评估所有可能并发症的危险因素,早期加以干预处理。

1. 肺功能的评估与管理　评估患者呼吸困难程度、咳嗽、咳痰、吸烟史,体检注意呼吸频率,有无发绀、三凹征、胸壁异常活动(反常呼吸)、胸廓畸形,肺听诊有无啰音、支气管哮鸣音、呼吸音减弱或消失、气管受压或移位。近年来,对于慢性肺功能不全的患者,除非已有广泛实变,一般可通过术前系统治疗获明显改善,很少成为手术禁忌。胃肠手术患者并存急性呼吸系统感染,包括感冒、慢性支气管炎急性发作、肺炎者,术后易并发肺不张和肺炎,择期手术必须推迟到完全治愈后2周再手术,急症手术则应尽量避免气管吸入麻醉,并积极控制感染。术前准备需进行准备的有以下一些方面包括:

(1) 禁烟:至少2周。

(2) 彻底控制急慢性感染:术前3～5日应规律应用有效抗生素,控制肺部感染。

(3) 呼吸训练:练习深呼吸和咳嗽以改善肺通气功能,指导患者有效咳嗽和缩唇呼吸。

(4) 胸部物理治疗与体位引流,促进排痰。

(5) 解除支气管痉挛:对哮喘或喘息型慢性支气管炎者,进行雾化吸入或口服β-受体激动剂、茶碱类药物等支气管扩张药物治疗,经常发作哮喘者,可应用肾上腺皮质激素。

(6) 纠正营养不良及电解质失衡。

(7) 肺心病失代偿右心衰者,需用洋地黄、利尿药、吸氧和降低肺血管阻力的药物治疗。

2. 术前血糖控制　糖尿病是一种临床综合征,有糖尿病的外科手术患者由于抵抗力低,易并发感染,且手术麻醉加重了糖尿病和其他内分泌系统功能的紊乱,有发生酮症酸中毒的危险,因此术前应充分准备。

(1) 术前了解病情,测血糖、尿糖、尿酮体、血生化电解质、心电图。

(2) 增强营养,如患者营养较差或消耗较大,按需要增加20%～40%的热量,并给高蛋白、大量维生素。

(3) 控制血糖。择期手术患者至少在术前2周控制血糖,达到空腹血糖在8.3 mmol/L以下,但不必要求血糖降至完全正常,以免发生低血糖。一般患者饮食控制和口服降糖药即可控制。

3. 术前血栓的预防　结直肠癌患者作为接受外科大手术人群是血栓的高发人群需要从术前2～12小时之前就开始进行血栓预防。需要指导患者在术前备好弹力袜。

（五）术前检查指导

结直肠癌患者术前除常规术前检查外，还有那些特殊检查呢？

1. 电子肠镜　肠镜检查配合病理检查是诊断结直肠癌的标准方法，在肠镜下可观察肿瘤部位、形态，同时可获取标本，为肿瘤分期及外科手术治疗提供重要依据。肠镜检查的具体注意事项详见第一章第三节。

2. 直肠指诊　直肠指诊是肛门直肠疾病检查方法中最简便、最有效的方法之一。通过直肠指诊可及早发现肛门直肠的早期病变，对于直肠癌指诊时可确定肿瘤的大小，占肠壁周径的范围，是否带蒂，肿瘤基底下缘距肛缘的距离，肿瘤浸润状况，是否移动，肿瘤质地等。早期肿瘤可移动，若与膜下层及肌层粘连则不易推动；晚期可触及狭窄环，严重者手指不能通过狭窄环。女患者应同时行直肠、阴道双合诊检查，明确直肠肿块和阴道的关系。高位直肠癌则需按压下腹部同时直肠指诊检查。据国内统计，有 80% 的直肠癌就是通过直肠指诊被发现。因此在临床上对初诊患者及可疑患者都应作直肠指诊检查，决不可忽视这一重要的检查方法，以免延误直肠癌等重要疾病的早期诊断及手术时机。

直肠指诊检查不需任何辅助设备。检查时，医生右手戴上消毒手套，食指和患者肛门外部都涂上一些液状石蜡油。患者可耐受时采取膝胸式体位，无法耐受时采用左侧卧式。

3. 下腹部 CT 或盆腔 CT　CT 扫描从不同角度拍摄身体各个部位，可显示癌细胞是否已经扩散至其他器官。检查时，患者需平卧于检查台，有时需要静脉注射造影剂，以便检查部位更清晰地显示出来。不过，使用造影剂后有可能出现潮热、荨麻疹的过敏症状，极少情况可能出现呼吸困难、低血压等严重反应，一旦出现这些症状，须立即告知医生。

4. B 超　适用于大肠癌的 B 超检查有两种，一种是将一根超声波发射棒放入直肠中，显示癌细胞的位置及检查癌细胞是否已经扩散到附近的器官或组织。另一种进行腹部 B 超，可以检查癌细胞是否扩散到肝脏。

5. 胸片　术前常规进行胸片检查,当怀疑有肺部转移,应行胸部 CT 检查。

6. 组织病理检查　活检是唯一确诊的途径。对于低位直肠癌,由于手术有可能需要切除肛门,术前必须有活检病理结果。此外,医生还可以根据癌细胞中特定的基因变异而调整治疗的方法。

(六) 物品准备

指导患者准备好术后使用物品,包括患者个人生活用品如毛巾、肥皂、牙刷、牙膏、漱口杯、发梳、洗发水、面盆、便器、饭盒、吸管、卫生纸等。以及术后使用外科腹带、成人尿垫等,可能进行造口术的,需另外备好造口袋。

三、结直肠癌术后健康教育

(一) 快速康复理念在结直肠癌术后中的应用

结直肠癌是最早开展快速康复的病种之一,一些术后的新的理念已经得到证实。包括以下几点。

1. 不常规留置胃管　据报道,胃管的留置反而增加了患者肺部感染的发生,增加排气和进食时间,为降低这些不利因素,除非患者有梗阻等情况发生,否则并不常规留置胃管。尽早拔除尿管,无特殊情况下,导尿管在术后 1~2 日内拔除。

2. 早期下床活动　在观察患者无出血情况出现时,需指导患者尽早下床活动,术后第一天即可下地活动 1~2 小时,以后逐渐增加活动量,早期下床活动可以促进血液循环,防止血栓;增加呼吸功能,防止肺部感染的发生;促进肠蠕动,防止肠麻痹及肠粘连的发生。

3. 尽早进食　术后早期进食,可降低感染风险及并发症的发生,应指导患者术后第一天就开始进食流质饮食,少量多餐,随后根据患者的进餐反应逐渐增加饮食量,由流质逐渐向固体食物过度。

4. 补充口服营养制剂　指导患者术后第一天开始补充口服营养制剂,如安素等,推荐在院外持续口服营养制剂数周。

5. 肺部管理　指导患者进行有效咳嗽、体位引流、胸背部拍击等,帮助患者保持呼吸道通畅,鼓励患者术后早期就开始进行深呼吸等呼吸锻炼运动。同时可配合使用雾化药物。

（二）造口患者宣教

造口护理是结直肠术后宣教重点，患者往往从未接触造口，如果没有专业指导，患者及家属不敢自行处理，会造成护理不当，产生造口并发症，大便外漏，引起自我封闭等一系列不利于疾病恢复的情况。

1. 造口更换流程

（1）用物准备：造口用品（造口袋、造口测量尺、造口剪刀、造口粉、防漏膏、皮肤保护膜）、污物袋、抽纸巾、泌尿造口必须多准备一些吸水纸。

（2）去除：撕去旧造口袋时要一手按压皮肤，一手轻揭造口袋，自上而下慢慢将底板撕除，如撕除困难则可用湿纱布浸润底板再撕造口袋。注意：摘除后将造口袋闭合粘贴减少异味；观察摘除下的造口袋（底盘的渗漏的位置）。

（3）清洗：用温水清洗造口及周围皮肤，将棉签或纸巾湿润后由外向内轻轻擦洗造口，动作要轻，造口清洗后，也用同样的方法清洗造口周围的皮肤，然后用纸巾或干纱布吸干皮肤上的水分。注意：不要使用酒精、碘酒等消毒用品；防止用力过猛，损伤皮肤表皮。

（4）观察：皮肤状况，有无红、疹、破损等同时观察黏膜的颜色。

（5）测量：将测量的尺寸在造口底盘上做记号后开始裁剪。注意：造口底板裁剪大小应以造口的大小和形状为标准，再加上 0.2 cm 左右，裁剪大小合适后用手指将底板的造口圈磨光，以防裁剪不整齐的边缘损伤了造口黏膜。

（6）粘贴：造口底盘或造口袋，粘贴上造口袋后先轻轻按压造口边上的底板，减少渗漏机会。注意：应根据患者的体位决定造口袋的开口方向。

（7）最后关闭造口袋底部的排放口。

（8）更换小技巧：保持良好的心理状况；保持造口周围皮肤干净、干燥；冬天时可以用手多捂一会底盘，增加柔软度和增强黏性；粘贴时保持造口周围粘胶与皮肤粘贴牢固；尿路造口可以将一棉球放在造口上吸收尿液。

2. 造口生活指导

（1）运动：造口患者为了保持健康的生理功能，应该维持适当的运动，但为了防止剧烈运动可能碰撞到造口黏膜，避免接触性、重撞击运动。

（2）洗澡和游泳：水对造口无害，可以取掉造口袋后直接进行淋浴，清洗身体和造口，淋浴时为了减少化学物质对造口黏膜的刺激，可以使用中性沐浴露或肥皂进行清洗，不用过分担心水会进入造口。以下几种情况下，不要去除造口袋：回肠造口患者由于排出物无法控制，不建议去掉造口袋；夏季每日进行淋浴时，可3～5日更换一次造口袋，每次淋浴时可不去除造口袋；游泳时也不用去除造口袋。这几种情况出现时，造口底盘四周使用防水纸胶贴住，这样不会影响造口底盘的使用，泳衣也以一件式连身为宜。

（3）穿着：衣服以柔软、舒适、宽松为原则，不需制作特别的衣服，适当弹性的腰带并不会伤害造口，也不会影响肠道功能。

（4）工作：造口不会影响手术前职业，但应避免举起重物，长期腹腔用力容易引起造口旁疝的发生。

（5）旅行：造口患者依然可以参加长途旅行，但在旅行前一定需要备齐足够的造口产品，以备不时之需。

（6）社交活动：只要体力允许，建议早起恢复一般性的社交活动，有助于减轻患者的心理负担。

（7）结婚生育：造口患者可以正常结婚、怀孕。

（8）心理：造口患者因为自身形象的改变，一段时间内会产生绝望，甚至排斥外出等情况，应告知患者正确掌握造口护理的相关知识，良好的自我护理，造口不会对生活、工作产生任何不便，加强患者的信心。

四、结直肠癌出院宣教

出院前，医护患共同制订出院康复计划，预计当出院后身体恢复所需时间、可能出现的问题及应对措施，详细交代出院后注意事项，制订定期随访计划,加强患者康复指导,鼓励患者主动参与功能锻炼,保证患者出院后的相关治疗继续进行,并得到支持服务,减少再住院率。除了常规宣教外,对于结直肠癌还需让患者掌握以下几点知识。

(一) 排便训练及肛门训练

排便功能训练指导低位直肠癌保肛手术后,肠道功能、括约肌和神经受到不同程度的损伤,术后早期出现轻中度排便反射和自主控便能力下降,术后排便功能受到一定影响,术后正确的排便功能训练及长期的随访指导非常重要。

1. 缩肛训练　术后通过缩肛训练逐渐在大脑皮质形成定时排便的兴奋性,加强肛门括约肌收缩功能,有利于早日恢复排便功能。方法:术前指导患者学会呼气时收缩盆底肌和肛门括约肌,肛门上提,吸气时放松。术后1周指导患者锻炼肛门舒缩运动,10下/次,4次/天;术后2周开始,收缩舒张肛门5~10分钟,2次/日。

2. 提肛运动　指导患者做下蹲时肛门放松,站立时用力缩紧肛门,每天2~3次,开始时每次35下,根据患者病情及耐受程度逐渐增加,术后2周达到每次连续做15~20下。

3. 仰卧起坐　术后3~4周开始,让患者仰卧,按住其双下肢,令其坐起,再逐渐平卧,这样多次重复,以训练肛门收缩力。

4. 排便反射训练　按患者术前排便时间和习惯,不管有无便意都定时如厕排便10分钟,以促进大脑皮质建立定时排便反射。其他时间有便意时,可应用分散注意力的方法,如通过变换体位、听音乐、轻度体力活动等来减轻便意,以训练患者肠道的储便功能和肠壁的延伸性,养成定时排便的习惯。

(二) 随访知识

1. 体格检查　术后2年内每3个月一次;术后2~5年每6个月一次。

2. 血常规、肝肾功能　术后化疗期间(术后6个月内)每3周一次;术后6个月至2年每3个月一次;术后2~5年每6个月一次。

3. 肿瘤指标(CEA/CA19-9/CA72-4)　术后2年内每3个月

一次；术后 2～5 年每 6 个月一次。

4．B 超（肝胆胰脾肾）　术后 2 年内每 3 个月一次；术后 2～5 年每 6 个月一次。

5．胸部/腹部/盆腔 CT　术后 4～6 周检查作为对照；术后 2 年内每 3 个月一次；术后 2～5 年每 6 个月一次。

6．结肠镜　术后 1 年内复查肠镜；如果术前由于肿瘤梗阻等原因未行全结肠检查，则应在术后 3～6 个月复查肠镜。如术后结肠镜检查发现高危腺瘤性息肉，则每年均应复查肠镜。如术后结肠镜检查结果阴性，则术后 3 年再次复查肠镜，之后每 5 年复查肠镜。

7．手术 5 年后建议每年复查一次　体格检查＋肿瘤指标＋B 超＋胸部 CT＋腹/盆腔 CT。

五、结直肠癌的预防知识

（一）结直肠癌的一级预防

结直肠痛的一级预防主要是针对消除各种危险因素所采取的措施。

1．戒烟限酒　吸烟明确为结直肠癌的危险因素。特别是近端结肠癌。对于吸烟者而言，应了解吸烟的规律，在想吸烟的时候通过食用其他食物或转移注意力的方式来代替。循序渐进地减少每天的吸烟量，并且尽量吸尼古丁和焦油含量低的烟。有研究表明，30 g/d 饮酒量者患结直肠癌风险是不饮酒者的 1.24 倍，长期饮酒可以降低叶酸水平，使结、直肠癌的发生率增加 80%。对于长期饮酒者减少酒精摄入是预防结直肠癌的最好手段。对于喜好白酒和啤酒的人来说，建议每天白酒的量不应超过 1 两，啤酒不超过 1 瓶。

2．营养平衡、健康生活　饮食因素对结直肠癌的发生有着重大的影响，保持健康的饮食习惯，能够降低结直肠癌的发生。

（1）增加膳食纤维的摄入。研究证实，膳食纤维的摄入对降低结直肠癌的发生具有预防意义，同时有研究表明，每天进食 3 种以上蔬菜和水果，喝水 1 500 mL 左右，可以促进代谢废物的排泄，也可以降低结直肠癌的发生风险。

（2）降低高脂食物摄入量。要少吃或不吃富含饱和脂肪酸和胆固醇的食物，如猪油、肥猪肉、动物内脏、鱼子、蛋黄等；植物油每天摄入 20～30 g；不吃或少吃油炸食物，提倡蒸、煮食物；适量食用单不饱和脂肪酸，如橄榄油；在烹饪过程中避免将油过度加热。

（3）饮食要有规律。不暴饮暴食，改变粗、硬、热、快、高盐等不良饮食习惯。

（4）健康生活习惯。保持合理体重，适度运动，肥胖尤其能增加患结肠癌的风险。与肥胖相关的胰岛素抵抗和高胰岛素血症可能与结肠癌发病机制有关。因此，要提高身体素质和免疫功能，控制体重防止肥胖。坚持合理的运动，每天 30～60 分钟，每周 2～3 次，通过慢跑、快速步行、交谊舞等方式增强机体的抵抗力。每天保证充足的睡眠，注意劳逸结合，保持心情舒畅并学会适当地释放压力，通过与家人、朋友的倾诉、听音乐、深呼吸等活动来调节情绪。

（二）结直肠癌的二级预防

结直肠癌筛查的工作重点是应用简便可靠的筛检方案，对高危人群进行筛查，发现癌前病变个体，以及未出现主观症状的早期结、直肠癌患者，并予以积极的治疗，阻断癌症发生或进展，实现"三早"预防的目的，最终提高生存率、降低病死率。

结直肠癌的高危人群是指 40～70 岁、具有以下任一项情况的患者。

（1）粪便隐血阳性。

（2）一级亲属患大肠癌。

（3）本人有肿瘤史或肠息肉史。

同时具有以下两项及两项以上者：慢性便秘、慢性腹泻、黏液血便、不良生活事件、慢性阑尾炎史。

高危人群均需进行结直肠癌筛查。结直肠癌筛查的方法有粪便隐血实验、直肠指检、结肠镜检查。结、直肠癌发生、发展是一个相对漫长的过程，从癌前病变到浸润性癌，需要 10～15 年的时间，有利于发现结直肠的早期病变，从而进行治疗，减少结、直肠癌的发生。

（黄歆）

第三节　肝癌——"癌中之王"

　　肝癌,是人类较常见的恶性肿瘤之一,亚非地区发病率较高,对人类健康危害极大,很多人都谈肝癌而色变。肝癌可发生于任何年龄,男性多于女性。其病因至今未完全明确,目前认为与肝硬化、病毒性肝炎、黄曲霉毒素等某些化学致癌物和水土因素有关。近二十多年来,肝癌的检查和诊断方法层出不穷,使其能被早期发现、早期诊断和早期治疗,大大改善了治疗效果,降低了患者治疗死亡率。

一、"群策群力"战肝癌

　　原发性肝癌,是指发生于肝实质细胞或肝内胆管细胞的恶性肿瘤,主要包括肝细胞癌、肝内胆管癌和混合型肝癌三种不同病理分型。治疗方式有很多,手术治疗是肝癌治疗的一种重要方法,这里我们主要了解一下肝癌的几种外科治疗方法。

(一)"杀手锏"——肝切除术

　　肝切除术目前仍是治疗肝癌首选的和最有效的方法,肝切除术主要有肝楔形切除、部分切除、半肝切除、肝叶切除等。有统计的数据表明,肝癌切除后 5 年生存率为 30%～40%,微小肝癌切除术后5 年生存率为 90%左右,小肝癌为 75%。肝切除术尤其是半肝切除术手术比较大,手术前要做好充分准备,了解患者的凝血功能和肝功能,尽量避免出现术后出血及肝功能衰竭的情况。随着技术的快速发展,也出现了腹腔镜下肝切除术和机器人肝切除术,这样的手术都是微创的,伤口创伤小,患者术后恢复快,但是能否做微创手术还是需要医生根据患者情况进行确定。

(二)"小手术,大用处"——肝动脉化疗栓塞(TACE)

　　TACE 就是介入治疗,指经大腿的股动脉或手腕处桡动脉,经皮穿刺插管至肝动脉造影,找出肿瘤的部位、大小、数目和供血的动脉之后,注入栓塞剂(如碘油)或抗癌药,达到供血动脉堵塞或动脉灌注化疗的目的。有一定的姑息性治疗效果，目前是不适宜手术切除肝癌患者的首选治疗方法。

有患者认为既然是插管打药，一旦发现肿瘤，做栓塞治疗不就可以了吗？其实并非如此简单，介入治疗也有基本原则，一般经过4～5次TACE治疗后，肿瘤仍继续发展，说明介入治疗效果不佳，就要考虑换用或联合其他治疗方法了。

当然，有适应就会有禁忌。如黄疸、肝性脑病、难治性腹水或肝肾综合征等肝功能极差的患者；凝血功能差、门静脉主干完全被癌栓栓塞、活动性肝炎或严重感染、癌肿远处广泛转移、多器官功能衰竭、肾功能障碍等患者，均不可行介入治疗。

（三）"补刀"——局部消融治疗

部分肝癌患者确诊时已经中晚期了，或者合并肝硬化、身体状态差，无法承受肝切除术时，我们还有另一种治疗方法——局部消融治疗。该法是在超声引导下，对肿瘤进行定位，然后在局部采用物理或者化学的方法直接杀死肿瘤组织，具有创伤小、效果确切的优点。

局部消融治疗可有微波消融、射频消融、无水酒精注射、冷冻治疗等方式，主要适用于单个肿瘤直径≤5 cm；或肿瘤结节不超过3个、最大肿瘤直径≤3 cm；没有血管、胆管和邻近器官侵犯以及远处转移的肝癌患者。对于不能手术的肝癌患者和肝切除术后早期复发者是一个很好的继续治疗手段。

二、切肝后的"守护"

肝脏手术不但会影响其本身正常生理功能的发挥，还会影响其他各器官的正常运转，特别对肝切除量大的、合并有明显并发症的患者，术前做好充分准备、术后做好护理观察尤为重要。

（一）充足的术前准备

1. 术前评估的重要性　　肝脏，是人体的"动力"器官，牵一发而动全身，因此肝脏手术前，要详细询问患者病史，对患者进行系统检查，以了解心、肺、肾功能的情况和指标，全面评估是否能行肝切除手术。

肝功能主要反映肝脏是否有损害,肝功能的好坏直接影响手术后的效果,术前一定要检查反映肝功能的指标,如血清蛋白含量、血清胆红素、凝血功能及各种转氨酶等。肝脏严重损害时,血清蛋白含量下降,白蛋白合成下降,在做手术前,必须进行纠正;凝血酶原时间延长较多的,要给予维生素 K,否则手术时容易出血;对原发性肝癌合并肝硬化时,还应检查有无食管、胃底静脉曲张和脾肿大、腹水等。术前发现异常情况,一定要及时处理,保证手术能够顺利进行。

2. 术前准备　术前饮食宜高蛋白、高热量、多种维生素易消化食物,尤其是维生素 K,它是参与凝血的重要物质。完善各项检查、抽血、皮试、拍胸片、心电图、CT 片等检查,护理人员应指导患者练习有效咳嗽、深呼吸、床上运动,练习床上使用便器等,手术前一晚使用泻药做好肠道准备,手术当日准备好床旁监护仪器、氧气装置等设备。

(二) 细致的术后护理

1. 全麻术后常规护理　术后患者返回病房,按照全麻术后护理常规进行。协助患者取平卧位、头偏一侧,给予低流量吸氧,并进行心电监护,严密监测生命体征;按照医嘱进行输液治疗,使用止痛药物;观察患者的体温、血压、心率、神志及伤口情况。妥善固定各导管,观察引流液色、质、量;术后早期禁食,可喝少量温水。给患者做雾化吸入、帮助有效咳痰、教会床上运动等。

2. 伤口及管路观察　腹部伤口一般 10～14 日能完全愈合,护理人员应协助患者正确佩戴腹带保护伤口,调整腹带的松紧度以可插入一指为宜。如腹带潮湿,或被血液浸透,提示伤口处可能有渗血、渗液,要及时告知医生进行处理。患者术后咳嗽或翻身时,亦应注意保护伤口,具体做法:双手交叉按压在伤口部位,避免咳嗽或翻身时腹压增加导致伤口裂开。

(1) 留置导尿管:对留置导尿管的患者,一般 3～5 日拔除,拔除尿管前采用间歇式夹管方式训练膀胱功能,待患者膀胱功能恢复后可拔除尿管。

(2) 深静脉置管:用于术后输血输液,一般留置 3～5 日,及时更换贴膜并按要求冲管,拔除深静脉置管时用纱布按压5~10分钟,避免出血。

（3）腹腔负压引流：肝区留置引流管,将渗血渗液引流出来,可根据情况决定放置的天数,一般于术后5~7日可拔除,及时观察引流液的色、质、量,如果引流液突然增加,1小时内引流出温热血性液体超过100 mL,提示有活动性出血的可能,应立即通知医生及时处理。

（4）胃管：在快速康复理念中,多数患者术前及术后不再留置胃管。部分留置的胃管,一般可于术后3日左右拔除。留置胃管期间,护理人员应按胃管护理常规进行固定、观察,指导患者恰当的带管活动,切不可擅自拔除。

3. 饮食指导　术后禁食1~2日,可喝少量温水促进胃肠道蠕动恢复;待胃肠功能恢复后可喝流质,一般是米汤,逐渐过渡到半流质、低脂普食。患者术后肝功能未完全恢复易发生低血糖,禁食期间需要静脉输入葡萄糖,并可加入适量胰岛素及维生素和保肝药物。术后早期可根据电解质情况选择水果、蔬菜种类,补充营养,促进康复。

4. 运动指导　术后活动的方式应由床上过渡到床下,由室内过渡到室外,活动量由小到大。术后当日避免在床上翻身,麻醉清醒血压平稳后给予枕头或抬高床头20°~30°;术后次日可翻身,床上活动,但要适度,不可活动过度;术后2~3日可在床上半坐,逐渐尝试向床边静坐过渡;术后4~6日在病情允许的情况下可以在家属或医护人员的协助下下床进行适当的室内活动。

5. 用药指导　肝脏手术后常规使用保肝药物,如胆宁片、优思弗、百赛诺等。

（1）胆宁片：具有疏肝利胆、清热通下的作用,口服,一次3~5片,3次/日,饭后服用。不良反应：可引起大便次数增多,偶有轻度腹泻。注意事项：服用后,如每日排便增至三次以上,应及时告知医护人员,应酌情减量服用。

（2）优思弗：具有保肝的作用,口服,成人按体重8~10 mg/kg,早晚进餐时分次给予,疗程最短为6个月。不良反应：偶有便秘、头痛、头晕、胰腺炎和心动过速等。注意事项：长期使用可增加外周血小板的数量，定期监测血小板的指标。

（3）百赛诺：具有降低转氨酶的作用，口服，每次 25 mg，必要时可增至 50 mg，每日三次，饭后服用。不良反应：极个别可出现皮疹，皮疹明显时可停药观察；个别可出现头晕。注意事项：出现不适及时告知医护人员，给予相应处理。

（4）抗病毒药物：如博路定、天丁等，病毒性肝炎引起的肝癌患者术后要常规长期使用抗病毒药物，常见的不良反应：头痛、疲劳、眩晕、恶心，肝区不适等。注意事项：做好饮食指导，不可随意停药。

（三）勿忘术后并发症的"偷袭"

1. 出血　出血是肝癌术后最常见的并发症，往往于术后 24～48 小时内出现，临床上表现为口干、腹胀、烦躁、脉搏增快、血压下降、引流管内有大量鲜红色血引出。引流液每小时大于 100 mL 时，则提示有活动性出血，应立即处理。若患者血压＜90 mmHg/60 mmHg，出现心率加快，出冷汗等，则提示患者出现低血容量性休克。为预防出血，患者早期不可剧烈运动，掌握好术后下床时间；咳嗽时应双手按压伤口，避免剧烈咳嗽；保持大便通畅，大便时不可太过用力，避免腹压过大导致伤口出血。

2. 肝功能衰竭　肝功能衰竭是肝部分切除术后最严重的并发症，初期表现为肝功能不全的临床综合征，如高胆红素血症、高血氨血症、水电解质紊乱、低蛋白血症等，最终演变成肝昏迷。肝功能衰竭分为急性型和慢性型。急性型在术后立即出现，表现为体温升高，心跳快，呼吸急促并伴有烦躁不安，昏睡、昏迷等。为了预防肝功能衰竭的发生，术后给予患者低流量吸氧，不可随意自行停止；持续保肝治疗，必要时补充白蛋白或血制品，术后尿量小于 30～40 mL/h时，应及时处理。

3. 膈下积液和脓肿　该症状主要是由术后引流不畅，或拔出引流管过早导致。脓肿的形成主要是由于肝断面坏死组织及胆汁渗漏可致继发感染。一般多发生于术后一周左右，主要表现为体温正常后再升高，或术后持续不降，同时伴右上腹或右季肋部胀痛、呃逆、脉搏增快、白细胞增高,中性粒细胞可达 90%。加强病情观察,保证引流管的引流通畅,避免引流管打折弯曲,妥善固定引流管,观察引流液的颜色、量、性状,若引流液量逐渐减少,一般一周左右可拔管。

4. 切口感染　患者术后抵抗力低,低蛋白导致组织愈合能力较差;合并肥胖、糖尿病者更容易发生此并发症。术后密切观察患者的伤口敷料情况,如有明显渗液,应及时给予换药,严格执行无菌原则。加强术后营养摄入,必要时使用肠外营养。严密观察患者术后体温、腹部体征,必要时做引流液培养,如有异常,及时处理。

三、健康管理,"肝"为人先

(一) 日常生活的自我管理

(1) 保持乐观的心态,乐观的精神状态是癌症患者自我保健的第一步。

(2) 饮食健康、遵循少量多餐,定时定量,减轻对胃肠道的负担。

(3) 保持大便通畅,不可用力。便秘时多吃富含维生素的食物,可以喝点蜂蜜。

(4) 必须戒掉烟酒,促进健康。

(二) 饮食指导

提倡饮食:患者应食用高蛋白、高维生素、低脂饮食,如鱼、奶、瘦肉等,增强抵抗力。多吃新鲜蔬菜和水果,如绿色蔬菜、黑木耳、柠檬、香菇等,食物应清淡、易消化。如有腹水、水肿,应避免高盐饮食。

不提倡饮食:严禁吃霉变的食物,如霉变的花生、大米等,不吃辛辣刺激的食物,严禁食用亚硝胺类物质含量高的食物,如酸菜、泡菜、腌制品及熏肉等。

(三) 服药指导

1. 术后需服一段时间的药物　患者要认识服用药物的名称、作用、服用次数、剂量、不良反应和注意事项,使用时要做到剂量准确,应用准时,严格核对。

2. 定时服用抗病毒药物　不得随意停药、减量或漏服,如果忘记服用应及时和医生联系。

3. 定期复查肝功能、血常规　及时了解肝功能的变化及血小板的情况。

4. 服药期间若出现不适反应　及时告知医护人员,给予相应处理。

（四）运动、生活指导

注意劳逸结合,生活要有规律,保持良好的情绪,适当进行活动锻炼,如散步、打太极拳,做一些轻便的家务活,也可参加轻便的工作,但应注意时间短,强度小,避免过度劳累。6 个月内禁止剧烈体育活动。

（五）随访

定期随访,每 2～3 个月复查 AFP 和 B 超检查,每年做一次 X 线胸片检查。门诊随访要告诉患者或家属注意有无水肿,乏力、纳差、腹部疼痛,体重减轻等表现,必要时及时就诊。

（陈瑶　高丹）

第四节　远离甲状腺癌——别让
"蝴蝶"不翼而飞

甲状腺癌的发病率,在我国居恶性肿瘤第五位——7.7/10 万。调查显示,我国的甲状腺癌发病率正以每年 6% 的速度递增。如此险恶的肿瘤又以女性为多,发病率为 8.28/10 万,是男性的 3 倍。于女性朋友而言,现如今甲状腺癌已成为风险最高的癌症之一,尤其在大城市中,发病年龄越来越趋于年轻化。

究竟是什么原因导致了这么高的发病率呢？研究表明,长期不合理的饮食结构、不良生活习惯、不良工作环境等均可导致甲状腺癌的发生。也有学者认为,其发生与慢性促甲状腺激素刺激有关。不少人听到这些致病因素后,可都会暗自揣测：所谓"不良"是个什么概念呢？我们日常生活中也养成了不少不良生活习惯,是不是也增加了患病概率呢？相关的诸多疑惑油然而生！虽然,当前甲状腺癌已经成为增长率最高的恶性肿瘤,但同时也是二级预防做得最好的恶性肿瘤之一。接下来我会将这些疑惑一一破解!

一、概述

答疑解惑之前,让我们先一起了解一下这个生病的器官——甲状腺。

(一) 甲状腺的作用

甲状腺,呈棕红色,属内分泌器官,位于颈部甲状软骨下方,气管两旁,分左右两个侧叶,中间以峡部相连。两侧叶贴附在喉下部和气管上部的外侧面,上达甲状软骨中部,下抵第六气管软骨处,峡部多位于第二至第四气管软骨的前方。人体甲状腺似蝴蝶状,一如遁甲,故此命名。甲状腺主要是分泌、储存并释放甲状腺激素的功能,用以调控人体的生长发育、新陈代谢等。甲状腺激素对维持身体的所有组织、器官正常运转都具非常重要的作用,不但可以使身体有效利用储存的能量,保持体温,保证肌肉正常工作,还可生产降钙素(Calcitonin),调节体内钙的平衡。

(二) 不可忽视的甲状腺疾病确诊误区

日常生活中,鲜少有人会主动关注自己的甲状腺,多数是体检发现甲状腺结节。肿块较小时,基本无症状,肉眼很难发现,一般通过医生对甲状腺的触诊发觉,并借助辅助检查帮助确诊。当肿块较大时,肉眼可明显观察,发现颈部异样,同时可伴颈部牵拉感,如果肿块向深部增长,可能会压迫气管,患者在夜间仰卧睡眠会感到呼吸困难。一般需进一步检查方可确诊,如甲状腺功能血检验、甲状腺的放射性核素、超声增强 CT 或者行甲状腺穿刺细胞学检查等,进而确定甲状腺疾病的性质。

(1) 误区 1:越贵的检查越好?

医生:根据您现在的症状和主诉,先做个颈部 B 超检查。

患者:医生,只做 B 超能确诊吗? 要不您就给我做个磁共振吧? 或者 PET－CT? 听朋友讲,这 PET－CT 什么地方有问题都可以查出来。不要替我省钱!

不少医生朋友在门诊会遇到诸如此类的患者,对话内容让人哭笑不得! 因此,对相关知识的普及宣教尤为必要! 颈部 B 超是诊断甲状腺疾病的首选检查,经济、便捷、无副作用,不仅可以帮助我们清楚地了解甲状腺结节的大小、数量,还能明确其性质、边界、血流信号,有无钙化灶等。对于髓样癌,CEA 和降钙素的检测具有重要价值。CT、MRI:如需了解甲状腺周围组织的情况,或术前了解结节与周围解剖结构的关系,寻找可疑淋巴结,协助判断甲状腺癌转移、侵犯的范围时,才建议行 CT 或 MRI。甲状腺术前穿刺活检:术前通过 FNAB(甲状腺细针穿刺活检)诊断甲状腺癌的敏感度为 83%(65%～98%),特异度为 92%(72%～100%),阳性预测率为 75%(50%～96%),假阴性率为 5%(1%～11%),假阳性率为 5%(0～7%)。FNAB 不能区分甲状腺滤泡状癌和滤泡细胞腺瘤。术前 FNAB 检查有助于减少不必要的甲状腺结节手术,并帮助确定恰当的手术方案。通过细针穿刺等手段获取肿块组织得出的病理结果,则是最终确诊甲状腺癌的"金标准"。

(2) 误区 2:做甲状腺穿刺会使癌细胞扩散吗?

医生:根据你的甲状腺 B 超结果,还需要做个甲状腺穿刺,来明确肿瘤的性质。

患者:医生,有病友和我讲,如果穿刺,癌细胞会扩散,我不想穿刺!

科学的健康宣教对于提高患者的依从性更为重要! 因此,护理人员一定宣教得当,指导患者对于疾病的相关知识不可偏听则信! 对于确诊的甲状腺结节,医生建议穿刺的目的在于确定肿瘤的性质。良性肿瘤可以不行手术,若肿瘤较大,或为恶性则需行手术治疗。目前,细针穿刺细胞学检查能对甲状腺乳头状癌进行早期诊断和术前确诊,是一种快速、简单、有效的方法。

(3) 误区 3:抽血检查是不是多此一举?

医生:虽然你已经做了甲状腺 B 超,但还需再抽血化验一下甲状腺功能。

患者:B 超结果都显示只是一个小肿块,还要再抽血,医生,你是不是给我检查过度了啊？

其实，甲状腺功能检查的目的，是为了排除其他甲状腺疾病，例如甲亢、甲减、桥本氏病、甲状腺炎等。常规的甲状腺功能血检验，包括 TT_3、TT_4、FT_3、FT_4、TSH 及甲状腺抗体，根据这些结果来判断患者到底是甲状腺功能亢进、甲状腺功能减退、甲状腺功能紊乱还是甲状腺炎，抑或是甲状腺癌可能。甲状腺 B 超诊断虽然准确，但目前并非诊断甲状腺结节的唯一指标。

二、甲状腺致癌因素

（一）是否与碘摄入有关

众所周知，甲状腺疾病的发生与碘的摄入或多或少都有关系，因为碘是人体必需的微量元素，碘缺乏会导致甲状腺激素合成减少，促甲状腺激素（TSH）水平增高，刺激甲状腺滤泡增生肥大，发生甲状腺肿大，使甲状腺癌发病率增加，目前从临床收治患者来看，沿海地区的居民患病率较高，这可能与长期食用海产品（高碘饮食）相关。可能此时会有人质疑，海鲜吃得少，不也生这种病吗？其实甲状腺疾病的发病机制尚未彻底研究清楚，造成甲状腺疾病发病率升高的原因可能是多方面的。

（二）是否与电离辐射有关

有研究发现，X 线的摄入、高电离辐射的工作等都会增加患甲状腺癌的风险。特别是现在大多数人的口腔护理不好，导致龋齿增多，每次去处理牙齿问题，医生都建议拍片子，由于甲状腺的位置离口腔很近，所以建议每次需处理牙齿拍片时要做到保护甲状腺。

（三）其他因素

如果长期熬夜、吸烟喝酒、情绪抑郁；生活不规律、遗传、肥胖、缺少锻炼、激素、饮食不健康等，都可能是造成甲状腺癌发病率上升的原因。在我国女性多于男性，比例为（6～8）∶1，发病患者以 45 岁以上居多。其实甲状腺疾病中，90% 以上是良性结节，不需要手术。在甲状腺恶性结节中，90% 以上是低度恶性的，预后良好。

三、准确辨识甲状腺 B 超结果

常见的报告单有这样几种描述。

(1) 边界欠清:良性结节一般都边界清楚,恶性肿瘤因有对周围组织的侵袭,边界不清晰。但炎性病灶,因有渗出,也会存在边界模糊的状况。

(2) 点状强回声:可见于两种情况:一种是胶质,这是良性的标志;一种是钙化,恶性的一般都有钙化,并且多为微小钙化,但是有钙化不一定都是恶性,切不可断章取义。

(3) 内部血流紊乱:内部血流紊乱多为恶性。

边界不清、微小钙化、内部血流紊乱,三项条件中,如果都没有符合的,则良性可能性大;符合 1～2 项条件者,建议借助甲状腺穿刺来定性;三项都符合者,恶性可能居多。

四、甲状腺癌的治疗方法

甲状腺癌治疗的总体发展趋势是个体化的综合治疗。目前临床主要治疗方法有手术治疗、术后[131]I 治疗和 TSH 抑制治疗。其中,手术治疗最为重要,直接影响本病的后续治疗和随访,并与预后密切相关。甲状腺癌手术治疗方式包括的甲状腺切除术式主要包括全/近全甲状腺切除术和甲状腺腺叶＋峡部切除术、内镜辅助甲状腺切除术、机器人辅助甲状腺切除术等。甲状腺癌根治术在有效保留甲状旁腺和喉返神经的情况下,行病灶同侧中央区淋巴结清扫,因此我们要分清颈部中央区(Ⅵ区)淋巴结的分布(图 4-2)。

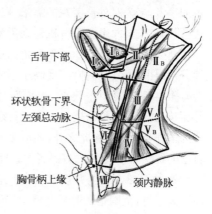

五、甲状腺癌术前健康教育

(一) 常规术前宣教

1. **心理指导**　患者术前不需要焦虑,甲状腺癌手术开

图 4-2　国际颈部六区分区法

展非常成熟,危险性极小,减少不必要的担忧,保持良好心态,过分紧张和准备不佳易导致血压飙升。

2. 检查指导　术前患者需进行常规体格检查、实验室检查(包括血常规、尿常规、粪便常规及隐血试验、凝血功能、肝肾功能、乙肝、丙肝、梅毒、艾滋病、结核等)、心电图、影像学检查(X线胸片、B超、颈部 CT 等)、肺功能(必要时)、心脏彩超、骨扫描等。指导患者了解各项检查的意义,能够配合各项检查的完成。术前一晚请五官科会诊,确认患者声带运动无问题,方可手术。

3. 皮肤准备　甲状腺备皮范围从上起下唇,下至乳头水平线,两侧至斜方肌前缘,如需淋巴及清扫的患者,备皮范围适当扩大到颈部后区。

4. 物品准备　术前,嘱患者家属准备必须生活用品,如毛巾、肥皂、牙刷、牙膏、漱口杯、发梳、洗发水、面盆、便器、饭盒、吸管、内衣裤、拖鞋(鞋底防滑)、卫生纸等。

5. 其他准备　手术前 8 小时禁食,禁饮 4~6 小时,嘱患者术前排空膀胱,防止术后排尿困难。

(二) 达芬奇机器人手术术前宣教

1. 相关知识宣教　由于手术费昂贵,对新技术的不了解等原因,患者对达芬奇机器人甲状腺手术会存在一定的恐惧。选择达芬奇手术的患者,多为对外形美观的需求,以未婚患者居多。针对患者的担忧,我们首先要向患者讲解机器人手术的相关知识及优点,其操作更灵活,它的机械臂可以 360°无死角的旋转,而且三维图像更清晰准确地分辨出甲状旁腺和神经,提高了手术的安全性,最重要的是颈部不会有瘢痕,胸部切口也很小,更美观,恢复快,可缩短住院时间。虽然是新技术,但国外早已成熟,且进行该项操作的医护人员均通过了专业的培训与考核。除此之外,还应多与患者沟通,鼓励患者大胆说出自己的疑惑和想法,并做好患者的心理护理,增强患者手术的信心。

2. 皮肤准备　与常规甲状腺手术皮肤准确略有不同,一般在术前一天进行,范围是从上至上唇,下至脐部水平位,左右至腋后线,同时将术区和腋窝的汗毛也剔出。

六、术后健康教育

（一）常规术后宣教

1. 一般指导　术后患者返回病房，按照全麻术后护理常规对患者进行健康教育。指导患者取斜坡卧位，低流量吸氧；应用心电监护仪监护，测量生命体征每小时一次；妥善固定各导管，观察引流液色、质、量；嘱患者不可剧烈转动头部；可以尝试发声说话，以判断是否有声音嘶哑；全麻手术后易产生呕吐，指导患者或家属，出现呕吐时须头偏向一侧，防止误吸入气管导致窒息；患者吞咽时，注意观察是否有呛咳。

2. 饮食指导　术后早期禁食，术后 6 小时后无不适可以吃些温或凉的流质食物，如米汤、酸奶、果汁、藕粉等，术后 24 小时后可进食稀饭、黑鱼汤、切碎的肉末、素菜和水果。术后五天可恢复正常清淡饮食。但若甲状腺侵犯到气管，就一定要按照医生的嘱咐延迟进食。居家康复期，患者仍需长期忌碘饮食，高碘饮食主要有海带、紫菜、海苔、裙边菜、调料中的鸡精、海里的鱼、虾、蟹、贝壳等。

3. 伤口及引流管指导　护理人员应观察患者的手术切口状况、伤口引流是否通畅、SB 排液包压力是否正常等，每日观察引流液的颜色、性质与量，如出现伤口肿胀、渗血、呼吸困难、手足抽搐等及时汇报医生，一般 3～4 日可拔除引流管。因气管插管的原因会引起痰液增多，有效指导患者咳嗽排痰，可一手按住颈部切口，深吸一口气，在吸气末轻轻把痰液咳出，如痰液黏稠者，可以遵医嘱行雾化吸入，稀释痰液，易于咳出。

4. 功能锻炼　手术当天回病房后，可适当活动手脚，防止长期保持一个姿势引起不适。术后第一天早晨，可以于病床边端坐或站立，无头晕、出虚汗时，方可在护士或家属的陪伴下，下床活动。长时间卧床，会导致下床后虚弱无力眩晕，老年患者还容易引起血栓的形成，不利于患者早期恢复。术后一周，头部可做 45°旋转，一月后可正常活动，但不可过快、过猛。

5. 药物指导　指导患者居家期间，应按时服药（优甲乐），三周后门诊复查甲状腺功能，医生则根据化验结果调整用药剂量。

6. 随访　首次随访,于术后三周门诊复查甲状腺功能与甲状腺 B 超,医生需根据 B 超结果判断伤口恢复状况,以决定下次复查时间,每次复查时需携带出院记录与病理报告以及上次检查结果做对比。

因每次复诊均需进行甲状腺功能血检查,这些化验指标究竟代表怎样的含义呢? 甲状腺功能是包括五方面,详见表 4-4。

表 4-4　甲状腺功能五项

项　目	功　能
TT_3(总三碘甲腺原氨酸)	TT_3 是甲状腺激素对各种靶器官作用的主要激素,血清 TT_3 浓度反应甲状腺对周边组织的功能优于反映甲状腺分泌状态。TT_3 是查明早期甲亢、健康复发性甲亢的重要指标(增高:甲亢;降低:甲减)
TT_4(总甲状腺素)	TT_4 是甲状腺分泌的主要产物,也是构成下丘脑-垂体前叶-甲状腺调节系统完整性不可缺少的成分。TT_4 测定可用于甲亢、原发性和继发性甲减的诊断以及 TSH 抑制治疗的检测(增高:甲亢;降低:甲减)
FT_3(游离三碘甲腺原氨酸)和 FT_4(游离甲状腺素)	FT_3、FT_4、是 T_3、T_4 的生理活性形式,是甲状腺代谢状态的真实反映,FT_3、FT_4、比 T_3、T_4 更灵敏,更具有意义,FT_3、FT_4 测定的优点是不受其结合蛋白质浓度和结合特性变化的影响,因此不需要另外测定结合参数。FT_3 含量对鉴别诊断甲状腺功能是否正常、亢进或低下有重要意义,对甲亢的诊断很敏感,是诊断 T_3 型甲亢的特异性指标。FT_4 测定是临床诊断的重要部分,可作为甲状腺抑制治疗的检测手段,当怀疑甲状腺功能紊乱时,FT_4 和 TSH 常常一起测定
TSH(促甲状腺激素)	TSH 监测是查明甲状腺功能的初筛试验。游离甲状腺浓度的微小变化就会带来 TSH 浓度向反方向的显著调整,因此,TSH 是检测甲状腺功能非常敏感的特异性参数,特别适合于早期检测或排除下丘脑-垂体、甲状腺中枢调节环路的功能紊乱。分泌 TSH 的垂体瘤的患者血清 TSH 升高,TSH 是甲状腺癌术后或放疗以后采用甲状腺素抑制治疗监测的重要指标(增高:原发性甲减,降低:继发性甲减)

注:TSH、FT_3 和 FT_4 三项联检,常用以确认甲亢或甲减,以及追踪疗效。

7. 病理查询指导　术中所行切除肿物的病理组织检查结果一般于术后 7 个工作日送至病区,这是衡量患者是否需要后续治疗的依据。

（二）达芬奇机器人手术术后宣教

1. 一般健康指导　术后一般指导同常规手术术后。

2. 术后伤口及引流管健康指导　保持伤口敷料的清洁干燥，注意观察引流管是否通畅，引流液的色、质、量，SB排液包保持负压状态，如果短期内引流液大于100 mL/h，且引流液鲜红，或局部有红肿，则预示有活动性出血的发生，应及时通知医生进行处理。

七、手术后常见并发症的观察与护理

（一）术后常见并发症

甲状腺癌手术后的并发症包括：出血、切口感染、呼吸道梗阻、甲状旁腺损伤（一过性或永久性低钙血症）、喉返神经损伤、喉上神经损伤和麻醉相关的并发症等。

从国外数据显示全甲状腺切除术后，喉返神经损伤率为4.3%，双侧喉返神经损伤率为0.6%（其中半数患者行气管切开），有症状的低钙血症发生率为14.0%（永久性低钙血症为2.2%），术后出血发生率为8.0%，切口感染率为0.4%。手术并发症的发生率与术者经验有关。

为尽量避免发生手术并发症，建议：术前做好充分的手术风险评估（如呼吸功能如何、是否存在呼吸道感染、声带是否正常、气管是否受压、是否伴发其他基础疾病等）。术中做到切口良好暴露、注意甲状旁腺和喉返神经保护，对气管受压软化者应将软化气管被膜悬吊于胸锁乳突肌或颈前肌群上，严重者应及时行气管切开；如不小心将甲状旁腺切除，确认后将切除甲状旁腺组织切成薄片或颗粒，种植于术区范围内的胸锁乳突肌或带状肌内。

（二）观察与护理

患者返回病房后，及时听取患者的主诉，观察其是否出现呼吸困难、胸闷、声音嘶哑等，及时观察伤口有无渗血，引流管是否通畅，引流液的颜色、性质、量等，如果引流液颜色加深，每小时量大于100 mL，应及时通知医生，检查患者是否有活动性的出血，严密观察患者生命体征变化。如患者突然出现手麻、脚麻等症状，要考虑可能是低钙引起的，及时通知医生，适当补充钙剂，不要等到患者抽搐成鸡爪形状才进行处理。如果患者突然出现胸闷、呼吸困难、紫绀等症状，考虑是否出现窒息。所以甲状腺手术的患者床边要常备气管切开包及无菌手套，以备急需。

八、甲状腺癌确诊后是否需要化疗和放疗

甲状腺癌经过外照射[131]I治疗后，降低复发率的作用尚不明确，一般情况下不建议常规使用。只有患者存在以下情况时，可考虑外照射治疗：① 以局部姑息治疗为目的。② 有肉眼可见的残留肿瘤，无法手术或[131]I治疗。③ 疼痛性骨转移。④ 位于关键部位、无法手术或[131]I治疗（如脊椎转移、中枢神经系统转移、某些纵隔或隆突下淋巴结转移、骨盆转移等）。

甲状腺癌手术对化学治疗药物不敏感。化学治疗仅能作为姑息治疗或其他手段无效后的尝试治疗。多柔比星（doxorubicin，阿霉素）是唯一经美国 FDA 批准用于转移性甲状腺癌的药物，其对肺转移的疗效优于骨转移或淋巴结转移。

九、正确认识甲状腺癌

多数情况下，人们谈"癌"色变，一旦患癌，便觉已接近死亡边缘，殊不知甲状腺癌是当今癌症中比较温柔的癌了。多数人最担心的问题是：我能活多久？这就要从甲状腺癌的病理分型说起了。甲状腺癌的病理分四型：乳头状癌、滤泡性癌、髓样癌、未分化癌。其中，乳头状癌和滤泡性癌占 90%～92%。这些都为低度恶性，只要及时手术治疗，如果是早期没有淋巴结转移，只要手术后定期复查，同时检测甲状腺功能就可以。即使有转移，不管转移至身体哪个部位都可通过同位素（[131]I）杀死，因此，这类甲状腺癌一般无生命危险。髓样癌占 5%，此类甲状腺癌进展稍快，但是只要及时手术，结合同位素治疗，短期内一般不会有生命危险。未分化癌所占比例＜5%，发病者多为老年人，这类甲状腺相对比较麻烦，手术或同位素治疗都不敏感，需积极治疗，防止并发症的产生。

此外，还有一大部分人正在为终身服药而纠结，担心这个药是激

素类的,长期吃这个药会对身体有影响,还有未婚患者担心是否影响婚后受孕,如果怀孕药物对胎儿是否有影响等一系列问题。

首先,如果是单侧甲状腺切除,出院后口服甲状腺素片(优甲乐),三周后门诊随访,医生会根据化验甲状腺激素水平,调整用药剂量,以后每三个月门诊复查,直至调整规律,也有一部分患者可以停止用药。如果是甲状腺全切,则需要终身服药。

其次,甲状腺的功能是生成甲状腺素,所以甲状腺药也是激素类药,但和我们平时常说的糖皮质激素是不一样的。甲状腺素本身就是人体产生的,按照医嘱正常口服,一般不会对人体有很大影响,但一定要定期复查甲状腺功能,不可以自己随意停止或减少服药剂量。

尚未怀孕的甲状腺癌患者,如符合手术指证,建议先进行手术治疗为主的综合治疗,待病情控制后再考虑怀孕以免对自身病情和胎儿造成不利影响。暂时不需要手术,或手术后仅需定期随访的甲状腺癌患者,如果病情长期无进展,甲状腺功能及体内各项指标都处于正常水平,可以咨询专科医生,在经过严格的科学评估之后,也可以选择怀孕。

目前,尚无任何证据证明甲状腺癌患者治疗后怀孕生育,会对胎儿产生不良影响。从患者角度考虑,我们建议甲状腺癌患者最好在治疗一年后进行全面检查,确保病情无复发,身体各项指标正常,且身体状况良好再考虑怀孕;但是接受同位素(^{131}I)治疗的甲状腺癌患者则要适当延长时间,经专科及妇产科医生评估后再选择是否怀孕。需要注意的是,甲状腺癌术后即便怀孕期间亦不可停药,备孕及怀孕3、6、9个月均要复查甲状腺功能,并在临床医生的建议下按需调整药量,以免影响胎儿健康。

(李冬)

第五节　别让乳腺肿瘤成为带刺的玫瑰

随着女性社会地位不断提高,女同志在日常工作、生活中所承担的压力也越来越大,随之而来的乳腺疾病罹患率也在逐渐上升。如今,最让女性苦不堪言的乳腺肿瘤——乳腺癌,中国的增速是全球平均增速的两倍。一旦罹患,于女性同志而言,治或不治都是十分痛苦的抉择,治疗后带来的形象紊乱、生活质量下降是一种长期的折磨。但是随着医疗技术的不断成熟,手术和化疗、放疗、内分泌及靶向治疗在临床应用取得显著效果,给乳腺癌患者的生存及生活质量的提升带来了曙光。当然,除了保证手术的成功率,提高患者远期存活率,预防各种并发症发生,还要协助提升患者患病期间的生活质量,如此一来,也给临床护理人员提出了更高的要求。患者从患病之初,至围术期,乃至后期康复,身为护理人员的我们如何给患者带来最大的帮助? 接下来,让我们逐步了解如何向乳腺癌患者提供相关的宣教和帮助吧!

一、概述

(一) 概念

提起乳腺癌,在多数患者眼里,只要确诊了这种疾病,就如同游离在死亡边缘,即便是不少的医护人员也无法直接向患者清楚解释。那么,到底什么是乳腺癌呢? 乳腺是由皮肤、纤维组织、乳腺腺体和脂肪组成,乳腺癌是发生在乳腺上皮组织的恶性肿瘤。99%发生于女性,男性仅占 1%。而乳腺癌患者的存活率和发现病情的时间有很大关系,一期乳腺癌 10 年生存率在九成以上,而四期乳腺癌的 10 年生存率低于 5%。既然如此,女性朋友的日常自我检查,便成了早期筛检的一种有效方式。

1. 自我检查,提早预防　自我检查方式极为便捷,适用于每一位女性。也许有的女同志会想,我每年都去医院做体检,有什么问题医生会发现的,我还需要再做乳腺检查吗? 那么作为专科护士的我们须这样告知患者,"依靠体检,每年最多进行 1~2 次,而乳房的自我检查就不同了,方法简单,一学就会,不受专科、专业的局限。主要是每个人都对自己的乳房非常熟悉,如果乳房发生任何改变,哪怕是细微的变化,你都可以很快察觉到,只有做到早预防,早发现,早治疗,才能为治疗疾病赢得最佳时机"。

乳房自检方法:① 洗澡时检查:沐浴时,胸部先上好肥皂,便于滑动检查,检查时,一手放在脑后,一手手指伸直并拢,用指腹以螺旋行进方式,仔细检查乳房每一部分,看看是否有硬块,以此方法左右互换检查。② 镜前检查:站在镜前,双手垂下,看看乳房外观是否正常? 乳头有无凹陷? 皮肤有无皱缩、隆肿等现象? 轻捏乳头有无分泌物? 再检查腋下,有无淋巴结肿大? 最后,再将双手高举过头反复再做一次。③ 平躺检查:仰卧床上,乳房丰满者可放置一个小枕头或折叠之毛巾于左肩下,将左手枕于脑后,将右手的手指并拢伸直,轻压左边乳房做小圈状按摩,此时可将乳房假想成一个钟面,自12 点的位置,顺时针方向检查至原点(至少按摩三圈)。依照上列方法,改用左手检查右侧乳房。尽管如此,还是有许多人不重视自我检查,心存侥幸,接下来我们就深入了解一下关于乳腺疾病的那些问题吧!

2. 一有肿块立即就诊是否小题大做

(1)小肿块是大问题吗

医生:"根据您的症状及刚给您做的体格检查,建议您再做 B 超及钼靶检查,或必要时核磁共振检查。"

患者:"医生,这个肿块很严重吗? 需要做这么多检查? 我听同事说做钼靶太痛了,还会把乳房压变形的,这个检查是不是非做不可? 只做 B 超不可以吗?"

很多人可能不知道乳腺钼靶是什么? 其实,钼靶是目前诊断乳腺疾病的首选方法。是一种简便、可靠的无创性检测手段,分辨率高,重复性好,留取的图像可供前后对比,不受年龄、体形的限制,它还可以检测出医生触摸不到的肿块,同时还能准确的发现乳腺癌钙化状况,检查时用乳腺夹板轻轻夹住乳房,以便更好地暴露大部分乳腺组织,便于诊断。

在我国,由于女性乳腺组织较致密,乳癌的筛查中乳腺超声往往先于钼靶摄像。另外,由于群众对体检项目认知存在差异,多数患者仅在身体异样时就诊,医生建议做钼靶检查,建议 40 岁以上的女性每年行一次常规钼靶检查。

（2）谈癌色变，不如谨慎应对危机

医生："根据您目前的这种情况，建议您先做个乳腺穿刺活检。"

患者："医生，如果不是好的肿块，我看就不要做乳腺穿刺了，反正都要手术，这不增加了我的痛苦吗？"

乳房穿刺，即细胞学穿刺检查，是通过穿刺针进入乳房取出一部分疑似包块的组织进行病理学检查，简单地说，钼靶负责发现肿块，或明确肿块的大小和范围，而这种检查是对肿块的性质进行确定，是确诊乳腺癌的金标准。其实，乳房穿刺没有人们想象的那样痛苦！临床常选择针吸活检的方式，穿刺前先进行局部麻醉，采用穿刺针从肿块中抽取少量肿块细胞做检查，对乳腺癌患者的生存期无不良影响，也不会造成乳腺癌扩散。在临床诊疗过程中，越来越多的乳腺癌疑似患者选择了穿刺活检术，一旦诊断为乳腺癌，尽快手术，以取得满意的治疗效果。

（二）症状

1. 肿块　以乳房内发现肿块而就诊的患者占绝大多数。成年妇女乳房内肿块应引起高度重视。乳腺癌多为单个，极少见同一乳房内出现多个病灶，形态不规则，边缘不清晰，质地偏硬。癌性肿块在早期限于乳腺实质内，尚可推动，但又不似良性肿瘤那样有较大活动度，一旦侵犯筋膜或皮肤，肿块则无法推动，病期也属于晚期。

一般乳腺癌多发生在乳房的上半部，50%以上的人，其中又是以外上象限发病居多，这与乳房外上腺叶较多有关。

2. 疼痛　大多数患者无明显的疼痛，只有少部分患者以疼痛就诊，多为阵发性刺痛、隐痛。

3. 乳头溢液　乳头溢液分生理性和病理性两种，非妊娠哺乳期的乳头溢液发生率为 3%～8%，溢液可是无色、乳白色、棕色、淡黄色、血性等，也可呈血样、水样、浆液样脓性；但溢液量可多可少，间隔时间不一样，一般患者因长期溢液，且量达污染内衣才来就诊。

4. 乳房皮肤改变　乳腺癌皮肤改变与肿块的深浅及侵犯程度有关。肿块小，部位深，皮肤一般没什么变化；而肿块大，部位浅，会较早的与皮肤粘连,此时皮肤凹陷呈"酒窝征",若伴有皮下水肿,有橘皮样改变,则属晚期表现。

5. 乳头改变　正常情况下,双侧乳房对称,但当乳头附近有癌肿存在时,双侧的乳头会呈现高低不一的情况。

6. 乳房外形变化　正常乳房的外形是自然的一个弧形,但当弧形异常时,就要注意是否有无肿瘤的发生。

由此可见,乳腺癌发现越早,治愈的可能性也就越大,无论是什么年龄阶段的女性,一旦察觉或有以上任意一种的表现,则可能被列入乳癌的高危人群,一定要做好防护措施。

(三) 高危人群

(1) 有乳腺癌家族史,特别是母亲、姐妹曾患乳腺癌,而且在绝经前发病或曾患双侧乳腺癌者的女性家属尤应注意。

(2) 女性月经初潮过早,闭经过晚。

(3) 第一胎足月产在 35 岁以后,或 40 岁以上未孕妇女。

(4) 曾患一侧乳腺癌,以病理诊断为小叶原位癌或多灶性癌者,其对侧乳腺则具高危险罹患因素。

(5) 病理证实曾患乳腺囊性增生病,尤其含有活跃的导管上皮不典型增生或乳头状瘤病结构者。

(6) X 线相关检查次数较多者。但要特别强调一下,每年常规一次的体检胸片或乳房的钼靶仍为必要检查。

(7) 曾患功能性子宫出血或子宫体腺癌者。

(8) 肥胖患者,尤其绝经后显著肥胖或伴有糖尿病者。

(9) 长期、大量使用含雌激素多的患者。

(10) 有抽烟、喝酒、熬夜等不良生活习惯者。

(11) 多次人工流产,及长期性生活不和谐或性生活混乱的女性。

(12) 心理压力巨大、有明显的巨大精神创伤者。

(四) 治疗方式

乳腺癌的治疗方法有很多,包括外科手术治疗、化疗,内分泌治疗,靶向治疗等。临床上,以外科手术治疗为核心。目前常用的手术方式有：乳癌改良根治术、保留乳房乳腺癌切除术、乳房再造术（乳房重建术）等。乳癌改良根治的手术切除范围，包括患侧乳房所有腺体组织和腋窝。保留乳房乳腺癌切除范围包括肿瘤及周围的正常腺体。乳房重建术是将肿瘤组织全部切除，然后植入假体，再将患者自身背部、腹部或大腿等处的皮瓣转移过来。

二、术前健康教育

（一）常规术前宣教

1. 心理指导　虽然患者决定手术，仍对手术存在恐惧、紧张等心理。因此，医护人员应为患者讲解有关手术的基本知识，多了解和关心患者，加强心理疏导，向患者和家属耐心解释手术的必要性和重要性，使患者增加对手术的了解。同时，也可介绍患者与既往接受过类似手术且已痊愈的患者联系，通过成功者的现身说法帮助患者度过心理调适期，使其相信一侧乳房切除不会影响正常的家庭生活、工作和社交；告知患者今后行乳房重建的可能，鼓励其树立战胜疾病的信心，以良好的心态面对疾病和治疗。其次，还应讲解手术后可能发生的各种并发症，因此需与医护人员配合；最后讲解手术后对改善患者生活质量的益处。上述情况应同时告知患者的家属，使其协助患者做好充分的心理准备。

2. 检查指导　术前患者需进行常规体格检查、实验室检查（包括血常规、尿常规、粪便常规及隐血试验、凝血功能、肝肾功能、乙肝、丙肝、梅毒、艾滋病、结核等）、心电图、影像学检查（X 线胸片、乳腺钼靶、肝、胆、胰、脾、肾脏、乳腺及腋窝淋巴结的 B 超检查、乳腺核磁共振等）必要时加做肺功能、心脏彩超、骨扫描等。指导患者了解各项检查的意义，能够配合各项检查的完成。

3. 皮肤准备　乳腺癌手术前要特别注意皮肤情况，由于术中伤口的创面较大，术前手术范围的皮肤需剃毛，备皮范围：上至锁骨上部，下至脐平，两侧至腋后线，包括患侧上臂三分之一和腋窝部。如需植皮的患者，同时需做好供皮区皮肤准备，应备好供皮区皮肤，备皮时注意仔细操作，避免割伤，尤其是腋窝部。

4. 术前饮食指导 由于乳腺癌患者手术切口创面大,应鼓励并提供患者高蛋白质、高能量、富含维生素和膳食纤维的饮食,为术后创面愈合创造有利条件。

(二)全麻患者术前宣教

1. 常规指导 指导患者按照全麻术前常规要求做好准备工作,如备血、皮试、个人卫生准备、术前学习深呼吸、有效咳嗽等;指导并协助患者备齐胸片、心电图、CT 片等检查报告,备齐需带入手术室的药品及物品等。为患者讲解手术配合注意事项。

2. 物品准备指导 准备术后专用的墙壁负压吸引装置、氧气装置、棉签、功能训练球、一次性手套等。准备患者个人用品如毛巾、肥皂、牙刷、牙膏、漱口杯、发梳、洗发水、面盆、便器、饭盒、吸管、内衣裤、拖鞋(鞋底防滑)、卫生纸等。准备监护抢救仪器如监护仪,检查其处于备用状态。

三、术后健康教育

(一)全麻术后宣教

1. 术后一般指导 患者手术结束返回病房后,护士按照全麻术后护理常规进行健康教育,指导或协助患者取平卧位,患肢垫高;低流量吸氧;应用心电监护仪监护,测量生命体征每小时一次;妥善固定各导管,观察引流液色、质、量;术后早期禁食,次日晨可进食、进水。

2. 生命体征观察及指导 测体温 1 次/6 小时,如患者出现伤口早期感染,可能会有发热的表现,教育患者如自觉发热要及时告知医护人员进行监测。术后测量血压 1 次/小时,一般要求患者术后血压略高于术前基础血压,告知患者术后血压的要求及处理,避免患者的紧张,如术后血压偏高可采取适当措施,如减慢输液速度或给予口服降压药物硝苯地平、倍他乐克等;如术后血压偏低则需要及时处理,可应用 5% GS 250 mL 加多巴胺 80~120 mg,缓慢静脉滴注。要特别注意的是,患者术侧上臂禁止测量血压及任何操作。

(二)引流管的指导

一般情况下乳腺癌患者术后常规留置双腔气囊导尿管、伤口引流管、SB 排液包等导管。

1. 双腔气囊导尿管 对于留置尿管的患者,需妥善固定尿管和引流袋,指导患者床上活动时注意尿管的位置,避免牵拉导尿管,下床活动时,引流袋悬挂于耻骨联合以下,避免尿液逆流而造成尿路感染。禁止尿管出现受压、扭曲、反折等情况,同时须行会阴护理 2 次/日,保持尿道口清洁干燥,指导患者配合,如尿道口刺痛、痒,应及时告知医护人员。拔除导尿管前采用间歇式夹管方式训练膀胱反射功能,应特别注意指导患者,如术前长期无尿或少尿,存在"小膀胱"的,不能进行夹管训练,否则会导致膀胱过胀引起黏膜出血甚至漏尿等,一般 2~4 日拔除。

2. 伤口引流管 患者伤口引流管接墙壁负压吸引时,压力调节至 100~400 kPa,观察引流管的色、质、量,如果引流出鲜红色血液或量>100 mL/h,及时通知医生进行处理。一般情况墙壁吸引需 2~4 日,患者患侧肢体抬高并保持曲肘姿势,避免外展。

3. SB 排液包 伤口引流管留置 2~4 日后,转接 SB 排液包,一般可根据引流情况决定放置的天数,于术后 7~10 日可拔除,如引流量连续 3 天<30 mL 时,可考虑拔管。指导患者床上活动时注意不要牵拉引流管,引流管应保持引流通畅并处于负压状态,如引流液突然增多,及时告知医护人员,1 小时内引流出血性液体超过 100 mL,患者血压偏低,提示有活动性出血可能;应及时处理。

(三) 饮食指导

早期:术后当日给予禁食,次日晨可进食、进水,术后第一天可进半流质、逐渐过渡到普食。可根据患者情况选择一些对乳腺癌有益的食物,如海带,海参,黄豆制品,低脂饮食,新鲜蔬菜水果,优质蛋白(酸奶,鸡蛋,鱼,鸡,瘦肉);营养均衡避免进食雌激素含量较高的食物,如避孕药,蜂王浆,各类保健品等。

后期:合理搭配营养膳食,必须做到以下几个方面。

1. 食物多样,谷类为主

(1) 每天的膳食应包括谷薯类、蔬菜水果类、畜禽肉蛋奶类、大豆坚果类等食物。平均每天至少摄入 12 种食物,每周至少 25 种。

（2）每天摄入谷薯类食物 5～8 份（250～400 g），其中全谷物和杂豆类 1～3 份（50～150 g），薯类 1～2 份（50～100 g）。

2．多吃蔬果、奶类、大豆

（1）餐餐有蔬菜，保证每天摄入 300～500 g 的蔬菜，深色蔬菜应占 1/2。

（2）天天吃水果，保证每天摄入 200～350 g 的新鲜水果，果汁不能代替鲜果。

（3）经常吃豆制品，适量吃坚果。

3．适量吃鱼、禽、蛋、瘦肉

（1）每周吃鱼 280～525 g，畜禽肉 280～525 g，蛋类 280～350 g，平均每天摄入总量 120～200 g。

（2）优先选择鱼和禽。

（3）吃鸡蛋不弃蛋黄。

（4）少吃肥肉、烟熏和腌制肉食品。

4．少盐少糖，足量饮水

（1）培养清淡饮食习惯，少吃高盐和油炸食品。成人每天食盐不超过 6 g，每天烹调油 25～30 g。

（2）控制添加糖的摄入量，每天摄入不超过 50 g，最好控制在 25 g 以下。

（3）足量饮水，成年人每天 7～8 杯（1 500～1 700 mL），提倡饮用白开水和茶水，不喝或少喝含糖饮料。

（四）伤口指导

护理人员应注意观察患者手术切口的情况，告知患者一般胸部伤口 10～14 日能够愈合，佩戴胸带保护伤口，调整胸带的松紧度使患者舒适，如伤口处有胀痛应及时告知医护人员。胸带佩戴大约至拔除引流管时，就可以不用佩戴。

（五）运动指导

1．早期康复指导（术后 1 个月内）

（1）术后 24 小时内麻醉清醒后，即可开始进行手指和腕部的屈曲和伸张运动，在伤口愈合前不做手臂的外展运动。

（2）术后 3～5 日可开始患肢的功能锻炼，从肘部开始逐步发展到肩部，鼓励用患侧手进行日常生理活动，如刷牙、梳头、洗脸等。

（3）指导患者在仰卧或坐位时将肘放在枕头上使其高过肩部，但避免内收，以防造成腋下缩窄，引起不适。

（4）术后 10～12 日可教患者逐渐做上臂的全范围关节运动：手指爬墙运动，画圈运动，滑轮运动等。

（5）术后 13 日左右可教患者逐渐做上臂伸直运动，20 日后可慢慢抬高患肢直到触摸到耳垂为止。

如有皮下积液，淋巴瘘，切口愈合不良等情况，需遵照医嘱进行功能锻炼。

2. 中期康复指导（术后 1～3 个月）

（1）教会患者甩手运动：双臂向前平举，手心向前，双臂向下后方摆动，然后双前臂向前向上摆动至后侧，还原。

（2）教会患者扩胸运动：两手抬至胸前平举，两脚与肩同宽，手臂向两侧用力展开，恢复至平举。

（3）教会侧举运动：两手侧平举，两脚与肩同宽，屈肘，恢复至侧平举，反复练习。

（4）教会上举运动：健侧手握患侧手腕至腹部，两脚与肩同宽，手拉至胸前平举，上举，伸展过头。

3. 晚期康复指导（术后 3～6 个月）

（1）教会患者甩头运动：双手叉腰，左右甩头，感觉到颈部的牵拉感为宜。

（2）教会患者伸臂运动：手臂上举，左脚弯曲扭胯，右手拉至头后方，交替进行。

（3）教会患者转腰运动：身体重心向右移动，转腰，手臂弯曲，尽量抬高上臂，与身体垂直，还原，交替进行。

（4）教会患者环绕运动：双手臂从腹前交叉，向上做大环绕运动，同时身体重心向左移动，还原，两侧交替进行。

四、化疗患者输液通路的选择及营养支持治疗

化疗是手术后治疗癌症的重要手段之一,它在杀死癌细胞的同时,也杀死了机体正常的细胞。同时,也会产生不同的副作用,以消化道副作用尤为明显,患者常出现恶心呕吐、全身乏力、精神差等症状,对肠道功能也有不同程度的损坏,导致菌群失调,引起肠原性感染。它还可引起骨髓抑制,主要表现为白细胞减少、贫血等,部分患者会产生口腔溃疡、牙龈酸痛等。由此可见,化疗患者需要给予必要的营养支持,才能保证病情的改善。

(一) 营养支持重点

1. 食物要少而精　由于化疗期间患者出现的恶心、呕吐等症状,选择食物时最好以高质量优质蛋白质、高热量食品多样交替进食。

2. 多食用含维生素丰富的食物　维生素 C 能增加细胞中间质功能,增强全身抵抗力,抑制癌细胞增生,是阻止癌细胞生成扩散的第一道屏障。许多蔬菜水果如番茄、山楂、橙子、柠檬、大枣等,富含维生素 C,建议适量食用。

3. 饮食清淡　如出现消化道反应,在饮食上可选择比较清淡、易消化的食物,呕吐严重者,可在一定时间内暂停饮食,以减轻胃的负担,必要时应用止吐药物。

4. 无油饮食　化疗反应较重者,可采用少油或无油饮食,可食用清淡爽口的生拌凉菜和水果,或一些酸性食物,起到开胃作用。如醋拌白萝卜,素色拉等。

5. 避免过甜、辛辣刺激性食品　如辣椒、浓茶、碳酸类饮料等。避免油炸、爆炒、烟熏等方法。

(二) 输液通路的选择

患者所需要化疗疗程多、耗时久,且药物刺激性大,对血管损伤严重,故护理人员应从专业的角度,指导患者选择性价比较高的静脉通路,目前有两种方法可供选择:经外周静脉穿刺中心静脉置管(PICC),置管通常选择贵要静脉、肘正中静脉或头静脉,导管置入至上腔静脉;植入式静脉输液港(PORT)是将导管经皮下穿刺,置于人

体大静脉中,如锁骨下静脉、上腔静脉,部分导管理在皮下,胸壁下留置穿刺座(表4-5)。如为单侧乳腺癌,建议患者术后选择两种方法;如果是双侧乳腺癌术后患者,建议患者行植入式静脉输液港(PORT)来进行治疗通路的选择。

表4-5 PICC与PORT两种输液通路的比较

项　　目	PICC	PORT
留置时间	<1年	≥5年
维护时间	维护1次/周	维护1次/月
外露导管	有外露导管	无外露导管
费用	较低	较高

五、如何改善乳腺癌患者预后

(一) 保持健康的体重

乳腺癌患者在治疗结束后,应尽量使体重达到正常范围(即体重指数为18.5～23.9 kg/m²),或者按照《中国成人超重和肥胖症预防控制指南》达到正常体重标准,每3个月测量一次。若乳腺癌患者已经超重和肥胖,则建议适当降低摄入的膳食能量,同时接受个性化的运动指导来减轻体重。对于积极的抗癌治疗后处于营养不良或体重过轻状态的患者,建议在专业医师和营养师的指导下,制订和实施营养改善计划。以提高生活质量、保证治疗效果、降低并发症风险、增进慢康复。同时,建议患者进行适当的体力活动,帮助改善身体功能和增加体重,但高强度剧烈运动应避免。

(二) 适当运动

当患者已诊断乳腺癌后应避免静坐生活方式,尽快恢复诊断以前的日常体力活动;18～64岁的成年乳腺癌患者,每周坚持至少150分钟的中等强度运动(大致为每周5次,每次30分钟)或75分钟的高强度有氧运动,力量性训练(大肌群抗阻运动)每周至少2次。锻炼时以10分钟为一组,最好保证每天都进行锻炼。年龄>65周岁的老年乳腺癌患者应尽量按照以上进行锻炼,如果合并使行动受限的慢性疾病,应根据医师指导适当调整运动时间与运动强度,但应避免长时间处于不运动状态。

(三) 合理膳食

根据《中国居民膳食指南(2016)》合理安排饮食。乳腺癌患者膳食营养与肿瘤相关生存有一定的关系。膳食结构和食物选择,与乳腺癌患者的疾病进展、复发风险、总体生存率有关。富含蔬菜水果、全谷物、禽肉和鱼的膳食结构可以使乳腺癌患者的总体病死率降低43%。食物摄入与生活方式有协同作用,每天摄入 5 份蔬菜水果(每份相当于 150 g)、每周 6 日坚持步行 30 分钟以上的乳腺癌患者生存率最高,而其中单独一项并没有明显的提高生存率的作用。

1. 脂肪　脂肪摄入与乳腺癌生存相关性说法不一,但是每降低20%的膳食能量,就能降低 24%的乳腺癌复发风险。

2. 蛋白质　在癌症患者治疗、康复和长期生存的过程中,需要摄入适量的蛋白质,如鱼、瘦肉、去皮的禽肉、蛋类、低脂和无脂的奶制品、坚果和豆类等,均是优质蛋白质的来源,同时可提供不饱和脂肪酸。以蔬菜水果为主的膳食结构应补充足够的鱼类、奶类等优质蛋白质。

3. 碳水化合物　在健康的膳食结构中,碳水化合物应来源于富含基本营养成分和膳食纤维的食物,如蔬菜、水果、全谷物和豆类食物。全谷物中含有多种维生素、矿物质及其他营养成分,可以降低癌症和心脑血管疾病风险。而精制谷物中维生素、矿物质、膳食纤维的含量远低于全谷物。糖和含糖饮料(软饮料和果汁饮料)会增加膳食中能量的摄入,使体重增加,应限制摄入。

4. 蔬菜和水果　蔬菜和水果含有大量人体必需的维生素、矿物质、生物活性植物素及膳食纤维,且是低能量密度食物,可以帮助保持健康的体重。水果(非果汁)可以提供膳食纤维,减少食物的能量摄入。如患者不能摄入新鲜水果,可以选择纯果汁。

5. 豆类制品　有研究结果显示,大豆蛋白质最高摄入组乳腺癌死亡风险降低 29%,复发风险降低 32%。中美联合研究的结果显示,大豆摄入能降低 25%的乳腺癌复发风险,对雌激素受体阴性的患者保护作用更明显。根据上面研究显示所以将大豆制品作为健康膳食的组成部分,适量摄入是安全的。

越来越多的证据显示富含蔬菜水果的膳食结构能够提高癌症患者的总体生存率。同时也要认识到,患者诊断前多年的饮食习惯所造成的不良影响可能会抵消诊断后短时间的膳食结构改变带来的益处。除了蔬菜水果以外,健康的膳食结构还应包含丰富的鱼类、禽类而非红肉、加工肉类,低脂奶类而非全脂奶类,全谷物而非精制谷物,植物油而非其他油脂。《中国居民膳食指南(2016)》也完全适用于乳腺癌患者。

(四) 谨慎使用保健品

乳腺癌患者获取必要的营养素应尽量从饮食中获取;当患者无法从食物中摄取足够的营养素,需服用营养素补充剂,这仅在患者有临床表现或生化指标提示营养素缺乏时,才需要考虑。

(五) 戒烟、戒酒

据调查,在诊断时吸烟的乳腺癌患者比不吸烟的乳腺癌患者死亡风险高 2 倍,非乳腺癌死亡风险高 4 倍。

乳腺疾病的发病还与很多不良的生活习惯有关,因此,女性朋友更应该让自己的生活方式更健康,生活规律早睡早起,保持心情愉快,避免过度劳累等;改变不良习惯,预防疾病的发生。

(李冬)

第六节　胰腺肿瘤——解"胰"答惑

一、了解胰腺——小身材,大功劳

胰腺是人体内一个深藏不露的器官,它狭长而柔软,"隐居"于胃肠后方,横卧于上腹部后壁前面。胰腺有着特殊的形状,医生们常形象地用"头""颈""体""尾"将其分为四部分。胰头部被十二指肠"C"形包绕。胰腺内部,有一根贯穿全长的管道,被称为主胰管。主胰管在胰头部与胆总管汇合,开口于十二指肠内壁,胰腺分泌的消化液和肝脏产生的胆汁经此共同通道进入小肠,参与食物的消化(图4-3)。因胰腺位置深,许多胰腺肿瘤的临床症状出现较晚,且表现不典型,等到发现时大多已进展至晚期;另外,发生于头、颈、体、尾四个部分的肿瘤,因不同部位的"邻居"器官和组织不同,其临床表现也有各自的一些特点。

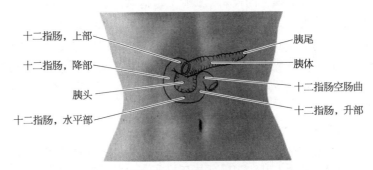

十二指肠,上部
十二指肠,降部
胰头
十二指肠,水平部
胰尾
胰体
十二指肠空肠曲
十二指肠,升部

图4-3 胰腺的体表投影

了解了胰腺的位置和形态,我们再来了解一下它的微观结构。从显微镜下看,胰腺可分为外分泌部和内分泌部。外分泌部主要由许许多多的腺泡和导管组成,内分泌部主要由散布于腺泡和导管中的一团团细胞组成,像一座座小岛一样,因此称之为"胰岛"。胰腺的生理功能与以上的微观结构密切相关,外分泌部主要负责外分泌功能,而内分泌部则主要负责内分泌功能。

胰腺的外分泌功能主要是分泌胰液,其中含有多种重要的消化酶,如胰淀粉酶、胰脂肪酶、胰蛋白酶等,在食物消化过程中起着"主角"的作用。这些消化酶的主要由腺泡细胞产生,与导管细胞分泌的液体混合后,经导管汇入主胰管,最后进入肠道,参与食物的消化。

胰腺的内分泌功能与胰岛细胞密切相关。胰岛由几种不同的细胞组成,如A细胞、B细胞、G细胞、D细胞和PP细胞等,不同的细胞分泌不同的激素。大名鼎鼎的胰岛素由胰岛B细胞分泌,是我们体内唯一能够降低血糖的激素。1型糖尿病的产生是因为胰岛素分泌功能不全造成的。胰岛A细胞分泌胰高血糖素,是胰岛素拮抗剂,可升高血糖；胰岛细胞除分泌以上两种以外，还分泌胰高血糖素、胃泌素和生长激素释放抑制素等。这些激素一同参与维持人体正常的生理功能。

胰腺功能之重要不言而喻，一旦因为病变不能发挥正常生理功能，对人体将产生严重的影响。胰腺疾病主要有胰腺炎、胰腺肿瘤以及其他一些非肿瘤性的疾病。胰腺炎包括急性或慢性胰腺炎，其中急性胰腺炎尤其是急性重型胰腺炎来势汹汹，严重威胁着患者的生命。尽管素有"癌中之王"恶名的胰腺癌恶性程度高、预后差，但也有相当 部分良性或者低度恶性的胰腺肿瘤患者，在接受正确的治疗后可长期存活。所以对胰腺疾病认知正确性的提高，非常有必要。

二、胰腺癌——"癌中之王"

胰腺癌的发病率在世界范围内都有明显升高趋势，我国近十年的发病率也显著上升。2017 年美国癌症协会发布的统计数据显示，美国胰腺癌新发病例数男性列第 11 位，女性列第 8 位，居恶性肿瘤死亡率第 4 位。中国国家癌症中心最新统计数据也显示，胰腺癌位列中国城市男性恶性肿瘤发病率的第 8 位，居大城市（北京、上海）人群恶性肿瘤死亡率的第 5 位。胰腺癌的诊治现状不容乐观，因其不易早期诊断，发现时多为中晚期，既往手术切除率仅为 10%～20%，同时其恶性程度高，肝脏、淋巴结转移率高，对放化疗又不敏感，术后5 年生存率不到 5%，治疗效果明显差于胃癌、结肠癌，成为普外科尚未攻克的堡垒，故被称为"癌中之王"和"二十一世纪的癌"。原发性胰腺癌可以在胰腺的任何部分发生，以胰头部最为多见（图 4-4）。

（一）胰腺癌的临床表现

胰腺癌的临床表现取决于癌的部位、病程早晚、有无转移以及邻近器官累及的情况。早期症状不典型，常表现为上腹部不适、腰背部痛、消化不良或腹泻等，易与其他消化系统疾病相混淆。

1. 腹痛 疼痛是胰腺癌的主要症状之一，不管肿瘤位于胰腺头部或体尾部均可引起疼痛。晚期胰腺癌常侵犯腹膜后神经丛，引起剧痛，影响休息。

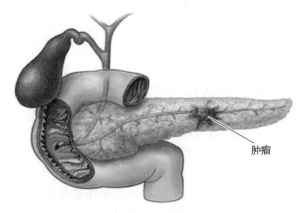

图 4 - 4　胰腺肿瘤

2. 黄疸　黄疸是胰头癌的重要症状。发生在胰头部的胰腺癌容易侵犯和压迫胆总管,造成胆汁排出不畅甚至反流入血,患者血液中的总胆红素会因此升高,而且以直接胆红素(结合胆红素)升高为主。胆汁中的色素入血后可将患者的皮肤和巩膜染成黄色,患者的小便也会变成浓茶水色,还会出现大便颜色变浅甚至白陶土样大便,这种因胆总管阻塞引起的黄疸又称梗阻性黄疸。胰头癌患者的黄疸呈进行性加重,约 1/4 的患者可出现顽固性的皮肤瘙痒。

3. 消化道症状　最多见的为食欲不振,少数患者可出现恶心、呕吐;约 10% 患者有严重便秘;由于胰腺外分泌功能不良而致腹泻,脂肪泻为晚期的表现,但较罕见;胰腺癌也可发生上消化道出血,表现为呕血、黑便,脾静脉或门静脉因肿瘤侵犯而栓塞,继发门静脉高压症,也偶见食管胃底静脉曲张破裂大出血。

4. 消瘦、乏力　胰腺癌患者可在早期出现消瘦、乏力。

5. 腹部包块　胰腺的位置较深,不易触到癌肿包块。

6. 糖尿病　少数患者起病的首发症状为糖尿病表现。

7. 腹水　一般出现在胰腺癌的晚期,多为癌的转移、播散所致。腹水可能为血性或浆液性,晚期恶病质的低蛋白血症也可引起腹水。

（二）胰腺癌的高危人群

（1）40 岁以上出现上腹部疼痛、腹胀、腹部不适等症状者，胃镜、B 超也没有发现胃病、胆囊炎等常见的上消化道疾病，化验肿瘤指标出现 CA19－9 异常升高，应警惕有无胰腺疾病的可能。

（2）有胰腺癌家族史者：胰腺癌有遗传倾向，如果父母有胰腺癌病史，也应提高警惕。

（3）突发糖尿病患者，特别是无糖尿病家族史、无肥胖症等糖尿病易发因素，发病后很快出现胰岛素抵抗者（血糖高，采用胰岛素也不易控制）。

（4）慢性胰腺炎反复发作者，特别是慢性家族性胰腺炎和慢性钙化性胰腺炎。

（5）不明原因的急性胰腺炎发作。表现为突发上腹痛，到医院就诊发现血尿淀粉酶增高，诊断为急性胰腺炎。如果没有胆道疾病、饮酒、高脂血症等急性胰腺炎常见的病因，应侧重于"癌"之方向深入检查。

（三）胰腺癌的治疗方式

通过外科手术根治性切除仍是目前治疗胰腺癌最有效的方法，化疗、放疗也常用，其他一些较新的治疗方法尚处于研究和试验阶段。术前应开展多学科讨论（MDT），根据肿瘤的特点，制定最佳的综合治疗方案。

1. 外科治疗　胰腺癌的手术治疗包括：传统开腹手术、腹腔镜手术和机器人手术，早期手术是唯一可能治愈的手段。手术方式包括胰头十二指肠切除术、扩大胰头十二指肠切除术、保留幽门的胰十二指肠切除术、胰体尾切除术和全胰腺切除术等，不同的手术方式须根据患者的不同情况选择实施（图 4－5）。

2. 姑息治疗　姑息疗法目的在于缓解症状和疼痛，提高晚期胰腺癌患者的生活质量。对于不适合做根治性手术的病例，常需要解除梗阻性黄疸或消化道的梗阻，解除梗阻性黄疸可采用经皮肝穿刺胆道引流（PTCD）、胆道支架、胆管空肠吻合术等，解除消化道梗阻可行胃肠吻合术，针对晚期癌痛可应用镇痛药，多数患者能够短期内减

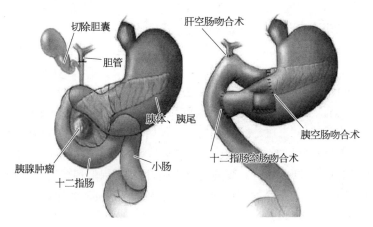

切除胆囊

胆管

肝空肠吻合术

胰体、胰尾

胰空肠吻合术

胰腺肿瘤

十二指肠

小肠

十二指肠空肠吻合术

图4-5　胰十二指肠切除术示意图

轻症状,改善全身状态,但一般生存时间在6个月左右。

3.综合治疗　胰腺癌已成为国内外医学界面临的一个重大诊断和治疗难题,任何一种单一的治疗方法,均难以取得理想的疗效。因此,必须联合多学科综合诊治(MDT),尽可能为患者提供最佳的诊疗方案。胰腺癌的综合治疗是以手术为主的多种治疗方法的组合,包括手术治疗、放化疗、中医中药治疗、免疫治疗、分子靶向治疗等,只有建立这样的综合治疗体系,才有可能取得较满意的疗效,提高患者的长期生存率,改善患者的生活质量。

(四)胰腺癌围手术期健康宣教

1.术前准备

(1)心理指导:胰腺癌恶性度高,手术切除率低,预后差,因此患者和家属对治疗缺乏信心,常会出现一些不良情绪,护理人员应予以理解,多与患者沟通,根据患者掌握知识的程度,有针对性地介绍与疾病和手术相关的知识,使患者能配合治疗与护理,促进疾病的康复。

(2)营养支持指导:鼓励患者进食高蛋白质、高热量、高维生素、低脂肪的食物,少量多餐。入院后应常规进行营养评估,对营养不良者可加强肠内营养支持,伴阻塞性黄疸的胰头癌患者单靠饮食很难改善其营养状况,必须依靠肠内或肠外营养。可以选用口服肠内营养制剂来补充,必要时留置鼻肠营养管,滴注肠内营养液。同时应注意纠正水电解质失衡、贫血和低蛋白血症,增强耐受手术的能力。

（3）术前减黄治疗的指导：对于黄疸较重者(直接胆红素水平＞250 μmol/L),术前可行经皮经肝穿刺胆道引流术(PTCD)。妥善固定引流管,保持引流通畅,每天观察和记录引流液的颜色、性质和量,注意有无感染、出血等减黄并发症。长期营养不良或阻塞性黄疸均可引起肝功能损害。对有阻塞性黄疸者,如静脉给予维生素 K 治疗能使凝血酶原时间好转,改善凝血机制;可给予保肝药、复合维生素 B 等;静脉输注高渗葡萄糖加胰岛素和钾盐,有利于增加肝糖原储备,并纠正低钾。

（4）皮肤护理的指导：梗阻性黄疸患者可伴有皮肤瘙痒,应注意提醒患者勤洗澡更衣,不要搔抓,及时剪指甲,以免造成感染,可使用止痒地霜外涂,影响睡眠时,给予镇静药物。

（5）疼痛指导：胰腺癌患者的疼痛远比其他癌症患者的疼痛严重,卧位及夜间加重,坐、立、前倾位或走动时疼痛可减轻。患者往往在所有清醒的时间里都需要进行疼痛治疗,因而生活质量很差。护理人员可使用疼痛评估量表对患者进行疼痛评估,应遵医嘱及时给予有效的镇痛,并评估镇痛药的效果。胰腺癌的疼痛治疗分四阶梯：① 对乙酰氨基酚。② 复合镇痛药物。③ 吗啡。④ 介入治疗。

2. 术后指导

（1）术后密切观察生命体征、伤口渗血及引流液,准确记录出入量。术后出血在术后 2 周内均可发生,出血常表现为经腹腔引流管或胃管持续引流出鲜血性液、呕血、便血或黑便等,患者同时有心率加快、血压下降、面色苍白、皮肤湿冷等表现。出血量少者可给予静脉补液,同时应用止血药、输血等治疗,出血量大者需急诊内镜、DSA或急诊手术止血。

（2）维持血容量,保持血压稳定,中心静脉压(CVP)可反映循环血容量及心功能。CVP 的正常值为 6～12 cmH$_2$O,低于 6 cmH$_2$O 提示血容量不足,应加快补液速度,必要时应增加输注液体中的胶体成分,以尽快补足血容量。若血压低需遵医嘱应用血管活性药物,当血容量补足后仍尿少,可应用利尿剂,必要时重复使用并加大用量。

（3）维持水、电解质和酸碱平衡:应根据每日各管路的引流量,结合年龄和心肺功能等,调整每日液体和电解质等的入量。大手术后醛固酮分泌增多,术后呕吐及各种引流液的丢失,在静脉输注葡萄糖后,特别是在应用外源性胰岛素时,易使钾转入细胞内,造成低钾血症的发生,故应注意钾的补充。

（4）密切观察引流液的量和性质,保持引流管的在位、通畅,定时挤压,勿打折和弯曲。特别注意对腹腔出血、胰瘘、胆瘘和肠瘘等并发症的观察和护理,动态监测腹液胰淀粉酶值,必要时可作细菌培养。

（5）血糖控制:胰腺术后开始容易血糖不稳定,血糖控制目标:空腹血糖 $8\sim10$ mmol/L,餐后血糖 $8\sim12$ mmol/L。按医嘱给予胰岛素微泵推注或皮下注射胰岛素,注意防止低血糖的发生,特别警惕夜间低血糖,血糖低于 3.9 mmol/L,应立即采取措施纠正低血糖。

（6）术后止痛:术后 $24\sim48$ 小时内疼痛最为明显,以后逐渐缓解,护理人员应评估患者的疼痛情况,及时予以处理,指导和协助患者正确进行自控镇痛。

（7）术后早期可床上活动,刺激肠蠕动,促进胃肠功能的恢复。腹腔双套管改单管后可循序渐进床边、病室内、室外活动,谨防肠粘连发生,如只有腹腔单管术后 $1\sim3$ 日即可早期下床活动。

（8）并发症的观察与指导

1）胰瘘:是胰十二指肠切除术后常见的并发症和导致死亡的主要原因,其发生于术后 1 周左右,胰酶漏出并激活后可消化腐蚀腹腔内组织和器官,严重者腐蚀血管造成消化道和腹腔内持续出血,非常危险。胰瘘出现时患者的腹腔引流管流出的液体量可突然增加,出现腹痛、腹胀、发热。术后应密切注意观察引流液的颜色、性状和量,并观察腹部体征的变化,常规术后监测引流液淀粉酶,如引流管引出乳白色或浑浊的渣样液体，或患者出现明显的腹膜刺激征时应及时告知医生。

2）胆瘘：发生率在 10% 以下，往往发生在术后 5～10 日。表现为自引流管流出胆汁样引流液，每日引流量为数百至 1 000 mL 不等。术后需保持胆肠吻合口引流管通畅，密切观察引流液的颜色、性状和量，做好观察和记录，引流管拔除后需注意评估患者的肠鸣音、排气排便、腹部体征情况。在胆瘘发生期间应注意维持水和电解质平衡。

3）腹腔感染：做好预防十分重要。因此，护理人员应注意：① 正确做好手术前腹部皮肤的准备。术前不主张剃毛备皮，术前晚给予 2% 葡萄糖酸洗必泰消毒液沐浴。② 准确遵医嘱预防性使用抗生素。③ 术后应该密切观察切口有无红肿热痛，切口敷料有无渗血、渗液，体温、脉搏、白细胞是否正常。

4）胃排空延迟：常出现于术后 7～10 日，多为进食流质数日、情况良好的患者，在改进半流质或不易消化的食物后突然发生上腹饱胀钝痛、呕吐，严重者有高位小肠梗阻的表现。一般治疗：给予少渣饮食，补充维生素和微量元素。纠正水、电解质与酸碱失衡、纠正低蛋白血症。对症治疗，给予促进胃动力药物（胃复安、吗丁啉）。严重者禁食，胃肠减压，肠外营养支持。

5）肺炎和肺不张：手术后患者出现高热、呼吸急促等异常应怀疑有胸部并发症。胸部 X 线可明确诊断。处理方法为鼓励患者咳嗽咳痰、使用祛痰措施（静脉用痰液稀释剂如氨溴索、超声雾化吸入）、选用敏感的抗生素等。

3. 出院指导

（1）鼓励患者保持心情舒畅，乐观对待疾病。

（2）出院后注意低脂半流饮食，少量多餐，逐渐过渡到普食。应注意加强营养，一般无需忌口，推荐进食高维生素、高蛋白质、低脂肪、易消化的食物。

（3）劳逸结合，可适当锻炼。

（4）保持皮肤清洁，修剪指甲，勿用力抓挠皮肤，瘙痒难忍时予外涂止痒剂,保证充足睡眠。

(5) 保持大便通畅,观察有无黑便、血便。定期来院复查肝功能、血常规及 B 超等。

(6) 术后每 3 个月复查一次,如有腹胀、腹痛、纳差、消瘦、发热、黄疸时及时就诊,及早治疗。

(7) 按计划放疗或化疗,其间定期复查血常规。

三、胰腺神经内分泌瘤——"乔布斯之殇"

"苹果之父"乔布斯与胰腺癌抗争八年,世人皆认为是由于其财力雄厚,能得到最好医疗资源,而事实是因为他抗争的根本不是胰腺癌,而是胰腺神经内分泌肿瘤。此病较为罕见,由于肿瘤生长缓慢,故患者的生存期较长。

胰腺神经内分泌肿瘤(pancreatic neuroendocrine neoplasm, pNENs),发病源头为胰岛内分泌细胞,生长缓慢。近年来的研究发现,pNENs 易发生远处转移,局限于胰腺的仅占 14%。目前的流行病学调查显示,pNENs 发病率约为 0.3/10 万,仅占胰腺肿瘤不到 10%。尽管 pNENs 的发病率近年来呈稳步上升态势,但总体而言,它是一种罕见病。根据临床症状表现不同,pNENs 可分为功能性和非功能性。功能性的肿瘤包括:胰岛素瘤(后一段重点介绍)、胃泌素瘤、胰高血糖素瘤或血管活性肠肽瘤、生长抑素瘤等。非功能性的肿瘤占 40%~60%,并非不产生神经内分泌物质,只是不导致特殊临床症状而已。因此误诊和漏诊常见,容易导致患者长期误诊误治,甚至出现严重的不可逆的损害。值得一提的是,尽管 pNENs 的预后好于胰腺癌,但是一旦肿瘤发生转移其恶性程度相当高。

(一)病因

目前尚不十分清楚,可能与基因突变、细胞凋亡、神经递质、生长因子、胃肠激素等因素相关。

(二)临床症状

胰腺神经内分泌瘤的临床症状按不同类型,临床表现详见表 4-6。

表 4 - 6　pNENs 概况和常见类型的临床表现

肿瘤类型	所占比例(%)	分泌激素	恶性所占比例(%)	主 要 症 状
功能性的 pNENs				
胰岛素瘤	20～30	胰岛素	＜10	低血糖,中枢神经系统症状
胃泌素瘤	15～20	胃泌素瘤	15～20	难治性消化道溃疡、上腹部疼痛、腹泻等卓艾综合征
胰高血糖素瘤	1～3	胰高血糖素	50～80	游走性坏死性红斑、糖耐量受损、体重下降
生长抑素瘤	0～1	生长抑素	＞70	糖尿病、胆石症、腹泻(症状可能不典型)
ACTH 瘤	少见	ACTH	＞95	库欣综合征
VIP 瘤	2～4	VIP	40～70	腹泻、低钾血症、脱水
非功能性的 pNEN	10～50		40～70	可有肿块压迫引起的相关症状

(三) 胰腺神经内分泌肿瘤的治疗方式

1. 手术治疗　手术切除是 pNENs 的主要治疗方法,可使患者明显获益,除非患者伴有影响生存的合并症或手术高危因素。手术方式包括肿瘤剜除术、局部切除术、节段性切除术、胰体尾切除术、胰十二指肠切除术以及联合脏器切除术等。直径＜6 cm、良性、功能性 PNET 可经腹腔镜手术;有恶性可能者选择开放性手术。直径＜2 cm 的类癌、功能性胰岛细胞瘤无需淋巴结清扫;其余建议行淋巴结清扫。

2. 非手术治疗　奥曲肽和生长抑素的长效制剂等可缓解因激素大量分泌引起的症状,并可抑制肿瘤生长,但快速进展者除外,应用此类药物可出现肿瘤标志物下降等治疗反应,也可延长生存期。

3. 其他治疗　化疗:肿瘤已有转移不能手术或手术不能根治的患者给予化疗;介入治疗:主要应用于胰腺内分泌肿瘤肝转移的患者,通过肝动脉插管栓塞或化疗,可以减轻症状和延长生存期;靶向治疗:分子靶向治疗的主要适应证为高度分化的 pNENs,接受最佳支持治疗或生长抑素抑制剂治疗后进展的患者；免疫治疗：是胰腺内分泌肿瘤治疗中的辅助措施，可以增强机体免疫功能，提高手术、化疗等其他治疗的疗效。

（四）健康指导

（1）尽管胰腺神经内分泌肿瘤没有确定的预防措施，但是以下措施可以降低发病风险：戒烟、保持合理的体重，加强体育运动：坚持 30 min/d 中等强度的锻炼。

（2）选择健康饮食，多吃水果蔬菜，少吃高油脂食物可以减少疾病发病风险。

（3）有消化道肿瘤家族史，对于突然发生的腹痛、不明原因的腹泻、血糖异常、消瘦乏力、腹部肿块都应及时到医院进行全面检查。

（4）术后所有的 pNENs 均为潜在恶性，都应该进行长期随访。行根治性切除术后的患者，建议每 6～12 个月随访 1 次，随访 10 年，若出现症状随时复查。对于未行手术切除的低危患者，第 1 年应每 3 个月随访 1 次，以后每半年随访 1 次，至少 3 年，之后每年 1 次。有远处转移的 pNEN 患者，应每 3～6 个月随访 1 次，接受治疗的患者随访时间应当相应缩短。

四、胰岛素瘤——反复发作低血糖的"怪物"

胰腺神经内分泌肿瘤是一种少见肿瘤，男女发病无明显差别，分功能性与无功能性两类。胰岛素瘤是一种功能性的神经内分泌肿瘤，瘤体通常较小，可持续分泌过量的胰岛素释放入血，引起以低血糖为主的一系列症状，患者可呈发作性低血糖昏迷，久之将损害脑组织，发生意识障碍、精神异常等。由于胰岛素瘤的临床表现复杂多样，病例少见而易被误诊。

（一）胰岛素瘤的临床表现

临床症状由低血糖引起，可分为：

1. **交感神经兴奋表现**　为低血糖引起的代偿性反应，如面色苍白、四肢发凉、出冷汗、心悸、手颤腿软。

2. **意识障碍**　因低血糖所致脑细胞缺乏葡萄糖所致，如精神恍惚、嗜睡、昏迷等；也可表现为头脑不清、反应迟钝、智力减退等。

3. 精神异常　为低血糖反复发作，大脑皮质受到进一步抑制的结果，症状多种多样，严重者有明显的精神症状，有时被误诊为精神病。

4. 颞叶癫痫　与癫痫大发作相似，为最严重的精神神经症状，发作时知觉丧失、牙关紧闭、四肢抽搐、大小便失禁。任何一种低血糖症都可出现多种多样症状。另外，不少患者为预防低血糖发作而多次进食尤其是甜食，因而这些患者可因摄取过多热量而肥胖。

(二) 胰岛素瘤的诊断和治疗

诊断胰岛素瘤首先要确定，症状是否由低血糖引起。胰岛素瘤发作时的典型症状称为"whipple 三联征"，对其诊断具有重要意义。其主要表现为：① 空腹时低血糖症状反复发作。② 发作时血糖水平<2.8 mmol/L。③ 进食或静脉推注葡萄糖后可迅速缓解症状。

90%以上的患者根据此三联征可得到正确诊断。胰岛素瘤虽在临床中少见，但其定性诊断并不难，至于肿瘤的定位诊断，只需交给增强 CT、增强磁共振、DSA 等影像学方式即可。

绝大多数的胰岛细胞瘤可治愈，手术切除是治愈本病的首选方法。手术方式可采用开腹、腹腔镜或者机器人手术，对不能手术或恶性肿瘤转移复发者可辅以生长抑素治疗、全身或局部化疗、同位素标记的生长抑素治疗。肿瘤切除后，低血糖症状可以从根本上得到缓解。对于那些不能手术或手术失败的患者，有时饮食或单纯药物治疗也能控制症状发作，患者可以通过缩短每餐间隔时间和进食吸收缓慢的食物来避免低血糖症状的发作。

(三) 围手术期健康指导

1. 术前指导

(1) 饮食指导：许多患者往往在求医前就已发现进食能防止症状的发作。根据患者自己的加餐规律，提醒和督促患者按时加餐，平时随身带一些糖果，当感到有发作的前兆时即刻服用，特别是夜间，避免低血糖发作，减少对脑组织的损害，平时应食用吸收缓慢的主食，如玉米、荞麦面、豆面等制作的食品，以稳定地提供能量。

（2）心理指导：临床表现复杂多样尤其是神经精神症状常见，容易被误诊为精神病。低血糖发作时，时间和地点不能控制，限制了人际交往和社会活动。由于依靠加餐缓解症状导致体重偏胖，害怕被人嘲笑，不愿与人交往，所以心理护理非常重要，要多关心、安慰患者，多与患者沟通，使其消除思想顾虑，保持乐观情绪，增强战胜疾病的信心。

（3）安全指导：患者低血糖发作时，要注意安全防护，防止摔伤和坠床，出现症状时应立即卧床休息，抽搐时应保持呼吸道通畅，并用牙垫保护，避免咬伤舌头。护士应了解患者低血糖的好发时间和常见症状，并及时提供含糖食品。若发现患者出现大汗淋漓、神志淡漠等严重低血糖症状时，应及时给予补充糖水。

（4）血糖监测：监测空腹血糖及症状发作时的血糖，告知患者监测血糖的重要性，应根据患者低血糖发作的时间给患者加强测血糖的频率，如感觉有低血糖发作先检测血糖后进食，以保证检测的准确性。

（5）术日晨护理：手术当日晨查空腹血糖，长时间的禁食会诱发患者出现低血糖，所以静脉维持葡萄糖补液，直至手术开始。

2. 术后指导

（1）术后并发症的观察和指导：最常见的并发症是胰瘘，胰液外漏可以引起腹腔内感染，组织坏死，延迟愈合。通常采用的预防措施是：① 术后禁食和持续胃肠减压5～7日，同时给予抑酸药物和生长抑素制剂，直至进食为止，以减少酸性胃内容物刺激十二指肠分泌促胰液素，从而间接减少胰液的分泌，有助于胰瘘的愈合。② 应注意保持胰床引流的通畅，不应过早拔除引流，至少应保留7～10日。另外要密切观察引流液的颜色、性质和量，一般应隔日测引流液淀粉酶含量。如术后7日引流量仍多于10 mL，淀粉酶含量大于1 500 U，则应继续保持引流。而且决定拔管时应分次逐步拔除，以避免引流管位置不佳引起的胰液积聚，甚至形成胰腺假性囊肿。③ 出现胰瘘，应保护好引流管周围皮肤，定期换药，保持干燥，防止因胰液外渗引起皮肤糜烂。

（2）术后营养支持：营养支持一方面可以维持和改善患者的营养及免疫状态，提高手术耐受性，降低死亡率和并发症的发生率；另一方面还可避免刺激胰液分泌，以利于疾病的治疗，防止和治疗手术后可能出现的并发症。

3. 出院后仍需要注意以下几点。

（1）术后还要继续加强低血糖症状的自我观察，随身携带含糖食品，如糕点或糖果等。

（2）家属应了解患者低血糖的好发时间和常见症状，并及时提供含糖食品。若发现患者出现大汗淋漓、神志淡漠等严重低血糖症状时，应及时送医院急救。

（3）避免情绪激动、过度劳累，注意劳逸结合，术后应定期随访复查。

（4）戒烟戒酒，给予高蛋白、高维生素、易消化、无刺激的饮食，忌暴饮、暴食、食用油腻的食物。

五、胰腺肿瘤快速康复

快速康复外科（enhanced recovery after surgery，ERAS）的概念最初由丹麦外科医生 Henrik Kehlet 在 1997 年提出，指采用一系列经循证医学证实有效的围手术期优化措施减少外科应激，加速术后康复。2007 年以来，ERAS 逐渐在胰腺手术中推广应用，并形成了指南共识。实践表明，针对胰腺手术的 ERAS 是安全有效的。采用ERAS 的胰腺手术患者术后住院天数显著缩短，30 日内的再入院率、非计划再手术率及死亡率与未采用 ERAS 的胰腺手术患者无差异，而并发症发生率及总费用则有不同程度降低。近年来国内胰腺外科界也逐渐在开展 ERAS。

（一）术前准备

完善的术前准备可使患者具有充分的心理准备和良好的生理条件，包括术前宣教、营养筛查、预防性应用抗菌药物及抗血栓治疗、个体化的血压和血糖控制及相应的管理方案等。

1. 术前宣教　多数患者在术前存在不同程度的恐慌与焦虑情

绪,担心手术的成功与安全,害怕术中术后的疼痛及并发症,个别患者还会产生严重的紧张、恐惧、悲观等负面情绪,这些均会造成不良的应激反应,影响手术的顺利进行与术后的康复。个体化的宣教是 ERAS 成功与否的关键因素之一,医护人员应在术前通过口头或书面形式向患者及家属介绍围手术期治疗的相关知识及促进康复的各种建议,缓解患者紧张焦虑情绪,以使患者理解与配合。

2. 营养不良的筛查治疗和指导　营养不良是术后并发症的危险因素之一,筛查与治疗营养不良是术前评估的重要内容,在促进快速康复方面具有重要意义。术前应用 NRS2002 量表对所有患者进行营养风险筛查。对营养不良患者行营养支持治疗,首选肠内营养支持治疗。一般无营养不良表现,体重减轻小于 7%,无需营养支持。

3. 术前胃肠道的准备　术前长时间禁食使患者处于代谢的应激状态,可致胰岛素抵抗,不利于术后并发症发生率的降低。建议无胃肠道动力障碍患者术前 6 小时禁食固体饮食,术前 2 小时禁食清流质。若患者无糖尿病史,可于手术前 2 小时饮用 400 mL 含 12.5% 碳水化合物的饮料,以减缓饥饿、口渴,消除焦虑情绪,降低术后胰岛素抵抗和高血糖的发生率。应注意简化术前肠道准备,不推荐术前机械性肠道准备,因机械性肠道准备不仅不能降低术后感染和胃肠道吻合口漏的发生率,反而会增加患者痛苦。

4. 呼吸系统功能锻炼的指导

(1) 术前 1 个月戒烟:烟雾对呼吸道黏膜长时间刺激造成呼吸道分泌物增多,刺激呼吸道引起咳嗽,而患者咳嗽可进一步引起切口疼痛。因此术前戒烟不仅可以预防术后肺部感染的发生,同时可以避免术后因咳嗽而引起切口疼痛。

(2) 术前呼吸锻炼:可增加氧的吸入量,改善肺功能,减少术后并发症。教会患者几种呼吸的方法:包括腹式呼吸法、缩唇呼吸法、有效的咳嗽法、吹气球法,防止术后肺不张和坠积性肺炎。

(3) 指导有效咳嗽:有效咳嗽法指的是将气管内的痰液咳出的方法。进行有效咳嗽时,可让家属协助叩拍背部。对于伤口疼痛而不敢咳嗽的患者,可用双手或枕头轻压伤口两侧,避免咳嗽时因牵拉伤口而引起的疼痛。

(4)药物治疗:对于存在气道高反应性和肺功能下降的高危患者,如年龄大于65岁、肥胖、有吸烟史、支气管哮喘和慢性阻塞性肺疾病等,推荐术前1周至术后3个月行雾化吸入糖皮质激素治疗。

(5)预防下肢深静脉血栓:恶性肿瘤、复杂性手术、化疗和长时间卧床是静脉血栓栓塞症的危险因素,存在危险因素的患者若无预防性抗血栓治疗,术后深静脉血栓发生率可达30%,致死性肺栓塞发生率近1%。推荐中、高危患者(Caprini评分≥3分)手术前2～12小时开始预防性抗血栓治疗,并持续用药至出院或术后14日。静脉血栓栓塞症高危患者除药物治疗外,必要时应联合机械措施,如间歇性充气压缩泵或弹力袜等。

(二)术后康复指导

1. 术后疼痛管理　疼痛是患者术后主要的应激因素之一,可导致患者术后早期下床活动或出院时间延迟,阻碍外科患者术后康复,影响患者术后生活质量。提倡建立由麻醉医师、外科医师、护理与药剂人员组成的术后急性疼痛管理团队,采用预防性镇痛和多模式镇痛的方式,预防性镇痛是通过对患者术前、术中和术后全程的疼痛管理;多模式镇痛是联合应用各种方法或药物,从而达到减少阿片类药物的用量及其不良反应的目的。有效止痛有利于术后快速康复,减少对镇痛药物的依赖和成瘾。

2. 引流管的指导　医生会根据患者手术情况选择性应用各类导管,术后尽量减少使用或尽早拔除,有助于减少感染等并发症,减少对术后活动的影响及患者术后康复的心理障碍。

(1)缩短胃管留置时间或不留置胃管:可减轻患者痛苦,且不增加术后呕吐、吻合口出血、吻合口漏的发生率,同时可减少肺部感染发生。

(2)缩短尿管留置时间:可减轻患者痛苦,不增加尿潴留发生率,降低泌尿系感染发生率。无特殊情况下,术后1～2日即可拔除导尿管。

（3）缩短腹腔引流管留置时间：基于目前的研究数据，仍建议术后常规放置引流管，对于无胰瘘高危因素（胰管较细、软质胰腺）者可在术后早期拔除。但对于胰腺质地较软、胰管较细的患者，引流管的放置时间可适当延长。

3. 术后呼吸功能锻炼　同术前。

4. 术后预防下肢静脉血栓的指导　常见方法为踝关节运动、屈膝运动、直腿抬高运动建议每天 3 次，每次 15～20 分钟（图 4 - 6）。

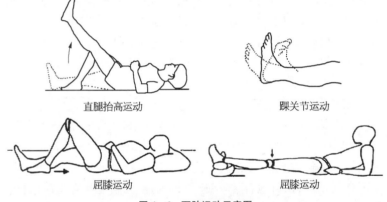

直腿抬高运动　　　　　　　　　　踝关节运动

屈膝运动　　　　　　　　　　屈膝运动

图 4 - 6　下肢运动示意图

5. 术后营养支持指导　尽快恢复经口进食：术后患者尽快恢复经口进食，不仅不会增加吻合口瘘发生率，反而可降低感染风险及术后并发症发生率，缩短住院时间。关于早期进食时间，不同手术方式有所差异；胰十二指肠切除手术患者，则可根据患者耐受情况在术后 3～4 日逐渐恢复经口进食；胰体尾手术后 1 日开始进食进水，并根据自身耐受情况逐步增加摄入量。补充口服营养制剂：尽管尚缺乏足够证据，但建议对于术前存在营养不良的患者于早期进食过程中给予口服营养制剂，以达到目标摄入量。对于出院时仍存在营养不良的患者，推荐在院外持续口服营养制剂数周。

管饲营养及肠外营养：管饲营养及肠外营养在 ERAS 计划中不作为常规推荐，但在合并感染、吻合口瘘、胰瘘等情况下应予考虑实施。对于术后1周联合口服补充营养仍无法满足推荐摄入量的60%时，应考虑管饲肠内营养；若管饲营养仍达不到推荐摄入量的60%时，应给予补充性肠外营养或全肠外营养。

术后早期咀嚼口香糖可促进胃肠功能恢复，缩短肛门排气排便时间，预防腹胀，而且还可以缓解术后口干口臭。

6. 术后早期下床活动　长期卧床不仅增加下肢静脉血栓形成的风险，还会产生其他不良影响，如胰岛素抵抗、肌蛋白丢失、肺功能损害及组织氧合不全等。研究结果显示，术后1～3日早期下床活动与 ERAS 成功与否明显相关。应积极鼓励患者从术后第1日开始下床活动并完成每日制订的活动目标，如术后第1日下床活动1～2小时，至出院时每天下床活动4～6小时。术后早期下床活动能促进胃肠蠕动恢复，防止腹胀，便秘，增进食欲。术后充分镇痛是促进患者早期下床活动的重要保障。

（三）出院健康指导

应特别强调，缩短患者住院时间及早期出院，并非 ERAS 的终极目的。因此，应在患者康复的基础上，翔实制定患者的出院标准并遵照执行。基本标准为：无需液体治疗；恢复固体饮食；经口服镇痛药物可良好止痛；伤口愈合佳，无感染迹象；器官功能状态良好；自由活动。

针对 ERAS 患者应加强出院后的随访和监测，通过电话或门诊指导患者对切口及引流管的护理，对可能的并发症应有所预料和警惕，建立"绿色通道"，随时满足患者因并发症而再次入院的需求。

（丁如梅　范静）

第七节　揭开胆道疾病的"神秘面纱"

胆囊结石、胆囊炎、胆管炎、胆管结石、胆管癌、胆囊癌……这些我们耳熟能详的疾病有一个统称——胆道系统疾病。

　　胆道系统疾病,种类多,较常见。其中胆石症,包括胆囊结石和胆管结石,为胆道系统最常见的疾病,影响着全世界 20%左右的人群。此外,胆道系统的感染和肿瘤也不少见。胆道,是将肝细胞分泌的胆汁输送到肠道的唯一通路,一旦发生病变,即可导致胆汁引流不畅,对人体危害很大,严重时甚至可危及生命。

　　由此可见,胆道系统对我们来说十分重要。那么,我们人体的胆道系统是什么样的呢?

一、认识胆道系统

　　胆道系统源于肝内的毛细胆管(可相当于小溪),逐渐汇合成粗大的胆管(可相当于小河),最后在肝外汇合形成胆总管(可相当于大河),而胆囊"贴附"在肝脏上面,通过胆囊管汇入胆总管(可相当于湖泊);胆总管长 6～8 cm,在肝十二指肠韧带内下行于十二指肠球部和胰头的后方,末端与胰管汇合并扩大成 Vater 壶腹,开口于十二指肠降部,在开口处有 Oddi 括约肌环绕(图 4 - 7)。

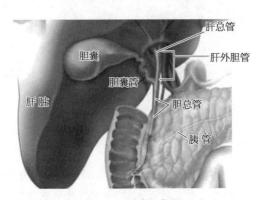

图 4 - 7　胆囊示意图

　　胆囊本身不分泌胆汁,肝细胞分泌的胆汁平时经肝总管流入胆囊内储存和浓缩,当进食时,奥狄氏括约肌开放,胆囊收缩,促使胆汁经胆总管流入十二指肠。胆道内流动的胆汁是人体必不可少的消化液,比如脂肪和脂溶性维生素的消化和吸收都要依赖于胆汁的作用,长期缺乏这些营养后果严重。肝脏每天形成并流入肠道的胆汁大概有 600～800 mL。

（一）胆囊与肝外胆管的解剖

肝外胆管包括：左右肝管、肝总管、胆囊管、胆总管。

1. **肝管和肝总管**　肝管可能在存在变异，较常见的有副右肝管，单独从肝门右侧出肝，可开口于肝管，胆囊管或胆总管。

2. **胆囊**　胆囊分底、体、颈三部分，颈部呈袋状扩大，称 Hartmann 袋，又称胆囊壶腹（图 4-8）。胆囊结石常可嵌于此袋内。

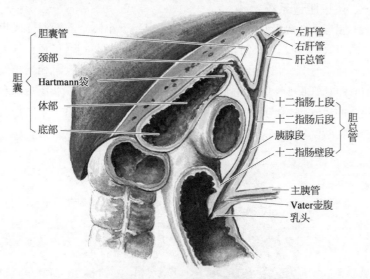

图 4-8　胆道系统解剖图

3. **胆囊管**　胆囊管大多数在肝总管右侧呈 30° 角与其汇合，但也有不少变异，有的与肝总管平行下降一段甚至到达胆总管中下段再汇入。

4. **胆总管**　肝总管与胆囊管汇合成胆总管，全长 7～9 cm，直径 0.6～0.8 cm（超过 12 mm 为胆总管扩张），由 4 部分组成：① 十二指肠上段从胆总管起始部到十二指肠球部上缘。② 十二指肠后段在十二指肠球部后方。③ 胰腺段在胰头部实质内或背侧沟内。④ 十二指肠壁内段位于十二指肠降部内后侧壁中。

5. 血液供应和神经支配　胆囊的血供来自胆囊动脉,而胆总管的血液供应主要来自胃十二指肠动脉的分支。

6. 胆囊三角(Calot 三角)　它是由胆囊管、肝总管及肝下缘所构成的三角区域,胆囊动脉和可能存在的副右肝管穿行其间,这是胆囊手术中寻找胆囊动脉的重要标志。

(二)胆管、胰管与十二指肠汇合部解剖

胆总管在进入十二指肠前,局部扩张,形成壶腹,称 Vater 壶腹(图 4-9)。开口于十二指肠乳头。十二指肠壁内段和壶腹部的外面由一环形平滑肌围绕,称 Oddi 括约肌,它能自主舒缩,对控制胆总管开口和防止十二指肠液的反流起重要作用。

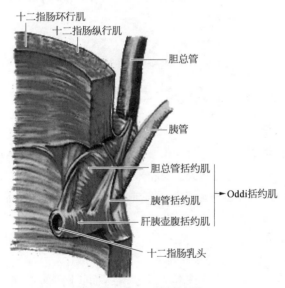

图 4-9　Vater 壶腹解剖图

二、胆囊结石需重视,"无胆"亦是英雄

(一)概述

胆结石又称胆石症,是指胆道系统包括胆囊或胆管内发生结石

的疾病,是非常常见的疾病,其中尤以胆囊结石最为多见(图 4 - 10)。结石在胆囊内形成后,可刺激胆囊黏膜,常引起胆囊的慢性炎症,而且当结石嵌顿在胆囊颈部或胆囊管后,还可以引起继发感染,导致胆囊的急性炎症。当胆囊结石掉落并且嵌顿在胆总管或者肝胰壶腹部时,还可诱发急性胆管炎或者急性胰腺炎,严重时可危及生命。而且,由于结石对胆囊黏膜的慢性刺激,还可能导致胆囊癌的发生,有报告此种胆囊癌的发生率可达 1%～2%。

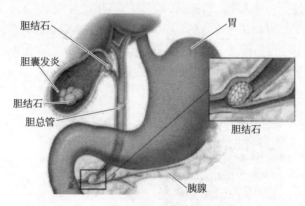

胆结石
胆囊发炎
胆结石
胆总管
胃
胆结石
胰腺

图 4 - 10　胆囊结石

(二) 病因

1. 喜静少动　有些人运动和体力劳动少,天长日久其胆囊肌的收缩力下降,胆汁排空延迟,容易造成胆汁淤积,胆固醇结晶析出,为形成胆结石创造了条件。

2. 体质肥胖　平时爱吃高脂肪、高糖、高胆固醇的饮品或零食,而肥胖是患胆结石的重要基础。

3. 不吃早餐　现代许多人不吃早餐,而长期不吃早餐会使胆汁浓度增加,有利于细菌繁殖,容易加速胆结石的形成。如果坚持吃早餐,可促进部分胆汁流出,降低一夜所贮存胆汁的黏稠度,降低患胆结石的危险。

4. 餐后久坐　当人呈一种蜷曲体位时,腹腔内压增大,胃肠道蠕动受限,不利于食物的消化吸收和胆汁排泄,饭后久坐影响胆汁酸的重吸收,致胆汁中胆固醇与胆汁酸比例失调,胆固醇易沉积下来。

5. 肝硬化者　这与肝硬化患者身体中对雌激素灭活功能降低有关,身体中雌激素灭活功能降低,则雌激素水平较高,加上肝硬化病胆囊收缩功能低下、胆囊排空不畅、胆道静脉曲张、血中胆红素升高等多种因素可造成胆结石。

6. 遗传因素　遗传因子在明确胆结石危险性方面显然起着重要作用。胆结石在胆固醇胆石症患者的近亲中更经常发生。

(三) 临床表现

其症状取决于结石的大小和部位,以及有无阻塞和炎症等。部分胆囊结石患者终身无症状,即所谓隐性结石。较大的胆囊结石可引起中上腹或右上腹闷胀不适,嗳气和厌食油腻食物等消化不良症状。较小的结石每于饱餐、进食油腻食物后,或夜间平卧后结石阻塞胆囊管而引起胆绞痛和急性胆囊炎。由于胆囊的收缩,较小的结石有可能通过胆囊管进入胆总管而发生梗阻性黄疸,然后部分结石又可由胆道排入十二指肠,部分结石则停留在胆管内成为继发性胆管结石。结石亦可长期梗阻胆囊管而不发生感染,仅形成胆囊积水,此时便可触及无明显压痛的肿大胆囊。胆囊结石在无感染时,一般无特殊体征或仅有右上腹轻度压痛。但当有急性感染时,可出现中上腹及右上腹压痛、肌紧张,有时还可扪及肿大而压痛明显的胆囊。

(四) 治疗

胆囊结石治疗方法有很多,目前临床常用的有两种:手术治疗和非手术疗法。非手术疗法即采取中西医对症治疗、中医药物治疗等疗法。

1. 非手术方法　如药物溶石、体外碎石、中药排石等,治疗胆囊结石效果都不理想。

2. 胆囊切除术　是目前临床上最有效的治疗方法。有症状的胆囊结石应该手术治疗,即使无症状也要定期检查。B超检查诊断胆囊结石准确率达95%以上,并可观察胆囊壁是否增厚,胆囊是否萎缩或充满结石失去功能,以利择期手术治疗,防止胆囊癌的发生。腹腔镜胆囊切除术已广泛应用,95%的胆囊切除手术可在腹腔镜下完成。腹腔镜胆囊切除术只需在腹部钻 3 个 5～10 mm 的小孔,即可完成手术,具有创伤小、疼痛轻、恢复快的微创效果。

三、"胆"战心惊——胆管结石

(一) 概述

胆管结石也是临床胆石症的一种,根据结石所在部位,分为肝内胆管结石和肝外胆管结石。肝内胆管结石是指左右肝管汇合部以上各分支胆管内的结石,而肝外胆管结石则是指汇合部以下部分胆管发生的结石。此外,将胆管内形成的结石统称为原发性胆管结石,而胆囊结石因为各种原因排至胆总管者称为继发性胆管结石(图4-11)。临床上最常见的症状是上腹部疼痛,可呈胀痛或是绞痛,部分患者伴有发热。当胆管梗阻时,可出现黄疸。

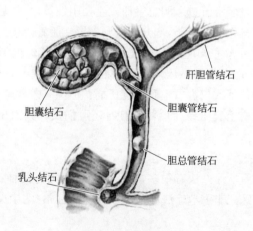

图 4-11　胆管结石

(二) 病因

原发性胆管结石与肝内感染、胆汁淤积、胆道蛔虫有关,以胆色素结石或混合性结石为主。继发性胆管结石主要由胆囊结石排入并停留在胆管内引起,也可因肝内胆管结石排入胆总管引起,故多为胆固醇结石或胆色素结石。

（三）临床表现

1. 肝外胆管结石　其典型症状是在开始时有胆绞痛,常伴有恶心、呕吐,有胆道感染的患者有寒战、高热;随后临床上出现黄疸,出现典型的 Charcot 三联征,即腹痛、寒战高热和黄疸,当出现急性梗阻性化脓性胆管炎时,还可表现为 Reynolds 五联征,即在 Charcot 三联征的基础上出现神经系统症状(主要表现为神情淡漠、嗜睡、神志不清,甚至昏迷)合并休克(可表现为烦躁不安、谵妄等)。

（1）腹痛多位于剑突下或右上腹绞痛,呈阵发性或持续性疼痛阵发性加剧,常向右肩、背部放射。

（2）寒战、高热常于剧烈腹痛后出现,呈弛张热,体温可高达39～40℃。

（3）黄疸约 70% 胆管患者在上腹绞痛、寒战、高热后的 12～24 小时即可出现黄疸。黄疸伴有皮肤瘙痒,尿呈浓茶色,粪便色泽变淡或呈现陶土色,多数患者黄疸可呈波动性,在 1 周左右有所缓解。

（4）当胆道结石梗阻引发急性梗阻性化脓性胆管炎时,还可以出现神经系统症状合并休克。

2. 肝内胆管结石　肝内胆管结石病根据病程及病理的不同,其临床表现可以是多方面的,从早期的无明显临床症状的局限于肝内胆管某段肝管内的结石,至后期遍及肝内外胆管系统甚至并发胆汁性肝硬化、肝萎缩、肝脓肿等的晚期病例,故临床表现十分复杂:

（1）上腹部疼痛,可能为典型胆绞痛或持续性胀痛,有的患者疼痛不明显,而寒战发热非常明显,周期发作。

（2）可有长期的胆道病史,或伴有寒战发热、黄疸的急性胆管炎史。

（3）患侧肝区及下胸部有经常性疼痛不适,常放射至背、肩部;一侧肝管梗阻时,可无黄疸或黄疸甚轻。

（4）急性期,可出现急性化脓性胆管炎的症状,或不同程度的 Charcot 三联征,多数可能是合并的肝外胆管结石所致。

（5）肝区压痛和叩击痛明显,肝脏呈不对称性肿大并有压痛。

（四）治疗

总的治疗原则是：取尽结石、解除梗阻、去除病灶、通畅引流。可根据结石的部位、大小、数目而选择不同的治疗方式。

1. **非手术治疗**　适用于初次发作的青年患者；经非手术治疗症状迅速缓解者；发病已逾3日，无紧急手术指征的患者。常用的治疗措施包括：ERCP（逆行胰胆管造影）取石术（图4-12），有创伤小，住院时间短的特点，或者采取卧床休息、禁饮食或低脂饮食、输液、纠正水电解质紊乱和酸碱平衡失调、抗感染、解痉镇痛、利胆和支持对症处理。出现休克者应加强抗休克治疗，如吸氧、维持血容量、及时使用升压药物等。

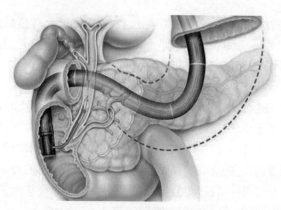

图4-12　ERCP逆行胰胆管造影技术

2. **手术治疗**

（1）肝外胆管结石的手术治疗

1）胆总管切开取石、"T"形管引流术：为首选方法，可采用开腹或腹腔镜手术，适用于单纯胆总管结石、胆管上下端通畅、无狭窄或其他病变者，可配合术中胆道镜进一步取尽结石。

2）胆肠吻合术：即胆汁内引流术，适用于胆总管远端炎症造成的梗阻无法解除，胆总管扩张者；胆管因病变而部分切除无法再吻合者。

3）Oddi 括约肌成形术：适用于胆总管扩张程度较轻的胆总管结石合并胆总管下段狭窄或胆总管下端嵌顿结石者。

（2）肝内胆管结石的手术治疗

1）高位胆管切开取石术：单纯胆管切开取石引流术多用于急症和重症患者，暂时疏通胆道、控制胆道感染、改善肝功能以挽救生命，配合术中胆道镜在直视下用取石钳或者取石篮也可做到进一步取尽结石。但是术后很容易复发。

2）肝部分切除术：切除病变肝段，以最大限度地清除含有结石、狭窄及扩张胆管的病灶，是治疗肝内胆管结石最常用的方法。

3）肝门部胆管狭窄修复重建术：如胆管狭窄成形、空肠 Roux-en-Y 吻合术或胆管狭窄成形、组织补片修复术等。

4）肝脏移植术：对于长期肝内胆管结石引发胆汁性肝硬化、肝萎缩、肝脓肿等的晚期病例，肝脏移植术是最后的一个选择。而且这部分患者肝脏移植后往往能取得不错的效果。

（五）胆石症的预防

健康的生活方式与饮食结构，定期的体育活动和理想体质的保持可能对胆固醇结石和有症状胆石症有预防作用；而对于高危人群，如体质量迅速下降（如极低能量饮食、减肥手术）、长期使用生长抑素及其类似物治疗等人群，则可使用熊去氧胆酸预防胆固醇结石的形成。

四、胆囊癌——隐形"杀手"

（一）概述

胆囊癌是临床常见的胆道系统恶性肿瘤。由于其高度恶性、极易发生淋巴结转移及远隔器官转移等临床生物学特性，患者就医时往往因肿瘤分期较晚失去手术机会，而放疗、化疗等传统治疗手段亦未能在晚期胆囊癌的治疗中体现出显著的优势，故患者总体预后仍极不乐观。

（二）病因

病因目前尚不明确，而常见的危险因素主要包括：胆囊结石，胆囊腺瘤性息肉,胆管囊肿,胆管、胰管异常汇合畸形,长期胆囊慢性炎症(如黄色肉芽肿性胆囊炎、瓷化胆囊等)。

(三) 临床表现

1. **右上腹饱胀不适**　患者早期多无明显临床症状,合并胆囊结石、胆囊息肉者可反复出现右上腹饱胀不适等慢性胆囊炎症表现。

2. **右上腹痛**　中、晚期出现右上腹痛渐加剧症状。肿瘤转移至骨骼等远隔部位或器官时,可相应出现转移部位疼痛不适症状。

3. **黄疸**　如肿瘤侵犯至肝门部胆管,可出现梗阻性黄疸症状。

4. **发热**　部分患者出现发热。

5. **右上腹肿块**　右上腹或上腹部出现包块。是因为肿瘤迅速增长阻塞胆管使胆囊肿大;如侵犯十二指肠也可以引起梗阻;另外肿瘤侵及肝胃胰也可出现相应部位包块。

(四) 治疗

1. **手术治疗**　是目前治疗胆囊癌最为积极、有效的手段,彻底清除癌组织为患者提供了唯一治愈和长期生存的机会。需强调肿瘤的根治性切除。

2. **化疗**　对于进展期的胆囊癌,术后应采用辅助化疗,目前主要有吉西他滨＋铂类药物方案和 s1 为基础的联合化疗方案两种。

3. **放疗**　应同时联合化疗,对发生肿瘤淋巴结转移、骨转移、腹壁转移、肝转移等进展期或晚期胆囊癌进行姑息性辅助治疗。

4. **精准医疗**　靶向治疗联合化疗的临床研究目前仍未取得突破。

5. **介入治疗**　晚期胆囊癌侵犯肝门部或肝外胆管导致的梗阻性黄疸,胆道内支架能够解除患者黄疸症状,推荐肝外胆管或肝门部单侧、双侧胆道置入覆膜金属支架;腹腔转移灶热灌注化疗,对控制肿瘤广泛转移及恶性腹水具有效果。

6. **积极治疗胆囊良性疾病**　对胆囊结石、胆囊息肉样变、黄色肉芽肿性胆囊炎、瓷化胆囊、胆胰管汇流异常、先天性肝外胆管囊肿等疾病进行认真的评估以及积极的治疗。

五、都是胆管癌惹的祸——渐进的"小黄人"

（一）概述

说到胆管癌，很多人可能并不陌生，《金粉世家》导演李大为，香港著名节目主持人、演员"肥肥"——沈殿霞，都是因为胆管癌过世。沈殿霞在确诊肝内胆管癌不到半年时间便病逝，确诊后生存时间不足 1 年，这也显示出了胆管癌恶性程度之高！

胆管癌（胆管细胞癌）是一种产生于胆管衬覆上皮的恶性肿瘤，是指发生在肝外胆管，即左、右肝管至胆总管下段的恶性肿瘤（图4-13）。胆管长了肿瘤，导致的直接后果就是胆管堵塞，就像下水道被堵塞一样，胆汁不能顺畅进入肠道。胆管癌在老年人、中年人、青年人中均可发病，其发病率近年来在世界范围内呈现明显上升趋势。由于它深藏体内、起病隐匿、恶性程度高，大多数患者被确诊时已处于癌症晚期，胆道内外引流者 1 年生存率小于 50%。与消化道其他肿瘤如胃肠、肝等肿瘤相比，我国胆管癌的发病率比较低，但预后较差：根治性切除术后 5 年存活率为 20%～40%。

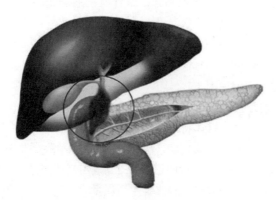

图 4-13　胆管癌示意图

（二）病因

病因目前尚不明确，但存在一些高危因素。其确定的危险因素包括：胆管腺瘤、胆管囊腺瘤、胆管乳头状瘤病、胆管上皮内瘤变、胆管-胰管汇合异常、胆管囊肿/残余胆管囊肿、原发性硬化性胆管炎

(PSC)等；此外，还可能与细菌和病毒等病原体感染、胆管结石、环境或职业毒素暴露、IgG4 型胆管炎有一定关系。

（三）临床表现

胆管癌患者早期多无明显临床症状。随着疾病进展，最常见的症状是梗阻性无痛黄疸，并伴有皮肤瘙痒、小便呈茶色、排陶土样大便。黄疸前一段时间有上腹部隐痛不适、厌油腻、乏力、纳差、体重减轻等非特异性症状，随着黄疸的出现这些症状更加明显。一旦出现以下三大症状，需高度警惕，立即就医。

1. 黄疸　绝大多数胆管癌患者往往因为出现不同程度的皮肤、巩膜黄染被发现。黄疸大多是无痛性，其症状大都呈进行性，持续加重加深，部分呈波动性起伏不定。

2. 腹痛　五成胆囊癌患者会出现腹部胀痛，同时伴随着消瘦、食欲不振等反应。但遗憾的是，很多人都误以为是胆石症、胆囊炎的症状，最终错失最佳治疗时机。

3. 皮肤瘙痒　当人体血液中的胆红素含量增高，会刺激到皮肤末梢的神经，进而导致皮肤瘙痒。常伴有出血难止、心跳过速、神疲乏力、消化吸收不良等症状。

胆管癌引起的黄疸的特点是进行性加重加深，且多属无痛性，少数人黄疸呈波动性。因此无论过去有无肝炎病史，尤其要注意黄疸的原因，务必搞清原因。

（四）治疗

1. 手术治疗　胆管癌的治疗原则是早期病例以根治性手术切除为主，术后配合放疗及化疗，以巩固和提高手术治疗效果。对于不能切除的晚期病例，应施行胆道引流手术，控制胆道感染，改善肝脏功能，减少合并症，延长生命，改善生活质量。

2. 放射治疗　对无法行肿瘤根治性切除的进展期患者，及术后肝脏等实体脏器、腹腔淋巴结复发转移、肌肉及骨骼复发转移患者，结合化疗方案具有治疗价值。

3. 化疗　与胆囊癌相似，对于胆管癌，目前主要有吉西他滨＋铂类药物方案和 s1 为基础的联合化疗方案两种化疗方案。

4. 癌基因靶向治疗　部分临床前的基础研究,针对 FEGR、FGFR、IDH 等胆管癌驱动基因的研究及靶向治疗,显示出对胆管癌可能成为有效治疗方案的效果。随着精准医疗概念的提出及研究的深入,采用癌基因靶向治疗、免疫治疗等的肿瘤个体化治疗,可能会成为胆管癌患者治疗的重要手段。

5. 介入治疗　胆道内支架、解除梗阻性黄疸治疗,对预判生存期超过 3 个月的进展期患者,胆道置入金属内支架较塑料内支架对患者更为有利。胆道腔内肿瘤光动力治疗或消融治疗,可以使胆管腔内肿瘤细胞坏死、脱落,已在肝门部胆管癌的临床研究中显现出治疗价值(图 4 - 14)和较好的安全性。临床研究表明,腹腔转移灶热灌注化疗,对控制肿瘤腹腔内广泛转移及恶性腹水具有一定效果。

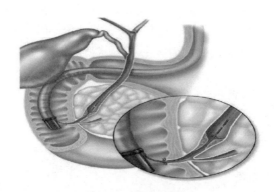

图 4 - 14　胆道支架植入

六、胆道肿瘤患者术前小功课

当患者已经做好了手术的打算,完善的术前准备,将会是患者康复路上必不可少的助力,护士在手术前一天,所有的术前准备都必须做到位,那么术前需要给患者做好哪些准备呢?

(一) 心理准备

情绪对患者疾病的发展和治疗效果及预后都有着重要关系。医护人员应鼓励患者保持积极的心态,树立战胜疾病的信心,充分发挥机体的潜在能力,使患者能够积极配合治疗,提高效果。也可以成功案例,鼓励患者做些力所能及的事,以转移不良情绪,自我调理心态,如练气功、散步、听科普知识,使其拥有战胜疾病的勇气。

(二) 身体准备

(1) 根据《肝胆胰外科术后加速康复专家共识》,术前应对所有患者进行营养风险筛查,针对营养风险评分≥3 分的患者可行营养支持治疗,首选肠内营养支持治疗指导患者进食高蛋白、高热量饮食,不能进食者可给予静脉补液等,确保患者营养状况达到指标,以提高手术的耐受力。

(2) 指导患者做好相应的呼吸道准备,特别是对于吸烟的患者,为减少术后因咳嗽而引起的切口疼痛,必须戒烟,注意保暖尽量少外出,避免感冒、咳嗽的发生,同时教会患者练习深呼吸及有效咳嗽,方法:取坐位,双脚着地,身体前倾,或取半卧位,双手环抱枕头;进行数次深呼吸;再深吸口气,屏气 3~5 秒,进行 2~3 次短促而有力的咳嗽,同时按照医嘱给患者做雾化,这对术后防止肺部感染也是起到很关键的作用。

(3) 术前检查:为了全面了解患者的身体状况,同时评估患者的体质能否耐受手术治疗,需要安排患者做各方面的检查,如血、尿、粪、肝肾功能、心电图、胸片、B 超等,护理人员应做好相应的宣教及指导工作,以保证检查能顺利进行。

(三) 物品准备

术前须指导患者备齐必备物品,包括一次性杯子、抽纸、棉签、矿泉水、便盆、尿壶、尿垫、毛巾、腹带 2 根、湿巾纸、弹力袜,东西买好放置患者处备用,同时要求患者准备手术所用的影像资料,以备手术时参考。

(四) 术前一日的特殊准备

术前一天护理人员需要为患者做好青霉素皮试(根据患者药物过敏史而定)、备血(为术中术后用血做好准备)、活动度指导(教会患者术后如何有效咳嗽、抬臀踢腿、翻身等),替患者备齐需带入手术室的药品及物品等,并为患者讲解术中及术后配合注意事项,指导术前有关注意事项(如取下假牙、金银首饰、术前应禁食6小时、禁水和清流质食物2小时、做好肠道准备工作等),告知患者当日下午手术室护士、麻醉科医生会来术前访视,不要随意外出。

七、术后护理

(一)常规护理

患者术中一般采用全麻的手术方式,手术结束返回病房后,应指导患者平卧6小时,头偏向一侧,以防口腔内分泌物阻塞呼吸道,6小时后改为半卧位,并告知患者此卧位利于呼吸,减轻腹部切口缝合的张力,避免疼痛,有利于术后切口的愈合,有利于腹腔引流管的引流以及有利于恢复期体质虚弱的患者向站立过渡,患者术后因卧床时间较长,可能会出现伤口疼痛、腰酸背痛、口干等不适,根据肝胆胰外科术后加速康复专家共识,术后应采用预防、按时、多模式镇痛方法,在患者主诉疼痛之前,提前使用适当剂量的止痛剂以预防疼痛,还可指导患者家属帮助患者轻轻按摩腰背部,或者按压镇痛泵加大药量等方法多效联合。

(二)术后呼吸道护理

全麻术后患者会呼吸道分泌物增多,护士应指导患者正确咳嗽、雾化吸入、帮助患者翻身拍背等以促进排痰,防止肺部并发症的发生,同时告知术后可能会出现发热,这一现象属于外科吸收热,患者不要着急,一般在术后3~7日后会自行消退。

(三)活动指导

告知患者手术后早期下床活动有利于促进胃肠功能恢复,利于早日康复,并教会家属协助患者及早进行床上活动,如:翻身、咳嗽、做四肢的屈伸动作等,具体活动项目及注意事项如下。

1. 抬臀运动　这个方法有助于帮助患者肠蠕动功能恢复,指导患者平躺在床上,双腿屈曲,双手撑于床上,臀部向上抬,高度为一个拳头的高度。术后第二日在床上练习抬臀运动,至少抬臀50次,以后每日增加50次,具体情况因人而异。

2. 四肢伸展运动、踢腿运动　这个活动可以防止术后深静脉血栓形成,由于患者术后需要躺在床上,长期不动的话,下肢的血流就会变慢,时间长了会形成血块,堵住血管,所以为了防止血栓的形成一定要指导患者多做这个活动,同时护理人员应协助患者穿弹力袜、使用挤压泵促进血液回流,每日累积 50 次,逐日增加 50 次。

3. 深呼吸 告知患者深呼吸可以锻炼肺功能,有利于肺扩张,帮助患者更好地拥有新鲜氧气。

4. 有效咳嗽 术后患者由于胃管或者其他方面的刺激,痰液可能会增多,所以有效的咳痰可以帮助患者清理呼吸道,防止肺部感染,告知患者在咳痰的同时一定要让家属帮忙把伤口两侧的肋骨轻轻往里挤压,这样咳嗽的时候就不会这么痛,患者也不会因此而不敢咳痰。

5. 半卧位 术后第二天,护理人员应帮助患者把床头床尾摇高,呈半卧位,告知患者这个卧位可以有利于炎症局限,减轻切口疼痛和有利于呼吸,而且有利于引流液流出,不易形成脓肿感染。

6. 翻身叩背 术后经常翻身拍背可以有利于患者清理呼吸道,防止肺部感染和褥疮的发生,所以患者卧床期间,告知其每天在床上没事一定要多翻翻,让家属帮忙多拍背。

7. 早日下床活动 当术后 2 日左右,应鼓励患者在家属的陪同下下床活动,并遵循下床活动三部曲:床边活动→在家属帮助下行床下活动→自行床下活动,不能因为害怕疼痛而不敢翻身活动等,这样会导致皮肤发红、破溃以致褥疮的发生。

(四)"生命之管",重中之重

当患者回来之后身体上会多许多留置管,这些都是在手术室的时候医生根据患者病情留置的,对患者后期的康复有很大的帮助,一般会有胃管(排胃液)、深静脉(挂盐水)、像手榴弹一样的引流球(排污液)、引流袋(排污液)、尿管(引流小便)、T 管(引流胆汁,支撑胆道),这些引流管会随着患者恢复逐一拔除。根据《肝胆胰外科术后加速康复专家共识》,术后应早期拔除各类引流管,有利于患者后期康复,所以要告知患者,千万不能自己拔管,否则会影响术后康复,加长住院时间,得不偿失。

八、康复期患者自我管理须知

住院期间的护理,于患者而言充其量只能算成功一半,出院后的居家自我管理更是决定今后生活质量的重要砝码。故出院前,护理人员须告知患者康复期间的七大法则。

(一)保持心情愉悦

情绪因素对疾病的发展和治疗效果及预后都有着重要关系,告知患者注意心理卫生,经常保持情绪稳定,乐观豁达,避免发怒、焦虑、忧郁等不良情绪的产生,可以防止情绪对机体的不良影响,影响胆管代偿功能的恢复。

(二)管住自己的嘴巴

(1)手术后近期,应尽量减少脂肪及胆固醇食物的摄入,不吃或少吃肥肉、油炸食品、动物内脏等,如果因口感需要可适当用一些橄榄油来烹制食品,要增加富含蛋白质的食物,以满足人体新陈代谢的需要,如瘦肉、水产品、豆制品等。

(2)主食与配菜宜选营养丰富,易消化食物,忌食生冷、油煎,酸辣等刺激易胀气食物,饮食应细嚼慢咽,多食新鲜蔬菜水果,不吃高脂食物、腌制品,适量补充矿物质铁和维生素,禁忌烟酒,饮食有规律,术后3~6个月后可逐渐根据身体情况恢复到普通饮食。

(3)恢复正常饮食后,宜保持低脂肪、低胆固醇、高蛋白质的膳食结构。忌食脑、肝、肾、鱼及油炸食物,更应忌食肥肉、忌饮酒、以免影响肝脏功能,多吃富含膳食纤维、维生素的食物,如新鲜水果蔬菜等。养成规律进食的习惯,并且要做到少量多餐,补充高蛋白、高热量元素,少使用咸、熏、烤、煎、腌制食品,干燥、粗糙食物也要避免,康复期间并不需要特殊忌口,把食谱限制得很窄,但戒烟酒和辛辣刺激性食物是必要的。

(三)规律用药

告知患者回家后应按照医生的嘱咐按时按量服用助消化药物和消炎利胆药,多酶片等,并注意观察有无药物副作用,并根据自身不同情况,遵医嘱补充维生素B、维生素C、维生素K等,对保护肝脏、防止出血有重要意义,定期到医院复查血常规、肝功能、B超。

（四）带管回家的处理

需带"T"管或其他引流管出院的患者应做好引流管相关宣教,告知患者回家后要注意以下事项。

（1）妥善保护管道,防止滑脱,更换衣服时应先松掉别在身上的别针,再更换,防止扯掉引流管,换好衣服后一定要及时别好别针。

（2）定期到医院更换敷料,伤口纱布有渗湿要及时更换,以免影响伤口愈合。

（3）若发现引流液或胆汁引流量突然增多或减少,引流液混浊或呈血性,伴有腹痛、发热症状时,应及时到医院检查。

（4）出院前护理人员教会患者如何正确更换引流袋,要每周更换,并且注意不能弄脏管口,以免细菌逆行,引起感染。

（五）康复期运动

回家后告知患者一定要注意避免劳累,适当参加体育锻炼和轻体力劳动,禁忌长时间坐卧,术后两三个月内,可以进行像散步这样的活动,以促进机体的恢复。

（六）学会观察

告知患者当身体出现异常时:如果有大便不成形或腹泻,主要是因为肝脏产生的原始胆汁胃肠道还未适应,要注意调整饮食勿紧张,一般一个月后此症状会慢慢消失,如果出现腹痛、皮肤发黄等不适症状时,一定要及时就诊,不能耽误。

（七）适当随访

告知患者根据自身的病情,出院前应询问医生随访时间,按时复诊,不能认为开完刀就一劳永逸,要按时按点准时复诊,了解身体恢复状况。

（丁如梅　范静）

参考文献

［1］陈孝平,汪建平.外科学［M］.北京:人民卫生出版社,2017.

［2］中国加速康复外科专家组.中国加速康复外科围手术期管理专家共识（2016）［J］.中华外科杂志,2016,54（6）:413-418.

［3］陈万青,彭侠彪.常见消化系统恶性肿瘤预防和控制［M］.北京：军事医学科学出版社,2014.

［4］陈孝平,汪建平.外科学［M］.北京：人民卫生出版社,2017.

［5］中国加速康复外科专家组.中国加速康复外科围手术期管理专家共识(2016)［J］.中华外科杂志,2016,54(6)：413-418.

［6］陈万青,彭侠彪.常见消化系统恶性肿瘤预防和控制［M］.北京：军事医学科学出版社,2014,258-268.

［7］李世拥.实用结直肠癌外科学［M］.北京：人民卫生出版社,2012.

［8］中华人民共和国卫生与计划生育委员会.原发性肝癌诊疗规范.2017.

［9］吴孟超,仲剑平,夏照帆,等.中国外科年鉴［M］.上海：上海科技技术出版社.2016.

［10］江志伟,黎介寿.快速康复外科——优化的临床路径［J］.中华胃肠外科杂志,2012,15(1)：12-13.

［11］杨甲梅,朱斌,徐峰.实用肝胆外科学［M］.上海：上海人民出版社.2008.

［12］杨甲梅,朱斌.可切除肝癌治疗中 TACE 的选择［J］.消化外科,2002,1(2)：80-82.

［13］尤黎明,吴瑛.内科护理学［M］.北京：人民卫生出版社,2012.

［14］吴在德,吴肇汉.外科学［M］.北京：人民卫生出版社,2011.

［15］滕卫平,刘永锋.中国甲状腺结节和分化型甲状腺癌指南［J］.中国肿瘤临床,2012,39(17)：1249-1272.

［16］孙嘉伟,许晓君,蔡秋茂,等.中国甲状腺癌发病趋势分析［J］.中国肿瘤,2013,22(9)：690-693.

［17］张兵,李超,孙荣昊.甲状腺病因分析及诊治现状［J］.中国临床医师杂志,2013,7(12)：5456-5458.

［18］李利利,董延晨,陈露,等.全国首例达芬奇机器人甲状腺手术的护理［J］.解放军护理杂志,2015,32(9)：57-63.

［19］吴在德,吴肇汉.外科学［M］.北京：人民卫生出版社,2011.

［20］方红,孟爱凤,郏萍,等.年轻乳腺癌患者化疗期间自我感受负担体验的研究［J］.护理管理杂志,2018,18(4)：278-281.

［21］中华医学会外科学分会乳腺外科学组.乳腺癌植入式静脉输液港临床应用专家共识及技术操作指南(2017 版)［J］.中国实用外科杂志,2017,37(12)：1377-1382.

［22］中华预防医学会妇女保健分会乳腺学组.中国乳腺癌患者生活方式指南［J］.中华外科杂志,2017,15(2)：81-85.

［23］杨月欣,张环美.中国居民膳食指南(2016)［J］.营养学报,2016,38(3)：209－217.

［24］张昌敏.胆胰腺疾病防治与调养［M］.北京：金盾出版社,2014.

［25］北京协和医院护理部.北京协和医院护理常规［M］.北京：中国协和医科大学出版社,2012.

［26］中华外科杂志编辑部.胰腺术后外科常见并发症诊治及预防的专家共识(2017)［J］.中华外科杂志,2017,55(5)：328－334.

［27］中华医学会肿瘤学分会胰腺癌学组(筹).胰腺神经内分泌肿瘤诊治专家共识［J］.中华肿瘤杂志,2014,9(36)：717－720.

［28］蒋奎荣,陆子鹏,苗毅.胰十二指肠切除术围手术期实施加速康复共识与争议［J］.中国实用外科杂志,2016,36(8)：825－829.

［29］Kristoffer Lassen. 2012年欧洲关于胰十二指肠切除术后快速康复指南［J］.Ⅱ Clinical Nutrition, 2012,31：817－830.

［30］中国抗癌协会胰腺癌专业委员会.胰腺癌综合诊治指南(2018版)［J］.中华外科杂志,2018,56(7)：481－494.

［31］中华医学会外科学分会胆道外科学组.胆囊癌诊断和治疗指南(2015版)［J］.临床肝胆病杂志,2016,32(3)：411－419.

第五章　器官移植

第一节　肝移植——困难重重的换肝之路

众所周知,我国是乙肝大国。据统计,乙肝表面抗原携带者占全国人口 10% 以上,这些病毒携带者有 10% 会发展成为慢性活动性肝炎,部分会转为肝硬化,最后进展为肝癌,而我国每年约有 32 万肝癌患者,严重影响国人身心健康,也给我国经济带来沉重的负担。随着科学技术的不断进步与优化,肝移植术已成为目前治疗各种终末期肝病唯一有效的手段,随着手术技术的成熟和新型免疫抑制剂的应用,肝移植术后长期生存的患者也越来越多。围手术期康复指导是提高肝移植疗效的关键,这对围手术期的护理质量也提出了更高的要求。

一、"器官移植技术的飞跃"——肝移植

肝移植术,是指通过手术植入一个健康的肝脏到患者体内,使终末期肝病患者的肝功能得到良好恢复的一种外科治疗手段。20 世纪 70 年代初期,武汉同济医学院裘法祖、夏穗生等专科前驱,率先在国内开展狗的肝移植实验。1997 年 10 月,上海瑞金医院林言箴等教授开展国内首例肝脏移植,这也是亚洲第 1 例人体肝脏移植。现如今,随着外科技术的不断发展、新型免疫抑制剂的应用和临床经验的不断积累,肝移植围手术期并发症和死亡率显著下降,术后存活率和存活时间不断提高。随着我国的肝脏移植近几十年的迅速发展,目前我国已经是继美国之后的世界第二大移植国家,无论在数量还是质量上,均居世界领先地位。

二、"以旧换新"——肝移植过程解析

肝移植术俗称"换肝",简单地说就是"卸下病肝,装上好肝"。肝移植术经过40余年的临床发展,术式不断改进,手术技术不断进步,具备不同的手术方式,我们来简单地了解一下吧!

1. 原位肝移植术　是指切除受体病肝时连同下腔静脉一并切除,利用供体肝的肝上、肝下下腔静脉来重建和恢复移植肝的流出道与下腔静脉的连续性(图5-1)。简言之,是指切除受体病肝后,按照

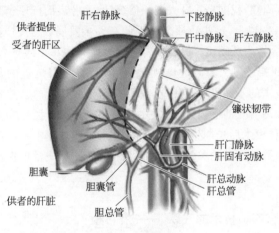

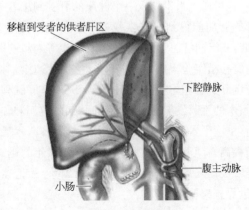

图5-1　肝移植手术

人体正常的解剖结构将供体肝脏植入受体(患者)原来肝脏所处的部位。目前全球开展最多的就是同种异体原位肝移植术,即通常意义上的肝移植。手术切口呈"人"字形。相比于其他实体器官移植,肝脏移植需要重建更多的血管,同时常常需要切除病肝,故手术时间长。

2. 背驮式原位肝移植术　又称保留下腔静脉的原位肝移植,即在切除受体病肝时保留其肝后下腔静脉,将供体肝上、下静脉与受体下腔静脉以一定方式吻合,形似受体下腔静脉背驮供肝而得名。此术式保留了受体肝后下腔静脉,保证了术中血流动力学的稳定,也保证了术中机体内环境的稳定。随着外科技术的改进,目前背驮式原位肝移植术越来越受到重视,已成为许多大的肝移植中心原位肝移植的主流术式。

3. 减体积式肝移植术　随着肝移植的适应证不断扩大,移植数量不断增加,相对日益庞大的受者数量而言,目前器官管理规范化,只能通过捐献的方式,供体肝不足的矛盾愈发突出,并成为目前临床肝脏移植进一步发展的最大障碍。而儿童作为特殊群体,是供肝匮乏的最大受害者。由于绝大多数供肝来自成人,若直接按经典法将全肝移植给患者,由于共受体体积的差异,成人供肝对儿童来说明显过大,必须对成人供肝根据解剖学基础进行适当的减体积,使之适应儿童腹腔的容积,随之出现了减体积式肝移植(表5-1)。在许多移植中心,减体积式肝移植已被作为儿童肝移植的标准术式而常规开展。

表5-1　减体积供肝的体积匹配

供受体体重比(D/R)	减体积供肝	下腔静脉保留	
		供　者	受　者
0.5~2	全肝	+	-/+
1.0~2	右半肝	+	-/+
1.5~4	左半肝	+	-/+
3.0~6	左内叶 + 左外叶	-	+
5.0~10(最高可达14)	左外叶	-	+

4. 劈离式肝移植术　此术式是随着减体积式肝移植的逐步发

展而提出来的,它将一个成年尸肝分成两部分,成为两个具有独立功能的移植物,分别移植给两个受体(其中一个往往是儿童),故亦有人称之为"一肝二受"。这在最大限度上利用了供肝,增加了供肝的总数,无疑可缓解供体数量有限和受者数量不断上升之间的矛盾,对儿童肝移植意义尤其重大。

三、手术的适应证和禁忌证

以上我们了解了肝移植的现状及手术方式,那么到底什么样的患者适合做肝移植术,而又有哪些患者不能够做肝移植术呢? 我们一起来了解一下!

(一) 手术的适应证

(1) 各种急、慢性肝病用其他内、外科方法无法治愈。

(2) 终末期良性肝病,如终末期肝硬化疾病、先天性代谢疾病、急慢性肝功能衰竭。

(3) 无肝外转移的肝脏恶性疾病,如原发性肝癌、胆管细胞癌等。

(二) 手术的禁忌证

1. 手术的绝对禁忌证

(1) 肝外存在难以根治的恶性肿瘤。

(2) 存在难以控制的感染(包括细菌、真菌、病毒感染)。

(3) 难以戒除的酗酒或吸毒者。

(4) 患有严重心、肺、脑、肾等重要脏器器质性病变者。

(5) 有难以控制的心理变态或精神病者。

(6) HIV 患者。

2. 手术的相对禁忌证

(1) 受体年龄≥65 岁。

(2) e-抗原阳性或 DNA 阳性或有活动性病毒复制的慢性乙型肝炎患者。

(3) 门静脉栓塞者。

(4) 曾行复杂的肝胆道手术或上腹部复杂手术者。

(5) 既往有精神病史者。

四、换肝，你准备好了吗

（一）术前评估

肝移植术在常规手术中算是特大手术，手术难度大、风险高、时间长，因此术前对患者进行全面评估和充分准备是手术成功的重要环节。术前评估主要包括手术的适应证和手术时机、手术的耐受性、供受者之间的相容性和患者及其家属的社会心理。

1. **手术适应证和手术时机评估**　首先要确定患者是否必须接受肝移植治疗。通过相关评分标准如 CTP 分级来判断患者的肝脏储备功能，如果在不做肝移植的情况下也能存活时间较长的话，那就不一定要做肝移植。

2. **手术耐受性评估**　面对如此大的手术，对于受者的身体条件也提出了较高的要求，要全面评估受者各系统的状态。

（1）首先要评估心脏功能：术中可能会因出血或夹闭/开放下腔静脉，造成前负荷减少或迅速增加，肝脏再灌注也会严重抑制心肌功能，因此足够的心肌储备是必需的，吸烟史、高脂血症、糖尿病和高血压等冠心病相关的危险因素以及各种心律失常均增加了心脏意外的风险。

（2）呼吸系统：评估受者术前呼吸系统有无异常，可通过肺功能的检查来判断受者的呼吸功能。如果本身已有严重的进展性原发性肺病且肺功能异常不能纠正，则不宜行肝移植手术。

（3）肾脏功能：术前常规评估患者的肾脏功能，监测受者的肌酐或肌酐清除率的指标，来判断受者的肾功能情况。

（4）感染性疾病：肝移植术前常规行结合菌素试验，抽血化验T-spot，如怀疑结核病时，应行痰、腹水等结核菌培养。处于活动期者，术前必须进行至少 3 个月治疗，最好 1 年以上。不论有无活动性结核，术后都需进行抗结核治疗。

（5）凝血功能：肝病患者常合并脾功能亢进、血小板减少和功能障碍，造成凝血功能的异常，在肝移植术前应认真评估和纠正。如果凝血功能太差，可能会导致术中出血量大且不容易止住，而造成严重的后果。

（6）营养状况：由于患者进食少、代谢失常、胃肠道消化吸收功能不良、肝脏合成功能欠佳以及长期慢性消耗，约80%的终末期患者存在营养不良，营养不良的患者容易发生呼吸机依赖和感染性并发症，术前应对营养状况进行评估，并给予合适的营养支持。

（7）原发病：对乙肝、丙肝需行抗病毒治疗；酒精性肝硬化患者需戒酒至少3～6个月后再考虑肝移植；爆发性肝功能衰竭在排除手术禁忌后应尽快实施肝移植。

3. 供受者免疫相容性评估　肝脏为相对免疫"豁达"器官，不需要严格的HLA配型，只要供受者的血型相符即可，血型配型原则如下表（表5-2）。

表5-2　血型配型原则

供肝者血型	受肝者血型
O型	O型、A型、B型、AB型
A型	A型、AB型
B型	B型、AB型
AB型	AB型

4. 社会心理评估　等待肝移植的患者因长期受肝病的折磨以及治病过程中沉重的经济负担，患者和家属都存在不同程度的焦虑和抑郁，同时又对肝移植手术存在过大的希望，既盼望手术实施又担心手术风险。这些心理问题会影响患者的依从性甚至影响手术的顺利进行，因此术前必须对肝移植患者进行精神疾病、心理状态和应对能力等各方面进行评估，给予必要的指导。

（二）改善凝血功能

肝病患者通常都伴有凝血功能异常，对于轻度凝血功能异常的患者可以给予维生素K，以促进因子Ⅱ、Ⅶ、Ⅸ、Ⅹ的合成。当凝血酶原活动度（PTA）<40%时，需要补充新鲜血浆或凝血酶原复合物和纤维蛋白原。血浆置换也可用于治疗凝血功能障碍，可以显著改善INR，提高纤维蛋白原水平。血小板减少症也是造成出血的重要原因，在等待肝移植过程中，对一般状况稳定的患者，血小板计数<

$10 \times 10^9 / L$ 时应给予血小板治疗。

(三) 营养支持

肝病患者因食欲差、长期消耗等原因导致营养低下,术前加强营养支持,适当地补充优质蛋白质、高热量、富含多种维生素的易消化饮食,定期进行生化检查、血常规检查,以了解白蛋白、血红蛋白等营养指标的变化,对于术前严重贫血的患者,如果血红蛋白低于 60 g/L,也可以进行输血。

(四) 术前检查

术前患者需进行常规体格检查、实验室检查(包括血常规、尿常规、粪便常规及隐血试验、凝血功能、肝肾功能、乙肝、丙肝、巨细胞病毒、梅毒、艾滋病、结核等)、影像学检查(心电图,X 线胸片,肺功能,肝、胆、胰、脾、肾脏的 B 超检查,腹部 CT 等),要能够配合各项检查的完成。

五、换肝之路

(一) 专科护士要做什么

1. 术前常规指导　指导患者按照全麻术前常规要求做好准备工作,如备血,皮试,胃肠道准备,个人卫生准备,术前学习深呼吸、有效咳嗽等;指导并协助患者备齐胸片、心电图、CT 片等检查报告,备齐需带入手术室的药品及物品等。为患者讲解手术配合注意事项。

2. 物品准备

(1) 消毒隔离房间的准备:病房按照面积大小配备空气消毒装置一台,按照要求消毒备用;用 500 mg/L 的含氯消毒液擦拭室内一切物品以及地面、桌面等,备齐消毒好的隔离衣、帽、鞋、口罩等物,便于工作人员使用。床单位及所有被服使用臭氧消毒,铺好备用。配备手消毒物品。为患者及家属讲解移植术后保护性隔离的要求,获得其配合。

(2) 护士用物准备:准备专用术后补液用物如治疗车、治疗盘、输液盒(包括止血带、棉签、血气针、一次性输液器、静脉留置针、一次性空针、贴膜、输液接头等)。准备手套、吸痰管、量杯、体温表、氧气装置等。准备监护抢救仪器如呼吸机、监护器、吸痰装置、输液泵、推注泵等,检查其处于备用状态。

3. 保护性隔离的宣教　肝移植术后由于应用免疫抑制剂药物,抵抗力低,患者较易受外源性感染且不易控制,感染是术后患者致死的主要原因之一。因此,肝移植术后患者需要保护性隔离,具体措施和要求应向患者及家属详细告知。家属每天探视应遵循该专科监护室制度,探视前应在监护室护士指导下,穿隔离衣、戴帽子、口罩、洗手,控制入室人数,每个患者只允许一个家属进入。一切进入室内的物品、药品、仪器设备表面均用 500 mg/L 的含氯消毒液擦拭或使用消毒仪器进行物体表面消毒,禁止将花卉带入室内。移植病房内空气每日每 $30m^3$ 用 30W 强度的紫外线灯照射消毒 2～3 次,每次 30 分钟并有记录,每天病室通风至少 2～3 次,或者使用空气消毒机消毒每天 2 次,每次 1 小时。隔离病房应每月做空气、物体表面微生物培养。

(二) 患者和家属要做什么

(1) 学习了解手术中需要的配合及手术后需要掌握的床上运动、呼吸运动等。

(2) 准备个人生活用品,如毛巾、肥皂、牙刷、牙膏、漱口杯、发梳、洗发水、面盆、便器、饭盒、吸管、口罩、拖鞋(鞋底防滑)、卫生纸、腹带等。

(3) 手术后配合专科护士开始术后恢复。

六、换肝后早期的"艰辛"历程

(一) 术后监护

肝移植术是目前普通外科手术中最复杂、技术要求最高的手术,术后患者留置管路繁多、病情复杂且变化快,因移植肝功能尚未恢复、凝血机制不良等可导致机体病理、生理和血流动力学方面的改变,因此术后早期监护至关重要,它关系到患者的近期和远期的疗效和生存率。

1. 呼吸系统的监护　患者术后转入监护室,经口气管插管连接呼吸机辅助通气,密切观察呼吸频率、潮气量、气道压力、血氧饱和度等参数变化,30分钟后经动脉检测导管内抽血做血气分析。呼吸机报警时及时查找原因,做相应的处理。患者麻醉清醒后及时清除呼吸道分泌物,肌力恢复后且氧饱和度正常,病情稳定,可及时通知医生拔管。未拔管前,应使用约束带约束患者双上肢,防止因麻醉未清醒意外拔管,告知家属并在约束告知书上签字。拔管后立即给予高流量吸氧,观察患者的生命体征及血氧饱和度的变化。每天按时做雾化,翻身拍背,指导患者有效地咳嗽、咳痰,及时排除分泌物,防止肺部感染。

2. **病情的监护**　肝移植术后早期,患者病情不稳定,需要严密的观察患者的生命体征,每小时监测血压、脉搏、呼吸、血氧饱和度,每4小时监测体温。准确记录患者的出入量,根据患者的临床表现和各项检查结果来调节输液量,适当控制输液速度。术后24小时的出入量呈负平衡,为500~1 000 mL,输液成分适当增加胶体液,以减少组织水肿。每天监测电解质情况,观察血钾、钠等电解质的变化,如出现电解质紊乱,应汇报医生,及时处理。

3. **移植肝功能的监护**　胆汁分泌良好且无凝血功能障碍是早期肝功能良好的表现。① 胆汁的监护:肝脏具有分泌胆汁的功能,胆汁分泌情况可间接反映移植肝功能是否存活。术后密切观察T管引流出的胆汁的量、色、质。胆汁正常颜色呈金黄色,若胆汁量少,浑浊或水样,说明移植肝功能较差。每天化验肝功能,观察胆红素、转氨酶的变化趋势,若持续升高,提示肝功能不良,必要时进行肝穿刺,来诊断是否发生排斥反应。② 凝血功能的监护:肝移植手术创面大,移植肝功能尚未恢复,凝血功能障碍,血小板在切口处及移植肝中被消耗,术后患者会发生不同程度的出血,术后每天监测血常规、凝血功能,观察血小板的变化曲线,必要时给予升血小板药物。观察患者全身皮肤黏膜有无淤血斑,侵入式操作结束后延长按压时间,防止出血。

4. **肾功能的监护**　术后一般常规使用小剂量多巴胺静脉微泵维持以扩张肾血管,保持尿量在100 mL/h左右。早期尿量减少时,应警惕术后肾功能不全,术后第 1 个 24 小时出现尿少,应将低血容量的因素放在首位,给予补足血容量后再使用利尿剂。

5. 中心静脉压的监测　监测肝移植患者的中心静脉压比一般外科患者更为重要,中心静脉压不仅反映肝移植患者的静脉血容量和右心前负荷,还可以通过肝静脉了解肝窦的压力。肝窦压力增高可引起肝肿大、肝灌注减少和再灌注损伤。术后中心静脉压通畅波动于 $5\sim20$ cmH$_2$O,在肝移植术后数小时内,由于麻醉药物的代谢,患者神志清醒,血压上升,中心静脉压通常高达 $15\sim20$ cmH$_2$O,对于这种术后早期高中心静脉压,除对症处理,无须特别处理。如肝移植术后数日患者的中心静脉压仍持续较高,则需综合分析患者的心脏功能、血液浓缩情况。在肝移植术后需严密监测患者的中心静脉压,可判断患者的液体符合并做出相应的治疗调整。

(二) 导管护理

肝移植患者术后常规留置导尿管、深静脉置管、引流管(右肝上、右肝下、左肝、盆腔、T 管)、胃管。

1. 留置导尿管　对留置导尿管的患者,一般 $5\sim7$ 天拔除,需妥善固定尿管和引流袋,指导患者床上活动时注意尿管的位置,避免牵拉导尿管,下床活动时,引流袋悬挂于耻骨联合以下,避免尿液逆流。保持尿管通畅,不应出现受压、扭曲、反折等情况。及时观察患者尿液的色、质、量。留置尿管的患者每天常规会阴护理 2 次,保持尿道口清洁干燥,指导患者配合,如出现尿道口刺痛、瘙痒等不适时,及时告知医护人员。拔除尿管前采用间歇式夹管方式训练膀胱功能,待患者膀胱功能恢复后可拔除尿管。

2. 深静脉置管　留置深静脉置管,用于术后输血输液,一般留置 7 天左右,妥善固定好深静脉,用透明贴膜妥善固定,$5\sim7$ 日更换贴膜一次,若贴膜有卷边、血迹、汗液等要及时更换。输液时告知患者及家属不要随意调节输液滴数,液体滴完及时冲管,防止管路堵塞。深静脉较粗,因而在拔除深静脉置管时用纱布按压并告知患者按压 $5\sim10$ 分钟,避免出血。

3. 引流管　肝移植患者术后引流管较多,常规留置右肝上、右肝下、左肝、盆腔，T管因人而留。留置引流管，将渗血渗液引流出来，可根据情况决定放置的天数，一般于术后 3～5 天可拔除，如引流液较多（>30 mL），可延长拔管。妥善固定导管，用胶布"高举平抬法"将导管固定于皮肤上，避免导管滑脱。指导患者，床上运动时注意不要牵拉引流管，引流管应保持引流通畅并处于负压状态。及时观察引流液的色、质、量，如引流液突然增多，及时告知医护人员，1 小时内引流出血性液体超过 100 mL，且有温度，则及时通知医生，给予处理。T管一般术后留置六个月左右，每天更换引流袋，向患者和家属讲解如何自我护理。

4. **胃管**　在快速康复理念中，大部分患者术前及术后不再留置胃管，是为了减轻术后的不适反应。对于部分留置胃管的患者，于鼻翼、脸颊处应妥善固定好胃管，胃肠减压器应处于负压状态，及时观察患者胃液的色、质、量。胃管刺激咽喉部，为一种不适体验，告知患者并讲解原因，取得患者的配合，切不可擅自拔除胃管，鼓励患者床上运动，待通气后可拔除胃管。病情允许的情况下可与医生沟通尽早拔除胃管。

（三）伤口护理

护理人员应观察患者的手术切口情况，告知患者一般腹部伤口情况 10～14 天能痊愈，佩戴腹带保护伤口，调整腹带的松紧度使患者舒适，如伤口处有渗血渗液，及时汇报医生，及时给予换药。指导患者在咳嗽或翻身时要双手交叉保护好伤口，避免腹压增加导致伤口裂开。

（四）运动指导

患者术后未清醒时去枕平卧 6 小时，麻醉完全清醒后可睡枕头，当天可在床上活动腿脚，不急于翻身，术后第一天可以左右翻身，练习抬臀运动，促进肠道蠕动，也防止压疮的发生。随着病情恢复，可逐渐在床上坐起，1 周左右可起床活动，病室走动，活动要循序渐进，防止摔跤、跌倒。初次起床要先坐起适应几分钟，再站起来适应几分钟，如无头晕、心慌等反应，再开始行走，整个下床活动必须有护士或护工在身旁。

（五）术后早期饮食指导

肝移植术后给予禁食 1～2 天,可进服少量温水,待胃肠功能恢复后可给予流质饮食,逐渐过渡到半流质饮食、低脂普食。总的要求是合理饮食,营养搭配,适量摄入蛋白质,以优质蛋白质为主,少吃油腻、油煎、油炸及脂类含量高的食物,少吃甜食,不要过咸,忌用提高免疫功能的食物及保健品,如木耳、甲鱼、鹿茸、人参和蜂王浆等,从饮食上分三类。

1. 可以多吃的食物　多吃些具有利尿功能的食物如冬瓜、鲫鱼、黑鱼等;多补充蛋白质,以优质蛋白质为主,如鱼、鸡、鸡蛋、虾等;多吃含维生素丰富的食物,如柠檬、黄瓜、萝卜、番茄等;适当补充含钙的食物如牛奶、鱼松、虾皮等。

2. 限制的食物　肝移植术后早期需低盐饮食,减少盐的摄入;少吃豆类食物;含糖量高的食物应避免使用,移植术后肝功能没有完全恢复,血糖不稳定,偏高,减少身体的负担;限制胆固醇的摄入,饮食清淡,少吃油煎、油炸食物,少吃动物内脏、蛋黄等胆固醇含量高的食物。

3. 忌食的食物　肝移植术后忌用提高免疫力的食品及保健品(冬虫夏草除外),如木耳、甲鱼、鹿茸、人参和蜂王浆等,以免发生排异。水果中柚子会影响药物浓度,禁忌使用。

（六）用药指导

1. 抗排异药物用药指导　肝移植术后常用的免疫抑制剂有泼尼松、他克莫司、西罗莫司口服液、吗替麦考酚酯分散片。

（1）泼尼松:晨起口服,每天 1 次,一般术后第 3 天开始口服,遵医嘱准确使用药物,不得随意更改剂量,服用泼尼松会引起应激性溃疡,因此服药前应适量进一些事物,如有恶心、呕吐及时汇报医生,给予对症处理。

（2）他克莫司(FK506):一般术后第一天晚 6 点开始第一次服用,以后早 6 点、晚 6 点空腹服用,服用后可引起糖、脂肪代谢异常,因此服用此药,要监测血糖的变化,平时注意低糖饮食。

（3）西罗莫司口服液:每天 1 次,在移植后应尽可能早地服用,西柚会影响药物的代谢,禁忌食用西柚。服用后会有腹泻、低血钾、血小板较少等,密切观察患者的大便情况,定时监测电解质、血常规,发现异常及时汇报医生。

(4)吗替麦考酚酯分散片:一般术后 3 天内开始服用,早 8 点、晚 8 点餐后服用,服用后最常见的不良反应是粒细胞减少、胃肠道反应,服药后要严密观察血常规及粪常规,发现异常及时汇报医生。

2. 抗病毒药物用药指导　病毒性肝炎引起的肝癌患者移植术后要常规长期使用抗病毒药物,如恩替卡韦片、马来酸恩替卡韦片为抗病毒药物,口服,每天 1 次,每次 0.5 mg(1 粒),空腹服用(餐前或餐后至少 2 小时)。常见的不良反应:头痛、疲劳、眩晕、恶心、肝区不适等,有不适及时告知医生,患者不可随意停药。

七、换肝之路上的重重"考验"

(一)腹腔出血

出血是肝移植术后最常见的并发症,往往发生在术后 24～72 小时内,临床上表现为口干、腹胀、烦躁、脉搏增快、血压下降、引流管内有大量鲜红色血引出,实验室检查发现血红蛋白和血细胞比容进行性下降。引流液每小时大于 100 mL 时,则提示有活动性出血,应立即汇报医务人员。若患者血压<90/60 mmHg,出现心率加快、出冷汗等,则提示患者出现低血容量性休克。为预防出血,指导患者早期不可剧烈运动,掌握好术后下床时间;咳嗽时应双手按压伤口,避免剧烈咳嗽;保持大便通畅,大便时不可太过用力,避免腹压过大导致伤口出血。

(二)胆道并发症——胆瘘

肝移植术后胆道并发症的发生率高达 10%～30%,发生胆瘘的患者,常见于术后早期,T 管长臂与胆总管交界处是胆瘘的高发部位。此时如胆汁引流不畅患者会出现右上腹部疼痛、发热、血白细胞升高等表现,以及腹肌紧张、压痛及反跳痛等腹膜炎体征。实验室检查可发现,总胆红素升高而不伴有肝酶的升高。密切观察患者的生命体征,重视患者的不适主诉,监测患者胆汁引流情况,如胆汁量骤降,及时汇报医生。

(三) 血管并发症——肝动脉栓塞

肝动脉栓塞是最常见的血管并发症,成人发生率为1.6%～8%,儿童则高达2.7%～20%。常在移植后数天至2周内发生。少数患者可无症状,仅在常规检查时发现肝动脉栓塞。大多数患者可表现为进行性肝功能损害、发热、神志改变、低血压和凝血功能障碍,实验室检查表现为肝转氨酶明显升高,白细胞增多。在护理过程中,要严密观察患者的生命体征,定期监测肝功能、凝血功能。

(四) 排斥反应

急性排斥反应是肝移植中最常见的排斥反应,一般发生于移植后数天到数月内,80%～90%出现于移植后1个月内。主要表现有全身不适、食欲减退、畏寒、发热、乏力、肝区疼痛、黄疸及血胆红素和血清ALP、GGT、AST等急剧上升,最直观且反应最快的指标是胆汁锐减、色质稀淡等。排斥反应常先出现临床症状,其后才出现客观指标,须严密观察,及时发现,及时处理。遵医嘱准确使用免疫抑制剂,定时监测药物浓度。密切观察患者胆汁的色、质、量,发现异常及时汇报医生。

(五) 感染

术后感染是肝移植主要的、危及生命的并发症,主要与外科操作、免疫抑制剂的使用、机体抵抗力低下、环境暴露等因素有关。患者主要表现为发热,实验室检查表现为白细胞、C反应蛋白的升高。术后密切观察患者的伤口敷料情况,如有明显渗液,应汇报医生,及时给予换药,严格执行无菌原则。向患者宣教加强营养的重要性,遵医嘱给予白蛋白等营养液的输入。严密观察患者术后体温、白细胞检查结果、腹部体征,如有异常,及时汇报医生,必要时做引流液培养。遵医嘱合理使用抗生素。落实好基础护理,定时更换深静脉贴膜。每天按时指导患者做雾化,及时翻身拍背,指导有效咳痰,防止肺部感染的发生。保证病室环境干净,定时通风消毒。定时监测免疫抑制剂的药物浓度,及时调整用药剂量,浓度太高,则会增加感染的风险。

（六）神经系统症状

肝移植术后患者精神系统并发症的发生比较常见，主要在术后2周内，症状主要表现为睡眠障碍、躁狂、幻觉、认知障碍等谵妄表现，对术后护理安全及患者康复、生活质量都产生了不良影响。如果发现患者出现睡眠颠倒、讲话不知所谓、自言自语、怀疑医护人员要迫害他等行为，一定要注意患者可能出现了精神症状，要给予安抚和保护，必要时给予精神类药物治疗。

八、爱护新肝，健康生活

（一）家庭护理用品准备

肝移植患者出院后自备家庭护理用品，如体温表、血压计、血糖仪等，有条件者可在家庭里安装紫外线灯，定时进行空气消毒。

（二）感染的预防

（1）居住环境要清洁，保持空气清新，流动，每天用消毒液清洁家具，日用品注意消毒。

（2）尽量少去公共场所，外出尽量戴口罩和手套，禁止饲养任何宠物，尽量避免皮肤黏膜外伤。

（3）注意个人清洁卫生，勤换衣裤，勤晒被褥，餐前便后洗手，养成良好的生活习惯。

（4）注意胆管周围的清洁，定时观察胆汁的色、量，夹管的患者应注意体温和伤口的变化。

（三）饮食指导

（1）忌用提高免疫功能的食物及保健品，如木耳、红枣、蜂蜜、蜂王浆及人参等，防止发生排斥反应。

（2）注意补钙，多食用奶制品、鱼松、虾皮及新鲜绿叶蔬菜等。

（3）多吃新鲜蔬菜、水果等，补充维生素。葡萄、西柚可影响免疫抑制剂的代谢，禁忌食用。

（4）蛋白质的供给：以优质蛋白质为主，如新鲜鱼、虾、鸡等。

（5）食用低胆固醇食物，减少食用动物内脏、蛋黄、猪蹄膀等含胆固醇丰富的食物。

（四）服药指导

（1）术后需终身服用免疫抑制剂，服药剂量和时间必须严格遵医嘱，定期检测药物浓度并遵医嘱进行调整，患者切不可自行减药、停药。

（2）定时服用抗病毒药物，不得随意停药、减量或漏服，如果忘记服用应及时和医生联系。

（3）定期复查肝功能、血常规，及时了解肝功能的情况。

（4）服药期间若出现不适反应及时告知医护人员，给予相应处理。

（五）运动、生活指导

注意劳逸结合，生活要有规律，保持良好的情绪，适当进行活动锻炼，如散步、打太极拳，做一些轻便的家务活，也可参加轻便的工作，但应注意时间短，强度小，避免过度劳累。6个月内禁止剧烈体育活动。

（六）T管自我护理

T管一般在术后3～6个月拔除，出院后的护理尤为重要，应告知患者和家属妥善固定导管，防止意外脱出。注意T管周围皮肤清洁，定时换药。告知患者及其家属胆汁正常的颜色、量及性状，指导其如何自我观察胆汁的颜色、性质和量。夹管期间注意体温，有无腹痛和黄疸。

（七）随访指导

（1）定期检验血常规、肝功能免疫抑制剂的药物浓度、肿瘤指标等。

（2）定期复查胸片、肝脏B超；半年复查一次胸部CT平扫和腹部CT平扫。

（3）移植术后前半年，每月随访1次；后半年，每2个月随访1次；术后第二年，每3个月随访1次；术后第三年，每年随访1～2次。

（4）如出现发热、畏寒、疲乏、腹痛、不明原因的腹泻呕吐、黄疸等及时就医，以免耽误病情。

（陈瑶）

第二节 肾移植——"换肾"获新生

有调查数据显示,截止到 2015 年年底,我国终末期肾病患者的数量约 220 万人。终末期肾病的治疗方法主要有三种:血液透析、腹膜透析、肾脏移植,肾脏移植作为终末期肾病的一种理想治疗方法,近些年来在全球发展迅速。随着手术技术的成熟和新型免疫抑制剂的应用,肾移植的近期存活率得到显著提高。为了保证肾移植手术成功,提高移植患者远期存活率,预防各种并发症发生,对临床护理人员也提出了更高的要求,除了常规护理以外,健康指导也是疾病康复的重要方面。

一、器官移植的先驱——了解肾移植

肾移植是对终末期肾病的一种治疗方法,可以很好地改善终末期肾病患者的生活质量。肾移植开创了移植先河,是器官移植的"先驱"。1954 年,美国首例同卵孪生活体亲属肾移植的成功开创了临床器官移植的新时代,20 世纪 70 年代新型免疫抑制剂环孢素的研发应用,使移植生存率大幅提高,移植进入了迅速发展阶段。1960 年,我国完成了第一例肾移植手术,截止到 2014 年年底,我国可查询到的肾移植累计 10 万余次。2010 年 3 月,我国开启了人体器官捐献试点工作。2015 年,我国正式宣布全面停止使用死囚供肾,中国肾移植全部为器官捐献供肾。

二、"换肾"真的是"换"肾吗

肾移植在民间的俗称是"换肾",很多人以为就是原来的肾坏了,换一个新的上去。但是,俗称的"换肾"真的是"换""肾"吗? 让我们来了解一下肾移植的手术方式。

肾脏移植术是把一个来自供体的健康肾脏"安装"到尿毒症患者的身体内,代替原来没有功能的肾脏的工作,自身的肾脏也可以"安装"到自身其他部位。供肾最常移植于髂窝部,然后进行移植肾血管重建和尿路重建,血管重建包括动脉血管和静脉血管,供肾动脉与受者髂内动脉端端吻合;移植肾静脉与受者髂外或髂总静脉端侧吻合。尿路重建最常用的是移植肾的输尿管膀胱吻合术。

　　因此,可以了解到,所谓的"换肾"并不是"换"掉一个肾,而是移植一个肾,原来的两个肾脏一般情况是保留不摘除的(图5-2)。

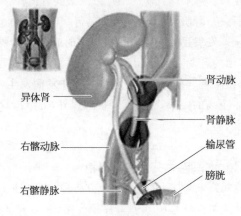

图5-2　肾移植手术

三、"众里寻他千百度"的换肾流程

　　肾移植并不是一个简单的手术,首先医生要进行筛选,看哪些人能够做肾移植;然后要进行配型,也就是俗称的"配对",配型成功才有手术的可能;最后患者要做好各项身体准备,保持身体状态,随时等待手术的通知。

　　(一)"榜上有名"——哪些人可以换肾

　　1. 符合手术的条件

　　(1)年龄:肾移植对年龄没有绝对限制,以8～70岁比较合适,但是近几年来全国多家移植中心的儿童移植做得也比较多,小于8岁的儿童仍然有移植的机会。

　　(2)原发病:主要是慢性肾小球肾炎、慢性肾盂肾炎、多囊肾、外伤、结石等疾病。

（3）终末期肾衰竭：各种原因导致的肾衰竭，也就是尿毒症。

（4）身体条件能够承受手术和手术后抗排斥治疗的。

（5）膀胱、下尿路的解剖及功能正常，没有畸形的。

2．不符合手术的情况

（1）有精神疾病和精神状态不稳定的。

（2）有活动性感染，如肺结核、支气管扩张、活动性肝炎等。

（3）严重脑、心脏及周围血管性疾病、慢性呼吸衰竭等。

（4）有活动性溃疡的。

（5）转移性癌肿者。

（6）淋巴细胞毒抗体或 PRA 强阳性的。

（7）全身情况极差，不能承受手术的。

（8）肝功能异常，如肝硬化的。

（二）"苦苦寻觅"——如何进行换肾配型

人体中存在着抗原物质，这些抗原物质对于组织移植是否能成功起决定性作用，当供肾者组织抗原与受肾者组织抗原相同或相近时，就被认为是"自己人"，可以被接纳而不排斥。如果两者不相同，就被认为是"入侵者"，将会引起排斥反应，移植肾就会被排斥。因此，在肾移植之前，要进行供肾者和受肾者之间的组织相容性抗原的检查，看是否一致，也就是常说的配型。主要有 4 种常用配型。

1．ABO 血型　　供者血型要和受者血型相符，配型原则见下表（表 5 - 3）。

表 5 - 3　血型配型原则

供肾者血型	受肾者血型
O 型	O 型、A 型、B 型、AB 型
A 型	A 型、AB 型
B 型	B 型、AB 型
AB 型	AB 型

2．淋巴细胞毒试验（DCD）　　用受肾者的血清与供肾者的淋巴细胞相互交叉配合，监测有无抗供者 HLA 抗原的抗体存在，又称为

补体依赖性毒试验（CDC 试验）。该试验现已成为肾移植术前的常规检查，理想结果为小于 10%，大于 15% 者为阳性，一般尽量选择数值低的受者接受肾移植。

3. 人类白细胞抗原系统（HLA）　HLA 抗原系统是人类基因遗传表现的主要方面，编码该抗原系统的是一连锁基因组，成为主要组织相容性复合体（MHC），位于人类第 6 对染色体断壁上。已知 HLA 抗原系统中，HLA-D、DR、DP、DQ 4 个基因位点被认为是肾移植最重要的基因位点。除了同卵孪生者，一般很少供、受者的 HLA 基因位点能够全部配合，目前 HLA 配型在亲属活体移植应用较多。

4. 群体反应性抗体（PRA）　检测的是患者血清中针对人白细胞抗原所产生的一系列抗体。根据抗体水平的高低，可分为未致敏（PRA 0~10%）、轻度致敏（PRA 11%~50%）、中度致敏（PRA 51%~80%）、高度致敏（PRA 81%~100%）。国内外杂志已有相关报道称，PRA 水平的高低将直接影响患者肾移植术后急、慢性排斥，PRA 水平越高，肾移植后风险也就越大。受者 PRA>80% 一般认为是移植的禁忌证，除非找到 HLA 相配的供肾。

（三）"百般心思"——换肾前的准备

1. 换肾前心理准备　当患者选择肾脏移植时，护士就应开始对患者进行术前心理护理，为患者讲解有关移植的基本知识，增加对手术的了解，避免对手术的恐惧、紧张和盲目自信。首先，应讲解移植手术的大致内容和术后可能发生的各种并发症；其次，应该讲解移植术后并不是一劳永逸，还有许多潜在的并发症可能发生，因此需要与医护人员配合；最后，讲解移植手术对改善患者生活质量的益处。上述情况应同时告知患者的家属，使其协助患者做好充分的心理准备。

2. 透析治疗　因尿毒症等待换肾的患者符合透析指征的都应进行透析治疗，充分的透析能够纠正人体内酸碱、电解质失衡，清除水潴留及毒素，恢复重要器官的正常功能，改善一般状态。因此，受肾者术前有明显水肿、营养不良、血钾升高、心功能状态不良时，应及时进行术前透析。患者要了解术前透析的重要性和透析前后电解质的变化情况。接到手术通知后，血液透析的患者通常在术前 24 小时内增加透析一次,确保水、血钾在正常范围内;腹膜透析的患者需要持续透析到接手术,接手术前要将腹腔内透析液放完。

有的患者没有开始透析就接到了手术通知,有些惴惴不安,不知道换肾前是不是一定要透析,其实不需要有这方面的担心,随着治疗手段的提高,一些没有透析的患者也可以直接做移植手术,不影响手术后肾脏功能的恢复。

3. 纠正贫血 尿毒症的患者通常都有不同程度的贫血,肾移植术前要求患者的血红蛋白最好能维持在 70 g/L 以上,以使患者更容易耐受术后治疗。等待手术的患者要定期化验血常规,了解贫血状况,按要求定期用促红细胞生成素,可以补充铁剂及维生素辅助治疗贫血,常采用硫酸亚铁、复合维生素 B 和叶酸口服。对于术前严重贫血的患者,如果血红蛋白低于 60 g/L,也可以进行输血,不必要将输血视为"洪水猛兽",适当的输血也是改善贫血的一个手段。

4. 预防感染 移植后需要应用大量的免疫抑制剂治疗,因此移植术前尤其要注意预防感染,特别注意皮肤、黏膜有无感染,有无潜在感染病灶,进行口腔、牙齿、耳鼻喉、扁桃体、胃肠道、肛周、阴道、尿道口等感染好发部位的检查。有感染病灶必须在术前控制,对于受者为乙型肝炎表面抗原阳性或患丙型肝炎者,目前还不列为移植的禁忌证,但需要慎重考虑是否移植;对于肝炎活动期、肝功能异常者,病毒、结核感染者近期不能手术,待感染控制,抗病毒治疗机体恢复正常后才可以接受肾移植手术。

5. 术前检查 术前患者需进行常规体格检查、实验室检查(包括血常规、尿常规、粪便常规及隐血试验、凝血功能、肝肾功能、乙肝、丙肝、巨细胞病毒、梅毒、艾滋病、结核等)、影像学检查(心电图、X 线片,泌尿系统平片,肝、胆、胰、脾、肾脏的 B 超检查,尿路造影,肾盂造影等)。要能够配合各项检查的完成。

四、"激动人心的时刻"——肾移植

(一)专科护士术前须知

1. 术前常规指导 指导患者按照全麻术前常规要求做好准备

工作,如备血,皮试,胃肠道准备,个人卫生准备,术前学习深呼吸、有效咳嗽等;指导并协助患者备齐胸片、心电图、CT片等检查报告,备齐需带入手术室的药品及物品等。为患者讲解手术配合注意事项。

2. 物品准备

(1) 消毒隔离房间的准备:病房按照面积大小配备空气消毒装置一台,按照要求消毒备用;用500 mg/L的含氯消毒液擦拭室内一切物品以及地面、桌面等,备齐消毒好的隔离衣、帽、鞋、口罩等物,便于工作人员使用。床单位及所有被服使用臭氧消毒,铺好备用。配备手消毒物品。为患者及家属讲解移植术后保护性隔离的要求,获得其配合。

(2) 护士用物准备:准备专用术后补液用物如治疗车、治疗盘、输液盒(包括止血带、棉签、一次性输液器、静脉留置针、一次性空针、贴膜、输液接头等)。准备手套、引流瓶、量杯、体温表、氧气装置等。准备监护抢救仪器如监护器、输液泵、推注泵等,检查其处于备用状态。

3. 术后一般指导　手术结束患者返回病房后,按照全麻术后护理常规对患者进行健康教育,患者取平卧位;低流量吸氧;应用心电监护仪监护,每小时测量一次生命体征;妥善固定各导管,观察引流液色、质、量;术后早期禁食,可喝少量温水。

4. 保护性隔离　尿毒症患者抵抗力一般都比较低下,肾移植术后由于应用免疫抑制剂药物,抵抗力更低,患者较易受外源性感染且不易控制,感染是术后患者致死的主要原因之一。因此,肾移植术后患者需要保护性隔离,具体措施和要求应向患者及家属健康宣教。

谢绝家属探视,有感染性疾病者禁止入室;进入病房前应换隔离鞋、戴帽子、戴口罩、穿隔离衣。接触患者前必须用消毒液洗手或戴手套。控制入室人数,每次不宜超过3~5人。患者不得随意外出,若需外出检查、治疗等,必须戴口罩及帽子,注意保暖。一切进入室内的物品、药品、仪器设备表面均用500 mg/L的含氯消毒液擦拭或使用消毒仪器进行物体表面消毒,禁止将花卉带入室内。移植病房内空气每日每30m³用30 W强度的紫外线灯照射消毒2~3次,每次30分钟并有记录,每天病室通风至少2～3次,或者使用空气消毒机消毒每天2次,每次1小时。隔离病房应定期做空气、物体表面微生物培养。

(二) 患者和家属要做什么

(1) 学习了解手术中需要的配合及手术后需要掌握的床上运动、呼吸运动等。

(2) 准备个人生活用品,如毛巾、肥皂、牙刷、牙膏、漱口杯、发梳、洗发水、面盆、便器、饭盒、吸管、口罩、内衣裤、拖鞋(鞋底防滑)、卫生纸等。

(3) 手术后配合专科护士开始术后恢复。

五、术后常见问题——"反复的磨合"

肾脏移植手术不同于一般外科手术,并不是伤口愈合好,拆线后就可以恢复出院,肾移植术后可能发生很多问题,需要患者主动的反映、护士细致的观察、医生及时的处理。

(一) 术后多尿期的观察

由于患者术前存在不同程度的水钠潴留,血肌酐、尿素氮值增高引起渗透性利尿,术中使用利尿药物以及供肾因低温保存损害而影响肾小管重吸收作用等因素,肾移植术后24小时内90%以上的患者会出现多尿期,每小时尿量达200～1 000 mL。尿量是观察移植肾功能的主要指标,术后需要测定并记录每小时尿量,观察尿液的色、质,应及时告知患者及其家属观察尿液的重要性,能够配合医护人员。

1. 出入量的观察　应注意加强对出入量的管理,维持水、电解质平衡,入量包括输液量和入口摄入量,出量包括尿量、引流量、大便量、呕吐量、出汗量。出入量的要求"量出为入,宁少勿多",输液速度根据每小时尿量调整。

2. 生命体征的观察　每4小时测体温1次,如患者出现排斥反应和早期感染,可能会有发热的表现,教育患者如自觉发热要及时告知医护人员进行监测。术后每小时测量血压1次,一般要求患者术后血压略高于术前基础血压,以保证移植肾的血流灌注,告知患者术后血压的要求及处理,避免患者的紧张,如术后血压偏高可采取适当措施,如减慢输液速度或给予口服降压药物硝苯地平、倍他乐克等;如术后血压偏低则需要及时处理,可应用 5% 葡萄糖 250 mL 加多巴胺 80～120 mg,缓慢静脉滴注。肾移植患者术前因透析、毒素等原因,可能存在心脏功能不佳,术后告知患者如有心慌、胸闷,应及时告知医护人员,给予对症处理。

3. 少尿或无尿的观察　肾移植术后处于多尿期两小时之间尿量突然减少,则首先检查导尿管是否通畅,有无导管扭曲、受压、血块阻塞等情况,询问患者有无膀胱憋胀的感觉。排除上述情况,若术后患者尿量少于 30 mL/h,则需考虑血容量不足或血压偏低。可在短时间内增加输入液量,若尿量随之增加,则可认定为输液不足,必须调整输液速度,待血容量补足后再给予利尿剂,尿量即可明显增加。若经以上处理后尿量仍不增加,而且少尿同时伴有手术部位肿胀、疼痛加重,出现明显的肉眼血尿等情况,应减慢输液速度,进一步查找少尿或无尿的原因。

(二) 各种导管的护理

肾移植术后,常规留置双腔气囊导尿管、腹部负压球、静脉留置针或深静脉置管,根据病情需要可能会植入输尿管支架管。

1. 留置导尿管　对留置尿管的患者,一般 5～7 天拔除,需妥善固定尿管和引流袋,指导患者床上活动时注意尿管的位置,避免牵拉导尿管,下床活动时,引流袋悬挂于耻骨联合以下,避免尿液逆流。尿管不应出现受压、扭曲、反折等情况,术后早期出现血尿或尿中伴有血块时,易阻塞尿管,主要表现为患者膀胱区胀痛且导尿管不排尿或排尿不畅,应指导患者,如有膀胱胀痛等情况及时告知。留置导尿患者需要每天进行 2 次会阴护理,保持尿道口清洁干燥,指导患者配合,如尿道口刺痛、痒,应及时告知医护人员。拔除导尿管前采用间歇式夹管方式训练膀胱反射功能,应特别注意指导患者,如术前长期无尿或少尿,存在“小膀胱”的,不能进行夹管训练,否则会导致膀胱过胀引起黏膜出血甚至漏尿等。

2. 负压引流管　肾移植术后通常在肾周围间隙放置引流管,以防肾周积液。可根据引流情况决定放置的天数,一般于术后 7～

10天可拔除,如引流量较多(>30 mL),需延长拔管时间。指导患者,床上活动时注意不要牵拉引流管,引流管应保持引流通畅并处于负压状态,留置引流管时,注意不要活动过多,以免增加引流量。如引流液突然增多,1小时内引流出血性液体超过100 mL,患者血压偏低,提示有活动性出血,要立即处理;如引流出尿液样液体,且引流量超过100 mL/h,提示有尿瘘的可能。

3. 输尿管支架管(图5-3)　放置输尿管支架管的目的是预防术后水肿所致的尿路梗阻和漏尿,多在术后1个月后拔除。部分患者置管后有尿频、尿急、尿痛等症状,可能与膀胱内输尿管支架管过长、过硬,刺激膀胱三角区有关,告知患者导管的用途及置管后的一些症状,告知患者无须紧张,必要时给予肌肉松弛剂即可缓解(图5-4)。

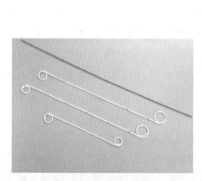

图5-3　输尿管支架管

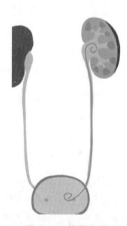

图5-4　放置位置

(三) 术后早期饮食

患者术后须禁食1~2天,可进少量温开水,待胃肠道功能恢复后给予流质饮食,逐渐过渡到半流质饮食、普食。术后早期根据患者电解质情况为其选择水果、蔬菜种类,仍需注意盐的摄入量,因肾功能并未完全稳定,仍需控制豆制品的摄入。

(四) 伤口及床上运动

腹部伤口10~14天能够全愈合,佩戴腹带保护伤口,调整腹带的松紧度使患者舒适,如伤口处有胀痛或渗血应及时告知医护人员。

术后活动的方式应由床上过渡到床下,由室内过渡到室外,活动量由小到大。术后当日避免在床上随意翻身,可以左右平移身体;术后1～2天可以在床上翻身,但不可过多活动;术后3～5天可以在床上斜坐,术后6～8天可以下床进行适当的室内活动,患者下床活动前应了解相关化验指标,如血红蛋白≤60 mmol/L,凝血功能异常的患者需要卧床,延缓下床活动时间。

(五) 并发症的观察及预防

1. *出血或血肿健康指导*　出血或血肿是肾移植术后早期最常见的并发症之一,往往发生在术后24～48小时或术后1个月内。临床上表现为伤口渗血,突发性移植肾区剧烈疼痛,并向腰背部或直肠、肛门方向放射,移植肾局部肿胀、压痛显著,并有肌紧张,负压引流管持续大量引流出鲜红血液。患者迅速出现出血性休克,局部穿刺可见新鲜血液。为预防出血,指导患者早期不可剧烈活动,掌握好术后下床时间;咳嗽时应双手按压伤口,避免剧烈咳嗽;术后早期不宜做屈髋、弯腰等易损伤移植肾的动作;保持大便通畅,大便时不可太过用力,避免腹压过大。

2. *感染*　由于大剂量激素和免疫抑制药物的长期应用使患者的淋巴细胞受到抑制,患者机体抵抗力下降,术后易并发各种感染,尤其是肺部感染,是肾移植术后患者死亡的主要原因之一。其中以细菌感染最为常见,占移植后感染的70%,常发部位以肺部和尿路感染最多。

护理人员应指导患者及家属了解预防感染的各项措施和意义。

(1) 严格执行病房保护性隔离制度,做好病室、物品、空气、人员的消毒隔离工作。各项操作遵循无菌原则,工作人员应注意手卫生。定期做空气培养,监测消毒效果。

(2) 预防呼吸系统感染:保持口腔清洁,做好口腔护理。护士应注意观察患者口腔黏膜有无充血、肿胀、糜烂、溃疡等情况。白色念珠菌可引起口腔黏膜广泛弥散的白色小点或斑片；金黄色葡萄球菌、链球菌、肺炎链球菌则引起口腔黏膜表面充血和糜烂；疱疹病毒可引起口唇疱疹、咽部溃疡等。常用复方替硝唑漱口液三餐前后含漱；如合并真菌感染，则用 1%～3% 碳酸氢钠溶液与复方替硝唑或 1% 呋喃西林溶液交替漱口。为预防肺部感染，护士应每天协助患者翻身、叩背，鼓励患者进行有效咳嗽排痰，并注意痰液的变化。可给予雾化吸入 2 次/天，保持呼吸道通畅。

（3）预防皮肤感染：保持床单位整洁，保持患者皮肤清洁、干燥，观察受压皮肤有无红肿、破溃，预防发生皮肤感染。

3. 移植肾功能延迟恢复　肾移植术后患者肌酐不降低或者先降低后迅速升高，多是发生了移植肾功能延迟恢复（DGF），发生原因很多，肾移植术后一旦出现少尿或无尿应立即作出明确诊断，积极采取综合治疗。护士要及时安慰患者和家属，严格记录出入量，控制患者入量，需要透析过度治疗的患者做好透析期间的观察和护理。

六、"幸福来之不易"——移植后排斥反应

排斥反应是移植手术后一直可能出现的问题，根据排斥反应发生的时间，可分为四种类型，超急性、加速性、急性与慢性排斥反应。急性细胞性排斥反应是临床上最常见的一种排斥反应。

（一）超急性排斥反应

超急性排斥反应是最剧烈且后果最严重的排斥反应，由于当前组织配型技术的提高及高效免疫抑制剂的应用，已很少发生。超急性排斥反应常发生在移植后数分钟至数小时，一般 24 小时内，表现为移植肾突然色泽变暗、质地变软、肾动脉搏动消失、肾静脉塌陷、泌尿停止；少数出现高热、寒战、高血压等重症表现。目前尚无治疗方法，一旦确诊需尽早切除移植肾。

（二）加速性排斥反应

加速性排斥反应发生在术后 2～5 天，多表现为突然尿少、高血压和体温升高，移植肾肿胀及压痛明显，病情进行性发展，肌酐骤升。治疗上应尽早选用抗淋巴细胞生物制剂，如 ALT、AGT、OKT3 等，在

此期间采用血透维持过度治疗,注意消毒隔离。经上述积极治疗多数病例可以恢复,如治疗无效则应及早切除移植肾。

(三)急性排斥反应

急性排斥反应是临床上最常见的一种排斥反应,多发生于肾移植后前3个月内。急性排斥反应绝大多数可以恢复。

1. 常见临床表现　①体温升高:是急性排斥反应早期最常见的症状,常在后半夜或凌晨发生,至中午或下午体温恢复正常,次日又出现。②尿量减少:是最早出现的症状,若尿量减少至1/3排除血容量不足或电解质紊乱等原因,应警惕排斥反应的发生。③血压升高:多与体温升高伴行,以相对于患者原有基础血压高出的数值有意义。④体重增加:体重的改变反映了患者体液容量的变化,排斥反应发生时水、钠潴留往往使患者的体重增加。⑤移植肾区肿大、压痛:表现为触诊移植肾变硬、肿胀,患者主诉疼痛。⑥全身症状:患者主诉头痛、乏力、食欲减退、肌肉酸痛等,无其他诱因。

2. 实验室检查及其他检查　血肌酐、尿素氮值升高,肌酐清除率下降;尿中蛋白、红细胞增多;血常规中淋巴细胞增多或出现较多的中性粒细胞中毒颗粒,血细胞比容下降;T细胞亚群检测,CD4/CD8比值>1.3,血清和尿液中IL-2和IL-2受体明显增高。彩超较普通B超检查能获得更多数据,且可以测定阻力指数(RI),急性排斥反应时RI升高。必要时可行经皮穿刺肾活体病理组织检查,是确定排斥反应最为可靠的手段。

3. 治疗　糖皮质激素冲击疗法作为一线治疗方案;对于糖皮质激素治疗无效的,尽早给予ATG治疗。抗排斥治疗时应指导患者注意预防感染,每天记录尿量、体温、体重及移植肾区情况。

(四)慢性排斥反应

慢性排斥反应多发生在术后6个月以上,特别是1年后。病情进展缓慢,临床表现为逐渐发展的高血压、蛋白尿,移植肾进行性缩小,功能逐渐减退,血肌酐升高,内生肌酐清除率下降,少尿或无尿。目前尚无有效的治疗方法。

七、"终生相伴"——免疫抑制剂相关问题

（一）常用免疫抑制剂（表5-4）

表5-4　常用免疫抑制剂

药品种类	服药剂量	不良反应	注意事项
皮质类固醇泼尼松甲泼尼龙	术后3天后开始晨起8时口服，1次/天，用量60～80 mg，逐日减量至20 mg或10 mg甚至更少终身服用	蛋白质、脂肪、水、盐、糖代谢紊乱，如水牛背、满月脸、向心性肥胖、多毛、骨质疏松、痤疮、应激性溃疡甚至出血，影响伤口愈合，可诱发、加重感染	勿空腹服药、少食多餐、忌食油炸刺激性食物、忌暴饮暴食；不能自行更改服药剂量，如出现恶心、呕吐等胃肠道反应及时报告处理
环孢素	一般术后3天开始服用，初始剂量为6～8 mg/(kg·d)，根据药物浓度调整剂量，服用时间为2次/天，间隔12小时	可引起胃肠道反应、肝肾毒性、牙龈增生、神经毒性；皮肤改变：皮肤增厚、痤疮、多毛症等	要定期监测患者肝功能，使用一些保肝药物；服药前进食少量苏打饼干，不能空腹；在服用环孢素A时，不要吃柚子，以免影响浓度
他克莫司	一般术后第3天开始服用，初始剂量0.05～0.25 mg/(kg·d)，根据药物浓度调整剂量，服用时间为2次/天，间隔12小时	肝肾毒性、神经毒性（震颤、癫痫发作、周围神经病变）、轻度恶心、呕吐、震颤等，部分患者可引起血糖升高，脂肪代谢异常	定期检测血糖水平，平时要低糖饮食，服药时必须空腹（饭前1小时或饭后2小时），服药时不要吃柚子，以免影响浓度
吗替麦考酚酯	一般术后2～3天开始服药，每次0.5～1.0 g，肠溶片的剂量一般是每次360～720 mg；2次/天，间隔12小时	白细胞减少和贫血；恶性肿瘤；感染；胃肠道反应如腹痛、腹泻、便秘、粪便隐血、恶心、消化不良和呕吐等	可于餐后服药；严密观察患者血常规变化；出现腹痛、腹泻、白细胞减少等不良反应时应立即报告处理
西罗莫司	推荐在移植肾功能完全恢复、手术伤口愈合之后开始使用	血脂升高、贫血、血小板减少、粒细胞减少，影响切口愈合、关节疼痛、高血压、痤疮等	定期检测血脂及血药浓度变化，有不适主诉时及时报告处理

（二）免疫抑制剂用药注意事项

　　肾移植术前或术中即开始联合应用免疫抑制剂，在术中就开始使用抗体诱导治疗的初始免疫抑制方案（包括甲强龙、ATG、ALG、

注射用巴利昔单抗、兔抗人胸腺细胞免疫球蛋白等)。术后采用以 CNI 药物为基础的三联免疫抑制方案作为长期维持治疗,最常用的是:激素(泼尼松/甲强龙)+ 环孢素/他克莫司 + 吗替麦考酚酯。

　　免疫抑制剂服药必须注意:按时按量、不能随意增减。按照医生的要求吃药,每次吃药的时间都是固定的,尽量不要改变,以免影响药物浓度;每次吃药的量也不能随意增减,否则造成浓度不稳定,浓度高会引起肾脏毒性,浓度低会引起移植肾排斥反应。

(三) 免疫抑制剂药物浓度指标推荐

　　见表 5 - 5。

表 5 - 5　免疫抑制剂治疗窗浓度

药　　名	治疗窗浓度	采血注意事项
环孢素 A	<1 个月:250~350 ng/mL 2~6 个月:200~300 ng/mL 6~12 个月:150~250 ng/mL 1~2 年:100~200 ng/mL	
他克莫司	<6 个月:8~15 ng/mL 6~12 个月:5~10 ng/mL >1 年:4~6 ng/mL	早上服药前 30 分钟采血,测药物"谷浓度",也就是最低的浓度值
西罗莫司	1~3 个月:8~10 ng/mL 3~6 个月:6~8 ng/mL 6~12 个月:5~6 ng/mL	

(四) 影响免疫抑制剂浓度的药物

　　见表 5 - 6。

表 5 - 6　影响免疫抑制剂的药物

影　　响	他克莫司	环孢素 A	西罗莫司
升高浓度	大环内酯类:红霉素、甲红霉素 奎诺酮类:诺氟沙星、氟康唑、依曲康唑、伏立康唑 钙离子拮抗剂:硫氮草酮(恬尔心)、维拉帕米、尼卡	大环内酯类:红霉素、罗红霉素 奎诺酮类:诺氟沙星、氟康唑、依曲康唑 钙离子拮抗剂:硫氮草酮(恬尔心)、维拉帕米、尼卡	阿奇霉素、甲基红霉素、复方新诺明、红霉素、氟康唑、伊曲康唑、伏立康唑、利托那韦、达那

（续表）

影　响	他克莫司	环孢素 A	西罗莫司
	地平 激素：可的松、炔诺酮、乙炔雌二醇 其他：甲氧氯普胺、泰能、五脂胶囊、奥美拉唑、西咪替丁等	地平 激素：甲泼尼龙、泼尼松、甲基泼丸素、口服避孕药 其他：甲氧氯普胺、泰能、五脂胶囊、秋水仙碱等	唑、西咪替丁、甲氧氯普胺、溴隐亭等
降低浓度	抗结核药：利福平、异烟肼 抗惊厥药：苯妥英、苯巴比妥、卡马西平 其他：安乃近等	抗结核药：利福平、吡嗪酰胺、异烟肼 抗惊厥药：苯妥英、苯巴比妥 磺胺类：复方磺胺甲噁唑-甲氧苄啶（新诺明）、保肝菌、联苯双酯、乙氧萘青霉素等	卡马西平、苯巴比妥、利福平、利福喷汀等
增加肾毒性	两性霉素 B、非甾体消炎药、万古霉素、阿昔洛韦、更昔洛韦、氨基糖苷类抗生素、阿司匹林、顺铂等	庆大霉素、链霉素、卡那霉素、甘露醇、环丙沙星、顺铂、氨基糖苷类抗生素、速尿、阿昔洛韦、两性霉素B、吲哚美辛、秋水仙碱、更昔洛韦、地高辛等	

八、换肾后的自我管理——"且行且珍惜"

（一）自我监测

学会排斥反应的自我观察，了解排斥反应的信号，发现异常及时与医生联系。每天填写一张肾移植术后排斥反应观察表。包括以下内容。

1. 体温　每天记录 2 次，以晨起、午睡后为主。

2. 尿量　可分别记录日尿量和夜尿量及 24 小时总量，准确记录尿量。

3. 体重　每天定时测量体重，最好在清晨排便后、早餐前，穿同样衣服测量。

4. 检验结果　记录血常规、肝肾功能、血药浓度等常用检查结果，按日期记录。

服药种类和剂量：记录免疫抑制剂用量的增减。

（二）饮食要求

由于免疫抑制剂的长期使用，不同程度地影响着机体代谢，并可造成血压、血糖、尿酸、胆固醇等升高，血钙、镁降低，加速蛋白质分解，引起肝功能损害、白细胞减少、水肿等。因此患者必须重视和了解免疫抑制剂为营养代谢带来的不良反应，总的饮食要求是优质蛋白质、低磷、高热量、高维生素及高必需氨基酸饮食，并调节水、电解质的摄入量。

1. **要保证机体获得足够的能量**　每天最好供应 8 368～12 552 kJ 或每千克体重 146.4～167.4 kJ（2 000～3 000 kcal 或每千克体重 35～40 kcal），由糖类（碳水化合物）及脂肪提供。患者应少食多餐，相对固定每日三餐的时间，保持体重的相对稳定，术后体重最好能维持在低于标准体重 5% 的范围之内。

2. **适量摄入蛋白质**　以优质蛋白质为主，如鸡蛋、奶制品、鱼、家禽类，因为蛋白质有利于伤口的愈合。麦淀粉、藕粉、玉米淀粉、马铃薯、芋头等淀粉类食物蛋白质含量低，可以代替部分主食以减少植物性蛋白质的来源。

3. **根据尿量调节饮水**　鼓励尿量正常的患者少量多次饮水，保证出入水量平衡，饮水量不少于 2 000 mL/d，避免电解质紊乱，减少尿路感染的发生。此外，术后大部分患者因疾病和免疫抑制剂的应用等原因，都有不同程度的高血压，故建议在术后半年恢复期内，给予低盐饮食；对血压正常且不伴有水肿的患者，则不需要严格控制盐的摄入量。多尿时钠盐 3～5 g/d，少尿时限制钠、钾摄入，选择含钾较低的蔬菜如冬瓜、南瓜、黄瓜、甜椒、丝瓜、大白菜、芹菜、茄子等，并可将水果、肉类及蔬菜经过大汤煮沸后倒去汤汁去除钾。

4. **脂类**　由于免疫抑制剂可引起高脂血症，饮食应以清淡为主，多吃新鲜蔬菜、瓜类和粗粮，少吃油腻、油煎、油炸及脂类含量高的食物。胆固醇的摄入量应控制在 300 mg/d 以内，脂肪酸的摄入量不超过总热量的 30%，少食含胆固醇量较高的食物如动物内脏、蛋黄、软体动物等。

5. 补钙　可服用含钙丰富的食物如牛奶、鱼罐头、骨头汤等，还可以服用易吸收的钙剂。同时适当增加户外活动，使皮肤在日光照射下，促进钙的吸收。

6. 忌用或少用提高免疫功能的食物及保健品　如木耳、甲鱼、鹿茸、红枣、香菇、人参和蜂王浆等，患者在使用各种保健品时应谨慎，以免降低免疫抑制剂的作用。

（三）服药要求

（1）手术后 3 天就开始让患者认识服用的药物的名称、作用、服用次数、剂量、不良反应和注意事项，使用时要做到剂量准确，应用准时，严格核对。

（2）定时定量服用免疫抑制剂，不得随意地减量、停药或漏服。经常忘记服药的患者最好设置闹铃提醒。

（3）定期复查血常规、肝肾功能、血药浓度等，根据浓度调整剂量，抽血时间需安排在最后一次用药后 12 小时、进食前抽血，以免影响测定结果。

（4）学会观察药物不良反应如高血压、高血糖、高血脂、神经毒性、消化道出血等。

（5）如服药期间发生呕吐、腹泻等症状，要补足所服用剂量。

（四）预防感染

保持良好的卫生习惯，加强口腔清洁卫生，防止口腔霉菌感染及齿龈增生。饭前便后洗手，勤修剪指甲，剃胡须。勤换内衣裤，注意外阴清洁，避免皮肤抓伤和感染。注意保暖防止感冒，避免与传染病患者接触，减少到人多和拥挤的公共场所，外出时戴口罩。勿接近各种动物如猫、狗、鸡、鸽等，以免感染细菌或寄生虫。食具每日消毒，专用，食品要新鲜烧熟，戒除烟酒嗜好。做好家居环境、用物的消毒。

（五）术后随访

应定期门诊随访，建立患者随访档案。随访时间为术后第 1～3 个月内每周 1 次，第 4～12 个月每个月 1 次，1 年后改为每 3 个月 1 次，5 年以上可每半年一次。如有病情变化，随时就诊。随访内容包括肝肾功能、血液生化、血药浓度、血尿常规等项目均应记录在随访登记本上。

(六) 生活指导

患者移植肾放置于髂窝内,距体表较浅,表面仅为皮肤、皮下组织及肌肉层,缺乏肾脂肪囊的缓冲作用,在外力挤压时极易受到挫伤。因此,平时应加强保护,活动中注意保护移植肾不受外伤。不要做俯卧撑或下蹲运动。外出活动时,无论是行走还是乘车,要力求平稳及选好乘车位置,避免车辆转弯或急刹车时,移植肾的部位碰撞到其他物体而引起移植肾的损伤。肾移植后患者每天应适当活动,适当参加户外活动,做到劳逸结合,如散步、骑固定自行车、游泳等。活动量采取渐进方式,一般不宜从事重体力劳动。手术后 6 个月一般可重返工作岗位。每天饮食起居有规律,勿吸烟饮酒。

(陈瑶)

第三节　胰岛移植——糖尿病的"救星"

近年来,随着社会经济的不断发展,人口寿命延长,生活方式的改变,老龄化社会的加剧,肥胖和超重人口数量增加,我国糖尿病的发病率有逐年增高的趋势。糖尿病的诸多并发症是影响糖尿病患者机体功能的主要因素。如果有人告诉你,糖尿病可以治愈,你会相信吗?胰岛移植正是一种可以治愈糖尿病的诊疗手段。

一、糖尿病——"甜蜜的负担"

根据国际糖尿病联盟(IDF)的统计数据,2015 年我国糖尿病患者数已经达到 1.09 亿人,约占西太平洋地区患者数的 71%,相比于 2013 年增加了 1 120 万人,呈现快速增长态势;此外,还有 3.9 亿人处于糖尿病前期,这一人群虽然空腹血糖正常,但糖调节功能已发生损伤,餐后血糖位于糖尿病患者和正常人之间,这一人群如不改变生活方式,很快也会发展为糖尿病。

（一）什么是糖尿病

糖尿病是一组以高血糖为特征的代谢性疾病。高血糖则是由胰岛素分泌缺陷或其生物作用受损，或两者兼有引起。糖尿病时长期存在的高血糖，导致各种组织，特别是眼、肾、心脏、血管、神经的慢性损害、功能障碍。

（二）如何诊断糖尿病

符合以下三条之一者即可诊断为糖尿病，但必须在随后的另一天里重复任何一条以确诊。

（1）有糖尿病症状（如多尿、多饮、多食、不明原因的消瘦）加上随机血糖≥11.1 mmol/L。随机血糖指一天中任何时候的血糖。

（2）空腹血糖≥7 mmol/L。空腹血糖指禁食至少8小时后的血糖。

（3）75 g糖OGTT（糖耐量试验）2小时血糖≥11.1 mmol/L。

（三）糖尿病有哪些危害

虽然大部分糖尿病患者可以通过改善生方式、口服药物和胰岛素注射来实现良好的血糖控制。但随着病程进展，部分患者胰岛功能近乎衰竭，即便使用规范的胰岛素治疗＋口服药物的方式，血糖依然波动较大。糖尿病本身不可怕，可怕的是长期高血糖状态引发的一系列并发症，以及脆性糖尿病的低血糖发作。高血糖状态会造成血管内皮的损伤，导致微血管、大血管的病变，从而导致诸多严重并发症，如失明、肾功能衰竭、糖尿病足截肢、心脑血管疾病等。而所谓脆性糖尿病主要表现为血糖波动较大，难以控制。这类患者胰岛功能近乎衰竭，α细胞和β细胞均功能障碍，患者只能完全依赖外源性胰岛素单向降低血糖，即使在饮食量、运动量和胰岛素剂量恒定情况下，病情也极不稳定，很容易诱发低血糖昏迷，甚至导致死亡。

二、胰岛——"汪洋中的小岛"

（一）胰岛

胰岛是胰腺的内分泌部分，它是胰腺中数以万计的由多个细胞组成的细胞团，散布在胰腺的各处，这些细胞团会被特殊染料染成红

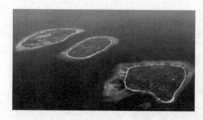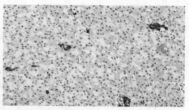

图 5-5　左图为大海中的小岛；右图为胰腺中的胰岛

褐色，在显微镜下观察就像汪洋大海中的小岛（图 5-5），因此被命名为胰岛。

（二）胰岛的功能

胰岛中有两种功能对立的细胞——α 和 β 细胞。β 细胞分泌胰岛素，其生理功能是当血糖升高时促进血糖向糖原和脂肪转化，从而降低血糖。α 细胞则分泌胰高血糖素，其生理功能是血糖水平下降时动员身体内的糖原分解成葡萄糖，进入循环系统，促进血糖上升。在两个激素的共同作用下，血糖浓度维持在动态稳定的状态。

1 型糖尿病患者由于胰岛 β 细胞功能受损，机体合成、分泌的胰岛素不足以满足生理需求，属于胰岛素的绝对缺乏；2 型糖尿病患者会发生胰岛素抵抗，身体对胰岛素敏感性下降，属于胰岛素的相对缺乏。不管是 1 型糖尿病还是 2 型糖尿病，长期血糖控制不佳都会导致严重的并发症。

三、胰岛移植——"希望的曙光"

（一）什么是胰岛移植

胰岛移植技术，是指将具有正常生理功能的人体来源（包括同种异体和自体）胰岛，移植给接受人（受体），以达到治疗糖尿病目的的治疗手段。与肝移植、肾移植这样的整个器官的移植手术的区别在于，胰岛移植是把提取的胰岛细胞"装"到受者体内，而不是把整个胰腺换给患者。

1. 胰岛移植的核心——胰岛细胞分离　胰岛移植主要有两大步骤：胰岛分离与胰岛注射手术。胰岛分离是胰岛移植的核心技术,如果不能提取到足够的、有活性的胰岛细胞,胰岛移植就无法完成。将获取到的胰腺运送至实验室,通过消化、分离、纯化,最终获取5～8 mL 的胰岛细胞,对于技术熟练的医生来说,整个过程大概需要5～6 小时。一个正常人的胰腺大约有 100 万当量的胰岛细胞,占整个胰腺总细胞量的1%,在保留胰岛细胞活性的前提下、提取尽可能多的胰岛细胞,是保证手术成功的前提。目前在欧美及日本等国家,胰岛移植已研究并开展了数十年,是一项成熟的临床技术,国内只有少数几家大型三甲医院掌握了这项技术。

2. 胰岛注射手术　胰岛注射手术完全不同于创伤较大的实体器官移植(如肝移植、肾移植)。主要采用介入治疗方式,在 B 超及DSA 引导下,穿刺至门静脉,将胰岛细胞注射至肝脏,胰岛细胞可以在肝窦内生长并分泌胰岛素(图 5 - 6)。手术创伤极小、风险低,手术时间一般在半小时左右,患者只需行局部麻醉,第二天就可下床活动。

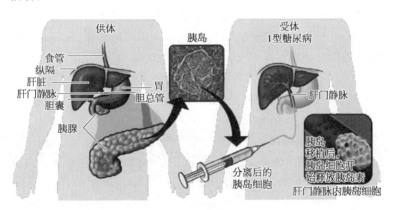

图 5 - 6　胰岛移植过程

(二)胰岛移植适应证——因人而“移”

有的患者会问:既然胰岛移植这么好,可以使糖尿病患者恢复正常血糖,是不是所有的糖尿病患者都可以做胰岛移植呢? 当然不是这样,胰岛移植毕竟是移植手术,术后同样要终身服用抗排斥药物,所以胰岛移植也有很严格的适应证。

(1) 经过严格的正规治疗,血糖控制不稳定,甚至出现酮症酸中毒的患者。

(2) 一年内发生过 2 次及以上低血糖(脆性糖尿病)。

(3) 其他器官出现功能损伤,如视网膜及眼部其他病变、糖尿病肾病、糖尿病足、心脑血管疾病、糖尿病神经病变等。

(4) 器官移植后糖尿病。

(5) 胰腺良性肿瘤、慢性胰腺炎行全胰腺切除的患者。

(三) 胰岛移植进行时

1. 术前准备

(1) 完成影像学检查项目:心电图、胸片、肺功能、心脏彩超、MRI。

(2) 完成抽血化验项目

1) 常规项目:凝血功能、血常规、肝肾功能、CD 细胞。

2) 传染病筛查项目:乙肝、丙肝、艾滋病、梅毒。

3) 糖尿病相关指标:C 肽、胰岛素、糖化血红蛋白、胰岛素自身抗体系列(抗谷氨酸脱羧酶抗体、抗酪氨酸磷酸酶抗体、胰岛素自身抗体、抗胰岛细胞抗体 40 kD、抗胰岛细胞抗体 64 kD)。

(3) 其他器官移植术后糖尿病患者还需检测相关血药浓度(环孢素浓度、他克莫司浓度、西罗莫司浓度)。

(4) 术前药品准备:巴利昔单抗(术前使用)、抗生素。巴利昔单抗是一种抗排斥药物,一般在手术前 2 小时之内静脉输入。

(5) 术前物品准备:准备心电监护仪、血糖仪、推注泵等。病房环境消毒,等待患者术后使用。

(6) 术前饮食控制与血糖检测,防止患者出现低血糖、酮症酸中毒等严重表现,影响手术。

2. 胰岛注射四步走

(1) 第一步:穿刺。胰岛注射通常在 DSA 室进行,患者取平卧位,医生在超声引导下用 22G 的无创细针穿刺到肝脏内,当细针到达肝门静脉时,穿刺成功。

(2) 第二步:置管。通过交换导丝导管等操作,引入用于注射胰岛细胞的导管,就完成了置管这一步。通过这个导管,我们可以造影评价肝门静脉血管的情况,评估门静脉压力是否正常。如果符合要求,我们就会通过这个导管注射提取的胰岛细胞悬浊液。

(3)第三步:注射。注射时要缓慢,以免引起门静脉压力增高,注射时要检测门静脉血压的变化,如果注射顺利,30~40分钟之后,胰岛细胞便注射结束了。

(4)第四步:封堵。这是一个重要操作,是至关重要的一步! 医生利用栓塞材料,封堵之前在肝内的穿刺通道,封堵得是否彻底,关系到手术是否安全。穿刺道封堵完毕后,在穿刺点上予以胶布粘贴,患者就可以返回病房了。如果没有并发症,第二天患者就可以下床正常活动了。

3. 术中配合　由于手术是在局麻下进行的,患者完全清醒,所以最应该注意的就是配合医生的要求。首先是在穿刺时,要求患者短时间地屏住气,这样有利于医生看清楚肝脏的解剖结构,能够更快更准确地穿刺需要到达的血管;其次,在注射的时候,由于注射的胰岛细胞悬浊液可在短时间导致肝脏血流减少,有些患者会出现腹部闷胀,甚至腹痛的症状,出现这种情况应及时告诉手术医生,不用太紧张。

4. 术后注意点　返回病房后,建议患者不要立即下床,须平卧休息6~8小时,第二天就可以下床行走。有时根据需要,会让患者侧卧,或者使用腹带,这样是为了压迫穿刺点,减少出血等并发症。

观察患者的神志意识状态、四肢感觉及活动情况,测量脉搏、血压、呼吸1次/30分钟×4次,1次/小时×4次。有的患者可能会出现轻微的恶心、呕吐等胃肠道反应,对症处理之后很快就能缓解。

手术后最主要的观察是血糖的监测,术后当日1次/小时,之后测血糖7次/天,分别是三餐前、三餐后2小时、晚睡前,正确记录每次血糖监测的值并向医生汇报,计算24小时胰岛素总用量。

(四)胰岛移植常见问题解析

1. 胰岛移植手术疼吗

关于手术疼痛的问题,是很多人关心的。由于手术是在局部麻醉下进行的,患者处于完全清醒状态,据观察,最疼的时候就是注射局部麻药之时。而在细针穿刺至门静脉,以及置管的时候,患者可能由于有异物置入,会感到不舒服,但是绝大多数患者都能够忍受。整体来说,胰岛移植手术创伤小,疼痛少,对患者来说并不是一个难熬的体验。

2. 胰岛移植手术有风险吗

任何一个手术都有风险存在!胰岛移植虽然是一个移植手术,但是由于仅仅是介入和注射细胞,它的并发症少了很多,胰岛细胞移植术后很少发生严重并发症,一般仅有轻微的恶心、呕吐等胃肠道反应;极少数情况会出现如穿刺出血、肝功能异常、感染等。在术后会严密观察,即使出现以上情况,经过积极处理,很快就能好转,是个安全的手术。

3. 胰岛移植手术后要吃抗排斥药吗

由于大多数患者都是同种异体胰岛细胞移植,术后自身免疫系统会将移植进去的胰岛细胞识别为"外人",不停地去攻击它们,所以需要通过口服免疫抑制剂来降低自身免疫系统的这种功能,以免移植进去的胰岛细胞遭受攻击,而药物的服用剂量会随着时间慢慢减少。

自体胰岛细胞移植的患者则不需使用。因为移植进去的胰岛细胞来源于自体。这部分患者包括:胰腺良性肿瘤、慢性胰腺炎行全胰腺切除等。从患者切除下来的正常胰腺组织中提取出胰岛细胞,再输注回患者的肝脏内。这些移植进去的胰岛细胞可以有效调控血糖,患者无须口服免疫抑制剂。

抗排斥药物存在免疫抑制的不良反应,容易引起感染,极少数患者会出现白细胞减少、肝肾功能损伤、高血压等。目前主要的抗排斥药如环孢素、他克莫司、西罗莫司、吗替麦考酚酯等,在临床已使用数十年,积累了大量经验。而长期高血糖对肝、肾、心脑血管等器官的损害以及酮症酸中毒、低血糖危及生命等,远比抗排斥药物的不良反应严重。

四、"相依相畏"——疗效与不足

(一) 疗效

符合下列条件之一的同种胰岛移植术后患者,可认为移植后有效。

(1) 糖基化血红蛋白$<7.0\%$。

(2) 无严重低血糖(血糖浓度<3.9 mmol/L)。

(3) 血清 C-肽水平$\geqslant 0.3$ ng/mL。

(4) 胰岛素用量较前明显减少。

截至 2016 年年底,全球超过 1 500 位糖尿病患者接受了胰岛移植治疗,1 年有效率超过 90%,移植 5 年后仍有超过 60%的患者不需要注射胰岛素,所有患者均不再出现明显的低血糖发作。胰岛移植也显著减少了其他脏器的并发症。有研究发现,在接受肾脏移植的糖尿病肾病患者中,术后使用胰岛素控制血糖者的移植肾 7 年存活率不到 50%;而胰岛-肾脏联合移植患者 7 年移植肾存活率超过 80%,因此胰岛联合肾脏移植,可在不增加药物及手术风险的前提下,显著延长移植肾的存活时间。

(二) 存在的不足

(1) 胰岛移植所分离的胰岛只能来源于公民逝世后的器官捐献,受器官来源的限制。

(2) 胰岛移植对供体要求极其严格,根据长征医院胰腺供体评价体系,目前所有捐献者中仅有 30%～40%胰腺可以用于胰岛移植。

(3) 移植的胰岛细胞在体内不能增殖,随着时间的延长,移植的胰岛会逐渐减少,减少到一定程度时就需要再次进行胰岛移植。

(4) 胰岛移植后需要长期服用免疫抑制剂,增加了患者的负担,免疫抑制剂的不良反应也可能对患者生活造成其他影响。

(陈瑶　白玉春)

参考文献

[1] 尤黎明,吴瑛.内科护理学[M].北京:人民卫生出版社,2012.

[2] 黄洁夫,严律南,沈中阳.中国肝移植手册[M].北京:中国医学科学

院,2007.

［3］郑树森,范上达.肝脏移植［M］.北京：人民卫生出版社,2001.

［4］朱有华,曾力.肾移植［M］.北京：人民卫生出版社,2017.

［5］朱有华,石炳毅.肾移植手册［M］.北京：人民卫生出版社,2010.

［6］何晓顺,成守珍,朱晓峰.器官移植临床护理学［M］.广州：广东科技出版社,2012.

［7］中华医学会器官移植分会.中国肾移植排斥反应临床诊疗指南(2016版)［J］.器官移植,2016,5(7)：6-12.

［8］中华医学会器官移植分会.中国肾移植受者免疫抑制治疗指南(2016版)［J］.器官移植,2016,5(7)：1-5.

［9］中华人民共和国国家卫生和计划生育委员会.同种胰岛移植技术管理规范(2017年版)［J］.中华胃肠外科杂志,2017,15(1)：12-13.

第六章　胸心外科

第一节　"肺"凡力量,撑起肺癌
　　　　　患者的一片天

一、肺——我们身体里一棵会呼吸的"树"

　　肺,是人体呼吸系统的重要组成部分,是胸腔里的一对海绵状锥形器官,左右各一。右肺分为上、中、下三叶,形状宽、短;左肺分为上、下两叶,与心脏同在左侧胸腔,故形状较窄小。两肺之间的区域为纵隔。肺的外部,包裹着一层浆膜,即胸膜。胸膜分为两层,第一层位于胸腔内壁,称为壁胸膜;第二层黏附于肺表面,称为脏胸膜。两层胸膜之间的空腔叫"胸膜腔",含有润滑液,人体呼吸时,保护肺免受摩擦。胎儿降生前,肺无呼吸功能,构造致密,比重大于 1(1.045～1.056),入水则下沉;降生后开始呼吸,肺泡内充满空气,呈海绵状,比重小于1(0.345～0.746),故可浮于水中。

　　肺像一棵会呼吸的"树",是以支气管反复分支形成的支气管树为基础构成的。从气管分出左右两条"主支气管"(一级支气管),然后在肺门分出肺叶支气管(二级支气管),继而分出肺段支气管(三级支气管),像树杈一样,越分越细(图6-1)。支气管在肺内反复分支可达23～25级,最后形成肺泡。支气管各级分支之间以及肺泡之间都由结缔组织性的间质所填充,血管、淋巴管、神经等随支气管的分支分布在结缔组织内。肺泡之间的间质内含有丰富的毛细血管网,是血液和肺泡内气体进行气体交换的场所。

　　肺有两套血管系统:一套是循环于心和肺之间的肺动脉和肺静脉,属肺的功能性血管。肺动脉从右心室发出伴支气管入肺,随支气管反复分支,最后形成毛细血管网包绕在肺泡周围,之后逐渐汇集成

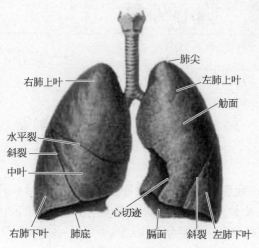

右肺上叶　　　　　　　　　肺尖

　　　　　　　　　　　　　左肺上叶

　　　　　　　　　　　　　肋面

水平裂

斜裂

中叶

　　　　　　　心切迹　　　膈面　斜裂　左肺下叶

右肺下叶　肺底

图 6-1　肺的解剖图

肺静脉,流回左心房;另一套是营养性血管,为支气管动、静脉,发自胸主动脉,攀附于支气管壁,随支气管分支而分布,营养肺内的支气管壁、肺血管壁和脏胸膜。

二、肺癌——啃噬"绿树"的"害虫"

　　肺癌是我国最常见的恶性肿瘤之一,目前是全世界癌症死因的第一名。肺癌严重威胁着人类的健康与生命,给个人、家庭和社会带来沉重的负担。肺癌的病因尚不明确,可能与吸烟、环境、情绪、职业、家族史、种族等因素有关。肺癌又称原发性支气管肺癌,指的是源于支气管黏膜及其腺体上皮的恶性肿瘤。肺癌按解剖学部位可分为:中央型肺癌和周围型肺癌。起源于主支气管、肺叶支气管的肺癌,位置靠近肺门者,称为中央型肺癌;起源于肺段支气管以下的肺癌,位置在肺的周围部分者,称为周围型肺癌。按组织病理学分为:非小细胞肺癌和小细胞肺癌(小细胞未分化癌)两大类,非小细胞肺癌又包括鳞状上皮细胞癌(鳞癌)、腺癌、大细胞未分化癌(大细胞癌)和鳞腺癌(腺鳞癌)。一般认为非小细胞肺癌中鳞癌的预后较好,腺癌次之,小细胞肺癌预后较差。近年来,经采用多学科综合治疗后,小细胞肺癌的预后有了很大的改善,肿瘤的外侵和转移成为影响预后的最主要因素。因此,早期发现、早期诊断、早期治疗是改善预后的重要因素。随着早期肺癌精准治疗研究的推进与普及、快速康复理念的推进,肺癌诊治及护理将进入一个全新阶段,攻克肺癌不再遥不可及。

三、影响因素——肺癌并非"命中注定"

迄今为止,肺癌发生的确切病因仍未明确,但许多研究表明肺癌的发生与下列因素有关。

1. 吸烟 长期大量吸烟是肺癌的一个重要的致病因素,长期大量吸烟的人,不仅自己容易患肺癌,身边其他经常接触的人也会因为吸二手烟,增加患肺癌的可能性,长期大量吸烟者发病率比不吸烟者要高4~10倍!

2. 空气污染 空气中的污染物质,尤其是石油、煤气等燃烧后的烟尘,含有的大量致癌物质,厨房内的油烟,以及新家装修后,含有的大量甲醛、苯等致癌物,都会增加肺癌的发病率。

3. 职业因素 一些特殊工种,如长期接触石棉、一些重金属及放射性物质的工种,其肺癌的发病率要高于普通人群。

4. 慢性疾病 如肺结核、尘肺等,患有这些慢性疾病的人群,其肺癌发病率较高。

四、多发人群——肺癌"喜欢"的六类人群

(1) 长期吸烟的人群,吸烟时间越长,危险越大。

(2) 职业上接触致癌物质的人群,如石棉、氡、镍、铬、砷化物、二氯甲醚、煤烟、焦油等。

(3) 受到环境污染的人群,如烟草烟雾、煤烟、烹调油烟污染。

(4) 患有慢性肺部疾病的人群,如慢性支气管炎、肺结核等。

(5) 有恶性肿瘤既往史的人群,曾患淋巴瘤、头颈部肿瘤,做胸部放疗,会增加患肺癌的风险。

（6）有肺癌家族遗传史的人群。

五、临床表现——被"害虫啃噬"过后的突出表现

（一）早期症状

咳嗽、咳痰、咯血、胸痛、杵状指等。不是所有的肺癌患者都会有明显的咳嗽、咳痰、痰中带血等表现，而且某些类型的肺癌（如小细胞肺癌、腺癌）早期就可发生骨、脑、肝、肾上腺转移，所以很多患者出现骨头痛、关节痛、头痛、胸痛等小毛病时应引起重视，以免延误了诊治。

（二）晚期症状

1. 肺癌侵犯或者压迫周围组织器官产生的症状

（1）头面部、颈部、上肢水肿：肺癌侵犯或压迫上腔静脉，上半身静脉血回流不畅，导致头面部、颈部、上肢水肿，医学上称之为上腔静脉综合征。

（2）声音嘶哑、喝水呛咳：人的发声是由喉返神经控制的，喉返神经走行在气管和食管之间，若肺癌或转移肿大的淋巴结侵犯或压迫喉返神经，发声就会受到影响，出现声音嘶哑、喝水呛咳等情况。

（3）呼吸困难：人的呼吸功能约40%是由膈肌运动支持的，膈肌的运动由膈神经支配，如果肺癌侵犯或压迫膈神经，就会影响呼吸功能，产生呼吸困难症状。

（4）吞咽困难：食管就在气管的后面，如果肺癌压迫或侵犯到食管，引起食管狭窄的话，吃东西就会受到影响。

2. 肺癌远处转移引起的症状　因为肺癌极易在早期发生远处转移，因而与远处转移有关的症状往往是医生或患者发现的首发症状。肺癌最常见的远处转移的部位有骨、脑、肝、肾上腺。

（1）若肺癌转移到骨，则会导致骨质破坏，当破坏到一定程度时，骨痛也随之产生。若外层坚硬的骨皮质发生破坏，则可使骨质结构极不稳定。如发生于负荷较大的长骨，如上肢骨和下肢骨，日常活动中也极易发生病理性骨折。如转移到机体承重骨如颈椎、胸椎、腰椎等部位则可造成瘫痪的严重后果。因此对肺癌出现骨转移患者应

及时治疗。

（2）若肺癌转移到脑，则可产生持续性头痛、视力模糊。继续发展可能导致意识模糊甚至癫痫。这种头痛的性质与普通的紧张性头痛无明显差别，因此极易被人们忽视。视力模糊主要表现为读报或看电视感到困难，大多数肺癌患者为老年人，他们往往误以为自己需更换高度数眼镜了，但其实是肿瘤压迫导致视路病变。

（3）若肺癌转移到肝，最常见的症状为肝区疼痛，为持续性胀痛，同时可伴有食欲不振、消化不良等肝功能受损的表现。

（4）若肺癌转移到肾上腺，患者常无症状，有部分患者可出现肾区胀痛，但很少出现影响肾功能的情况。可以通过增强 CT 扫描判断有无肾上腺的转移。

（5）转移到其他部位。肺癌除上述几种常见转移部位外，较少见的转移部位有皮肤、皮下组织、肌肉、腹腔内、心脏等，症状常与转移部位相关。如转移到心脏，可出现胸闷、心慌甚至气急、晕厥、心律失常等症状。

每个人的情况不一样，发现有这些可疑的症状时，其实是身体对自己发出的求救信号，要做到早发现、早诊断、早预防。

六、临床检查——识别"害虫"的良策

1. 胸片检查　主要用于筛查，肺癌在胸片上可显示大体位置及大小。

2. CT 扫描、增强 CT 检查　可看到肺癌的部位、大小以及是否转移、转移的部位。

3. 正电子发射断层（PET）扫描　可以构建体内器官组织的影像。体内注入少量放射物质，这些放射物质可以被体内能量代谢最高的器官和组织吸收。癌组织代谢活跃，因而可以吸收较多的放射物质。扫描仪可以检测到放射性元素，从而形成人体影像。

4. 骨扫描（SPECT）　也是通过静脉注入示踪剂，利用示踪剂观察骨组织的情况。示踪剂在骨的某些区域浓聚，可以被一个特殊的摄像机检测，正常骨组织影像成灰色，而损伤的区域成黑色，如有癌

浸润的部位。骨扫描及 PET 扫描诊断经常要结合 CT、MRI、常规 X
线片和体格检查的信息。

七、治疗——杀灭"害虫"的方法

　　随着医疗水平的进步,肺癌专项研究的拓展,目前肺癌的治疗方
法有很多,主要包括手术、精准放射治疗技术、化疗、分子靶向药物治
疗等。肺癌如何治疗,取决于它的类型和分期,如果早期尚未转移,
那么可以手术切除肿瘤,或者采用放、化疗。如果已进入晚期,转移
到远端部位,可能通过放、化疗来缩小肿瘤并控制症状。

(一) 手术治疗

　　在无手术禁忌的情况下,解剖性肺切除术是早、中期的非小细胞
肺癌的主要治疗手段,也是目前临床治愈肺癌的主要方法。手术应
力争完全性切除,以期达到完整地切除肿瘤并减少肿瘤转移和复发,
同时进行精准的病理 TNM 分期,力争分子病理分型准确,指导术后
综合治疗。

　　根据手术入路,可分为传统外侧切口、不切断肌肉的小切口以及
电视辅助胸腔镜外科手术(VATS)。根据肺组织切除的范围,可将手
术方式分为楔形切除术、肺段切除术、肺叶切除术、联合肺叶切除术、
支气管袖式肺叶切除术和全肺切除术。楔形切除和肺段切除属于局
部切除,解剖性肺叶切除 + 纵隔淋巴结清除术,是目前肺癌切除最常
用的术式。支气管袖式成型肺叶切除术,主要是针对一组特殊的中
央型肺癌患者,支气管镜提示肿瘤位于或侵犯叶支气管开口处,优点
是能够最大限度地保留正常肺叶,让患者术后有较好的肺功能和生
活质量,术中需进行支气管残端冰冻病理检查来明确有无肿瘤残留。
全肺切除术是指一侧肺组织的全切术,目的是彻底切除或完全切除
病变,临床中较少运用,特别是右全肺切除术近年来逐渐减少,对于
高龄肺癌患者和低肺功能患者更要慎重。

(二) 肺移植

　　一般来说,肺癌是肺移植的禁忌证。由于移植术后需要免疫抑
制治疗来预防排异反应,肺癌患者免疫功能被抑制,一般会在术后较

短时间内出现肿瘤的复发和进展。但是，细支气管肺泡癌（肺腺癌的一种特殊类型），是一种容易在肺内播散而较少出现淋巴结和远处转移的肿瘤，即使已到晚期，病变仍局限于肺内。如果细支气管肺泡癌患者发生显著的呼吸损害、生活质量显著降低，经一般医学治疗失败时，可考虑肺移植。

（三）放、化疗，分子靶向药物治疗

1. 精准放射治疗技术　应用各种不同的能量射线和照射方法照射癌肿，以达到抑制和杀灭癌细胞的目的。其敏感性以小细胞肺癌最佳，肺鳞癌次之，肺腺癌最差。

2. 化疗　近年来，化疗在肺癌中的作用已不再局限于不能手术的晚期肺癌患者，而常作为全身治疗列入肺癌的综合治疗方案。

3. 分子靶向药物治疗　主要针对无法手术及化疗或者化疗失败的非小细胞肺癌患者。此外，高龄老人、体质较差不适合化疗或不愿接受化疗的有明确治疗靶点（基因突变）的患者，也可进行分子靶向治疗。

八、术前准备——"斩枝灭虫"前的准备

手术前，患者需做好以下准备。

（一）术前检查

术前常规检查包括血检验、心电图、肺功能、气管镜、CT、胸片等明确肺功能情况及病变的部位，从而确定手术方式及方案。完善各项化验，如心脏彩超、血常规、生化检查、凝血时间测定等，了解各脏器功能情况。

（二）思想准备

当确定患者手术时即对患者进行术前心理护理，为患者讲解有关手术的基本知识，增加患者对手术的了解，避免其对手术的恐惧、紧张和盲目自信。首先，让患者了解手术的相关内容和术后可能发生的并发症；其次，让患者了解手术的风险及潜在的并发症，与医护人员配合的重要性；最后，告知患者手术的必要性及预后的关键注意点，让患者有充分的思想准备。上述情况应同时告知患者的家属，使

其协助患者做好充分的心理准备。

(三) 术前准备

1. 呼吸道准备

(1) 患者术前需至少戒烟 2 周：长期吸烟会降低呼吸道的纤毛活性，减弱纤毛对黏液的清除能力，影响排痰，对肺部感染起直接或间接的协同作用，使肺功能明显降低。例如，对吸烟量较大者可以从 20 支/天改为 2 支/天，再由 2 支/天减少为 1 支/天，直至最后戒掉；对吸烟量较少的患者，可以嘱其嗑瓜子、嚼口香糖等帮助戒烟。

(2) 注意保暖，预防感冒：手术本身就是一种创伤，患者在原有疾病的基础上，再受到手术和麻醉的影响，常可引起机体功能、代谢的失调，增加感染的机会。周密的术前准备和正确的术后处理，可以提高患者对手术的耐受力，以提高手术的成功率，同时又可减少手术并发症的发生，使患者尽快地康复。感冒会影响患者的肺功能，增加呼吸道感染和全身感染的机会。因此，最好是治疗恢复后再进行手术。

(3) 雾化吸入：术前给予雾化吸入可以改善有吸烟史、肺功能较差患者的肺功能，减少术后并发症的发生。护理人员需指导患者雾化吸入的正确方法，采用氧驱动一次性雾化吸入器或超声雾化器，雾化药液以平喘消炎、祛痰为主。对于年龄大于 65 岁、肥胖、有吸烟史、支气管哮喘和慢性阻塞性肺疾病等有气道高反应性和肺功能下降的高危患者，推荐术前 1 周行雾化吸入糖皮质激素治疗。

(4) 药物准备：有支气管哮喘、慢性阻塞性肺气肿等气道痉挛阻塞病史的患者，术前常使用 β2 受体激动剂和抗胆碱能药物等支气管舒张剂。支气管哮喘和气道高反应性患者麻醉诱导前可预防性给予吸入糖皮质激素和支气管舒张剂以降低术中支气管痉挛的发生风险。护理人员应遵医嘱指导患者使用相应药物，控制急性发作，改善肺功能，提高手术的耐受力及成功率。

2. 肺功能准备("呼吸功能训练"广播操，以下锻炼肺功能的广播操可根据患者病情等选择)　术前肺功能锻炼可有效减少术后呼吸道并发症的发生，促进肺癌患者术后康复，缩短患者住院时间，降低住院费用。

（1）腹式呼吸（图6-2）：腹式呼吸能使胸廓得到最大限度的扩张，使肺下部的肺泡得以伸缩，让更多的氧气进入肺部，增加肺活量，改善心肺功能。患者取半坐卧位或取仰卧位（两膝轻轻弯曲，使腹肌松弛），一手放在胸骨柄部，以控制胸部起伏，另一手放在脐部，以感觉腹部隆起程度。吸气时，让小腹凸出。深吸气后屏气2秒，然后缓慢呼气，呼气时（缩唇），让小腹平缩。呼气时间是吸气时间的2倍。每天早、中、晚共3次，每次5分钟。

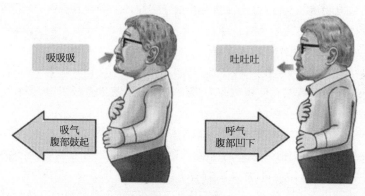

图6-2 腹式呼吸

（2）呼吸功能训练器：呼吸功能训练器可以改善肺功能，预防术后肺不张，促进术后肺复张。首先，护理人员根据患者的性别、年龄、身高设定预设值。其次，患者深吐一口气，嘴巴含住吸嘴吸气，使浮球处于"笑脸"位置，保持5~10秒，并达到预设值。每天练习3次，每次5分钟。

（3）爬楼梯：爬楼梯有助于改善肺功能，预防术后肺不张，促进术后肺复张。术前患者可根据身体情况，尽量在家属陪同下完成每天爬楼梯的锻炼，每天3次。具体楼层数视身体情况而定。

3. 饮食准备 为提高手术耐受力，患者的饮食不容忽视，术前护理人员应指导患者进食高蛋白质（牛肉、牛奶、鸡蛋、鱼类、虾类、豆制品）、高热量、高维生素（新鲜蔬菜、水果）、易消化饮食，有基础疾病（高血压、高血脂、糖尿病、痛风等）者根据病情选择食物。长期营养不良、蛋白质消耗而造成严重贫血、低蛋白血症、水电解质失衡者，应积极予以纠正。

4. 手术前一天准备

（1）指导患者按照全麻术前常规要求做好准备工作，如备血、皮试、个人卫生准备（术前晚用 2% 的葡萄糖酸氯乙定溶液或抗菌沐浴露沐浴，勿穿内衣裤，直接更换病号服，并剪去指/趾甲，男性患者剃除胡须，女性患者将长发束成高髻，取下义齿、首饰、手表等物品交予家属保管）、睡眠准备（术前晚如患者无法入睡，可根据病情给予助眠药）、胃肠道准备，指导并协助患者备齐胸片、CT 等检查报告，备齐需带入手术室的药品及物品等。

（2）正确拍背咳痰的方法

1）咳嗽、咳痰的正确方法：腹式呼吸做 2 个循环，深吸一口气，屏气 1～2 秒，然后使用胸腔力量快速有力地咳出。若切口疼痛，可用手或枕头抵住切口。

2）拍背的正确方法：患者取坐位，拍背人员站在患者右侧，五指并拢呈勺状，用指腹与大、小鱼际着落，叩击时应放松手腕，以脊柱为中线，避开脊柱及切口，从肩胛骨下缘开始，避开肩峰，自下而上，由边缘到中央拍击背部 3～5 次，用力适度，患者咳嗽时帮助其按压伤口。每次叩击的时间以 10～15 分钟为宜，如感到不适应立即停止叩击，合并有气胸、肋骨骨折时禁做叩击。

（3）胃肠道准备：无胃肠道动力障碍的患者，术前 6 小时禁食固体饮食，术前 2 小时禁食清流质。若患者无糖尿病史，推荐手术 2 小时前饮用 400 mL 含 12.5% 碳水化合物的饮料，可减缓饥饿、口渴、焦虑情绪，降低术后胰岛素抵抗和高血糖的发生率。

（4）物品准备：准备患者个人用品，如胸带、毛巾、牙刷、牙膏、漱口杯、吸管、发梳、洗发水、面盆、便器、尿壶、饭盒、内衣裤、拖鞋（鞋底防滑）、卫生纸等。

九、术后护理——"斩枝灭虫"的"维护"

（一）术后常规护理

手术结束患者返回病房后，按照全麻术后护理常规对患者进行健康教育;低流量吸氧;应用心电监护仪监护,测量生命体征;妥善固定各导管,观察引流液色、质、量;术后 6 小时,可进食半流质饮食。

(二)术后体位指导

术后采用半卧位(35°～45°),由于重力作用,膈肌位置下降,胸腔容量扩大,同时腹内脏器对心肺的压力减轻,使呼吸困难得到改善;对于全肺切除患者,避免过度侧卧,可取 1/4 侧卧。对于有血痰或支气管瘘者,取患侧卧位并通知医生。

(三)术后疼痛护理

1. 原因　手术在治疗疾病的同时也造成了机体的损伤,不可避免地会引起疼痛,创口疼痛的轻重与精神状态、手术种类、操作轻重密切相关。

2. 减轻疼痛的方法

(1)心理护理,避免焦虑、愤怒等不良心理反应。

(2)营造环境,通过听音乐、按摩等转移注意力,深呼吸放松心情,病房内不要大声喧哗,营造可安静入睡的环境。

(3)采取舒适的体位,妥善固定引流管,防止其来回移动而引起疼痛。

(4)咳嗽、深呼吸时,用手或枕头压住切口。

(5)冷敷或冰敷,可以用冰袋在患处冷敷,降低神经末梢的敏感性,从而减轻疼痛。

(6)药物镇痛,给予肋间神经阻滞效果明显的药物,如确有疼痛,可尽早应用药物,以及时达到止痛效果。

(四)术后做好早期功能锻炼活动操

1. 抬臀运动

(1)作用:可以促进胃肠蠕动,改善便秘。同时,预防压疮。

(2)方法

1)取仰卧位,双手掌自然着床。

2)双腿弯曲,脚掌着床。

3)依靠脚掌、手掌及腰部的力量将臀部缓慢抬起,保持 5 秒,臀部缓慢着床,如此循环第3步。

2. 踝泵运动(图6-3)

(1)作用:可以促进下肢静脉血液回流,预防深静脉血栓。

(2)方法

1)取仰卧位,双脚保持自然状态。

2)双脚趾缓慢下压。

3)双脚趾缓慢恢复原状。

4)双脚趾缓慢上压。

5)双脚趾缓慢恢复原状,如此循环第2步至第5步。

踝关节主动屈伸锻炼:踝关节用力、缓慢、全范围的跖屈、背伸活动

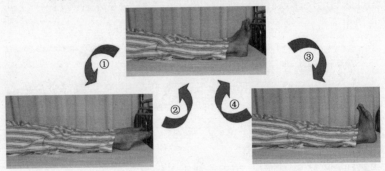

图6-3 踝泵运动

3. 患侧功能锻炼

(1)作用:可以避免患侧肢体瘢痕挛缩的发生,促进患侧肢体功能恢复及自理能力的重建。

(2)方法

1)全麻清醒后6小时,开始做五指同时屈伸握拳3～5分钟。

2)肘部屈伸。

3)肘部抬高,保持自然位置。

4)做上举过头摸对侧耳朵动作,同时头部不要倾斜。

5)手放于枕部保持5分钟。

4. 早期下床活动(图 6 - 4)

(1) 作用：早期下床活动可以增加肺的通气量，有利于气管分泌物的排出，减少肺部并发症；促进血液循环，防止静脉血栓，亦可避免肢体肌肉失用性萎缩；促进肠蠕动早日恢复，减少腹胀；有利于肛门早日排气，还有利于患者排尿或排便，防止尿潴留和便秘，提高患者

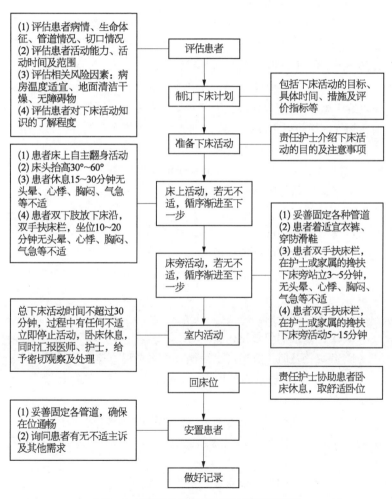

图 6 - 4　肺癌手术患者术后首次下床活动流程

的自我康复能力。

（2）方法：床上—床下—床边—室内—室外。早期离床活动并不是随意或无限制地活动，而是要根据患者的耐受能力适当进行，以不过度劳累为度。凡手术后循环系统动力不稳定、严重感染、出血后极度虚弱患者，不宜过早离床活动。

（五）术后做好雾化吸入促排痰

1. 作用 术后通过雾化吸入治疗能够协助患者镇咳、祛痰、消炎、解除支气管痉挛，改善通气功能；有助于促进肺功能的恢复，降低肺部并发症的发生率，促进患者早日康复。

2. 方法 患者取坐位，雾化吸入器连接氧气，氧流量为 6 L/min，面罩置于患者口鼻（口含雾化吸嘴），嘱患者在深而慢的吸气后屏气，使药物气雾微粒以弥散的方式在细支气管和肺泡内沉降，再缓慢呼气。每日早、中、晚各一次，每次 15 分钟。

（六）术后正确拍背、咳痰，有助于清理呼吸道

1. 作用 防止肺不张，促进肺复张；排除肺部及气道分泌物；防止感染、发热。

2. 方法 同术前。

（七）术后做好呼吸功能锻炼

1. 作用 减少肺癌术后呼吸道并发症的发生，促进肺癌患者术后康复。

2. 方法 同术前。

（八）记录准确记录出入量

1. 作用 及时了解患者术后循环血量情况。避免因补液过多、过快引起肺水肿或加重心脏负担，液量过少造成患者脱水、尿少、低血压以致影响肾功能。

2. 方法 准确记录出入液量，合理控制输液速度。根据 24 小时平均出入量确定输液速度，一般维持在 40 滴左右（尤其是全肺切除术后）。

（九）术后合理饮食促康复

术后患者应尽快恢复经口进食，可降低感染风险及术后并发症发生率,缩短住院时间,且不增加吻合口瘘发生率。由于术后麻醉药物的作用,会使患者有恶心、呕吐等不适症状,因此建议患者术后第1~2天肠蠕动未恢复期间最好吃易消化、清淡的半流质饮食,如汤面、粥、馄饨、馒头等。可添加酸奶及新鲜的蔬菜、水果等(具体依照病情及喜好)。待胃肠蠕动恢复之后逐渐过渡到普食(多吃鱼肉、禽肉、牛奶、鸡蛋、瘦肉等高蛋白质食物)。

进食原则:由少到多,由稀到稠,少量多餐,进食后如有恶心、呕吐、腹胀、腹泻等不适,立即停止进食,及时告知医护人员。

十、术后并发症的处理

1. 肺不张与肺内感染　术后早期协助患者深呼吸、咳痰及运动。由于麻醉药产生的不良反应使患者膈肌受抑制,患者术后软弱无力及疼痛、胸带包扎过紧等,限制了患者的呼吸运动,不能有效咳嗽排痰,导致分泌物潴留,引起肺炎、肺不张。主要表现为烦躁不安、不能平卧、心动过速、体温升高、哮鸣音、发绀、呼吸困难等症状,血气分析提示低氧血症、高碳酸血症。因此,术后应鼓励患者咳嗽排痰,给予盐酸氨溴索等化痰药稀释痰液,痰液黏稠者予雾化吸入,必要时行纤支镜吸痰,病情严重时可行气管切开,以确保呼吸道通畅。

2. 急性肺水肿　避免输液过多、过快。急性肺水肿与患者原有心脏疾病或病肺切除、余肺膨胀不全或输液量过多、速度过快等有关,尤以全肺切除患者更为明显。患者表现为呼吸困难、发绀、心动过速、咳粉红色泡沫痰等。一旦发生,立即减慢输液速度,控制液体入量;给予吸氧,氧气以50%乙醇湿化;注意保持呼吸道通畅;遵医嘱给予心电监护、强心、利尿、镇静及激素治疗,安抚患者紧张情绪。

3. 支气管胸膜瘘　是肺切除术后严重的并发症之一,多发生于术后1周。多数由支气管缝合不严密、支气管残端血运不良或支气管缝合处感染、破裂等引发。可用亚甲蓝注入胸膜腔,患者咳出带有亚甲蓝的痰液即可确诊。支气管胸膜瘘可引起张力性气胸、皮下气肿、脓胸等,如从瘘孔吸入大量胸腔积液则会引发窒息。一旦发生,立即汇报医生,并置患者于患侧卧位,以防漏液流向健侧,密切观察患者的生命体征;使用抗生素以预防感染;行胸腔闭式引流。小瘘口可自行愈合,但应延长胸腔引流时间。必要时再次开胸手术修补。

4.心律失常　多发生在术后 4 天内,与缺氧、出血、水电解质酸碱失衡有关。患者术前合并糖尿病、心血管疾病者,术后更易并发心律失常。术后应持续进行心电监护,如有异常,及时汇报医生。遵医嘱酌情应用抗心律失常药,密切观察心率、心律,严格掌握药物剂量、浓度、给药方法、速度,观察药物的疗效及不良反应;控制静脉输液量和速度。

十一、肺癌术后康复的八大疑问

(一)手术切除一个肺叶后,还能再长出一个吗

肺叶切除后不会再长出新的,只能通过锻炼等方式,让其他肺叶有机会增加呼吸代偿。

(二)手术切除一个肺叶后,该处胸腔会出现一个"坑"吗

不会的。我们知道,肺的本质是一个"气球",胸腔起伏可以让这个气球膨胀或者塌陷。通常是两个或三个肺叶同时膨胀,但如果少了一个肺叶,会适当"过度"膨胀一点点,将切除之后剩下的那个坑填充一部分。另外,由于术后短时间内有空腔,膈肌会上抬,对侧肺也会将纵隔往手术侧推,从而填满空腔。若是全肺切除,除了纵隔移位和膈肌外,大量胸腔积液会填满胸腔,从而保持和健侧一样的压力,确保不会出现纵隔扑动等危及生命的情况。

(三)手术切除一个肺叶后,会不会影响正常呼吸

若术前肺功能评估可耐受手术、肺叶切除对肺功能的影响一般会在可控范围内。患者在术后短时间内(一般为 3 个月内)对呼吸会有一定影响。手术切除后,过去需要 5 个肺叶完成的换气功能,现在需要依靠 4 个肺叶去实现。短时间内,患者会出现胸闷、气促等情况,随着其他肺叶逐渐代偿起来,配合医护人员做好术后的肺功能锻炼,大部分人能逐渐接近术前的肺功能。差别或多或少存在,但是日常生活、工作几乎不会受到任何影响。若是全肺切除,则对肺功能的影响会更大,较重的工作、体力活动会比较难以完成。

（四）手术切口应该注意什么

（1）切口的缝线一般根据患者年龄、营养状况、切口部位、局部血供等决定拆除时间。无论是何种手术方式，在切口未完全愈合拆线之前（切口拆线 7～10 天，导管处拔管后 14 天左右），切口必须保持清洁、干燥，不可沾水，直至缝线拆除 1 个月后才可以沐浴。

（2）建议穿开衫棉质衣物，避免衣物摩擦切口。

（3）由于手术期间肋间神经的切断会引起切口周围疼痛，属于正常现象，一般随着引流管的拔除，1 个月左右疼痛会渐渐消失。

（4）在切口慢慢愈合时，会有切口周围发痒的症状，避免用手抓挠，以免切口感染。

（5）注意观察切口处有无红、肿、热、痛、渗血、渗液等症状，警惕切口感染。

（五）肺癌术后应该吃点什么

术后患者饮食无特别限制，但为了增加营养，建议进食高蛋白质（牛肉、牛奶、鸡蛋、鱼类、虾类、豆制品）、高热量、高维生素（新鲜蔬菜、水果）易消化饮食，有基础疾病（高血压、高血脂、糖尿病、痛风等）者根据病情选择食物。

（六）肺癌术后应该怎样运动

（1）运动安排应根据自己的情况循序渐进，并持之以恒。运动方式以选择有氧运动为最佳，时间不宜过长，以免过度疲劳，反而使机体抵抗力下降。

（2）术后早期活动对患者恢复有很大帮助，康复期的患者除散步以外，还可以选择太极、爬楼梯、慢跑、游泳、骑自行车等有氧运动。这样可以有效提升肺功能、促进全身血液循环。

（3）若患者身体条件较差，无法进行主动运动，可以采取被动运动的方式，由他人协助进行肢体功能锻炼，可以预防血栓的发生。

（七）肺癌术后怎样进行自我护理

（1）术后患者尽量避免去人员聚集、透气性差的场所，避免交叉感染。另外，应该根据环境注意增减衣物，预防感冒，以免诱发肺部感染。

（2）养成良好卫生习惯，戒烟，避免出入公共场所，避免灰尘、烟雾及有化学刺激物品的环境。

（3）接受化疗者定期复查血细胞和肝功能，若剧烈咳嗽、咯血或进行性倦怠，及时就诊。

（八）术后随访怎么做

手术结束，意味着患者取得了"阶段性的胜利"，但并不代表治疗结束。从临床角度上讲，此时一般称为"临床治愈"，也就是说，理论上患者体内没有任何癌组织和癌细胞能够长期生存了。然而，限于技术的发展，早期肺癌真正意义上的治愈率只有 90% 左右，而中期只有约 50%。因此，肺癌术后患者在诊治后还需要与医生保持紧密联系，应定期随访和进行相应检查。具体检查包括病史、体检、血生化和血液肿瘤标志物检查、影像学检查和内镜检查等，旨在监测疾病复发或治疗相关不良反应、评估生活质量等。肺癌术后患者随访频率为治疗后 2 年内每 3～6 个月随访一次，2～5 年内每 6 个月随访一次，5 年后每年随访一次。

第二节　食管癌——吞不下的痛

一、食管——饮食入胃的通道

食管，是饮食入胃的通道，上接咽部，下连贲门部，俗称"食道"。食管是消化系统的一部分，上连于咽，沿脊柱椎体下行，穿过膈肌的食管裂孔通入胃，全长约 25 cm，可分为颈部、胸部和腹部三段。食管为肌性管，直径平均为 2 cm，主要由环节肌层（内层）和纵行肌层（外层）组成。由于这两种肌肉的收缩和蠕动，迫使食物进入胃，故其主要作用是将食物推进胃内。

钡餐透视可观察到正常食管有三个生理性狭窄（图 6 - 5），由相邻结构压迫而形成，狭窄处是食管异物易滞留和食管癌好发的部位。

第 1 狭窄位于食管的入口处，即咽与食管的交接处，相当于环状软骨和第 6 颈椎体下缘，由环咽肌和环状软骨所围成，距中切牙约

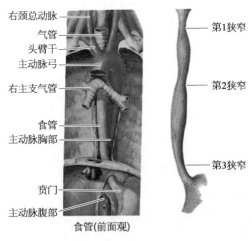

图 6-5　食管解剖图

15 cm。

第 2 狭窄位于食管入口以下 7 cm 处,位于左支气管跨越食管的部位,相当于胸骨角或第 4、第 5 胸椎之间的水平,由主动脉弓从其左侧穿过和左支气管从食管前方越过而形成,该部位是食管内异物易存留处,距中切牙约 25 cm。

第 3 狭窄位于食管经膈处,距中切牙约 40 cm,临床上称围绕食管的膈肌纤维为食管下括约肌。食管腹段较短,从膈至胃的贲门。食管的第 3 狭窄是食管最狭窄的地方。

二、食管癌——半路杀出个"程咬金"

食管是饮食入胃的必经之路,功能良好则是人们可以享受美酒佳肴的基础。倘若进食时遇到吞咽困难的状况,须高度警惕食管癌。

(一) 食管癌出现的原因

食管癌的发生与年龄、性别、职业、种族、地域、生活环境、饮食生活习惯、遗传易感性等有一定关系。主要有以下因素。

1. 化学因素　亚硝胺分布很广,可在体内外形成,且致癌性强。在高发区的食物、饮水,甚至患者的唾液中,测亚硝酸盐含量均较低发区高。

2. 生物学因素　　主要是真菌。在某些高发区的粮食中、食管癌患者的上消化道中或切除的食管癌标本上，均能分离出多种真菌，其中某些真菌有致癌作用。有些真菌能促使亚硝胺及其前体的形成，更促进癌细胞的产生。

3. 缺乏某些微量元素　　钼、铁、锌、硒等在粮食、饮水、蔬菜中含量较低。

4. 缺乏维生素　　缺乏维生素 A、维生素 B_2、维生素 C 以及动物蛋白、蔬菜、水果的摄入不足，是食管癌高发区的一个共同特点。

5. 烟、酒、热食、热饮、口腔不洁等因素　　长期饮烈性酒、吸烟，食物过硬、过烫，进食过快，引起慢性炎症、刺激、创伤，或口腔不洁、龋齿等均与食管癌的发生有关。

6. 食管癌遗传易感因素　　主要包括癌基因、细胞因子基因等。如患者家族中有 2 个或更多个一级和（或）二级亲属（包括患者本人）患食管癌，则定义为有食管癌遗传易感性，即食管癌家族史阳性。

（二）食管癌的危害

（1）食管癌的发生会让患者进食变得异常艰难，如果此时强行吞咽，会刺激局部癌肿出血、扩散、转移和疼痛，这是食管癌的危害表现之一。严重的食管癌患者会感觉到胸背痛，或伴有发热、心率快和白细胞升高等症状。伴随这些症状的患者发生食管穿孔的可能性较高，还会逐渐发展为无法进食、消瘦，也可出现贫血、乏力、活动困难，生活不能自理。

（2）食管癌晚期患者会出现吞咽困难、进食哽咽。虽食管壁富有弹性，但当约 2/3 的食管周径被癌肿浸润时，患者就会出现吞咽困难。因此，上述早期症状出现后，患者会在数月内病情加重，由不能咽下固体食物发展到液体食物亦无法下咽。如癌肿伴有食管壁炎症、水肿、痉挛等，可加重吞咽困难的症状。

（3）随着癌细胞转移的发生，除扩散到食管壁，也可超出其范围，还有可能会继续侵犯邻近组织及器官。若是肿瘤和主动脉相通，一旦其发生破裂，就会造成大出血，导致患者死亡，可见食管癌并发症的危害性之大。而且癌细胞还会不断地扩散和转移，导致其他组织器官也受到严重的影响。

（三）如何发现食管癌

食管癌的早期诊断方法主要包括食管拉网脱落细胞学检查、X线钡餐造影检查、胃镜及胸部CT扫描等。

1. 食管拉网脱落细胞学检查　双腔或单腔带网气囊采集食管黏膜上皮细胞，直接涂片后用巴氏染色并进行细胞学镜检的方法称为食管拉网脱落细胞学检查。此方法操作简便，设备简单，患者痛苦小，诊断阳性率较高（约90%），适用于大规模的人群普查。

2. X线钡餐造影检查　是检查食管癌首选且常用的方法。此方法可观察食管的蠕动情况、管壁的舒张度、食管黏膜的改变和食管梗阻的程度等。对食管病变的定位、确定病变范围有重要意义。

3. 胃镜　早期食管癌的检出率可高达85%以上。中、晚期食管癌检出率达100%。通过胃镜检查可获取标本行病理检查以明确诊断，为手术提供依据（图6-6）。

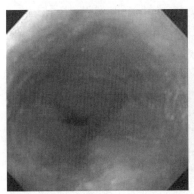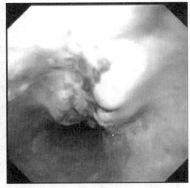

图6-6　胃镜检查正常食管管壁光滑(左)、食管癌(右)

4. 胸部CT扫描　胸部CT平扫＋增强在显示管腔的狭窄程度、管壁的厚度、软组织肿块的大小、癌肿外侵的情况、判断淋巴结及远处转移的情况有重要意义。

（四）如何"对付"食管癌

一旦罹患食管癌，便会有吞咽困难或梗阻症状的出现，导致患者进食困难，营养支持缺乏，身体每况愈下。若不及时干预，患者的结局不容乐观。诊疗过程中，医生会根据患者的情况，如肿瘤的类型、侵犯的程度等实施不同的治疗方案。

1. 非手术治疗

（1）放射治疗：包括根治性放疗、同步化放疗、姑息性放疗等。

（2）化学治疗：包括姑息性化疗、辅助化疗、新辅助化疗。

2. 手术治疗　　手术是治疗食管癌治疗的首选方法。若患者情况良好、有较好的心肺功能储备、无明显远处转移征象，均可考虑手术治疗。一般以颈段癌长度＜3 cm、胸上段癌长度＜4 cm、胸下段癌长度＜5 cm 切除的机会较大。但是也有肿瘤不太大却已与重要器官（如主动脉、气管等）紧密粘连而不能切除者。对较大的鳞癌估计切除可能性不大而患者全身情况良好者，可先采用术前放疗，待瘤体缩小后再做手术。常用的手术方式有食管大部切除、胃代食管术以及食管大部切除、结肠或空肠代食管术（图 6-7）。

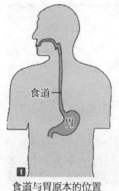
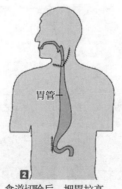
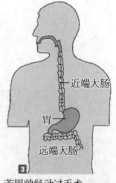

食道
胃

胃管

近端大肠
胃
远端大肠

1 食道与胃原本的位置

2 食道切除后，把胃拉高代替被切除的食道

3 若胃曾经动过手术，就改用大肠作为重建器官

图 6-7　食管癌的手术方式

3. 预后　　肿瘤的临床分期是患者预后的主要因素，患者肿瘤分期越早、肿瘤＜5 cm，采取手术治疗的效果越好。随着医疗技术的不

断提高,中、晚期食管癌手术后结合放、化疗,预后效果也在不断提升。

三、打败"程咬金"的计策

(一) 术前准备——三军未动,粮草先行

1. 心理护理　护士应加强与患者及其家属的沟通,建立良好的护患关系取得患者的配合。耐心讲解手术和各种治疗护理的意义,提供舒适的环境。

2. 营养支持　术前应根据患者的具体情况调整饮食,改善营养状况,提高患者对手术的耐受力,减少术后并发症的发生。

3. 口腔卫生　口腔内的细菌进入食管后,可能会引起感染,影响术后吻合口愈合。术前积极治疗口腔疾病,指导患者早晚及时刷牙。

4. 呼吸道准备　对吸烟者,术前应劝其严格戒烟。指导并训练患者有效咳痰和腹式呼吸,对于有肺部慢性疾病的患者,如哮喘、慢性阻塞性肺疾病等,应提前给予干预,待肺功能恢复至可耐受手术的条件之后,再实施手术。

5. 胃代食管者手术准备　排便正常者可不进行肠道准备,便秘者可遵医嘱给予开塞露、乳果糖等促进排便。术前 6 小时禁食,术前 2 小时禁饮,术前晚 20：00 进食 10% 葡萄糖水 800 mL,术日晨 6：00 进食 10% 葡萄糖水 400 mL。

6. 结肠代食管者手术准备　手术前一天下午 13：00、14：00、15：00、18：00、21：00 各服甲硝唑 200 mg;术前 3 天进少渣饮食,术前 1 天进流质,晚 20：00 时后禁食,22：00 禁饮,晚 18：00 给予复方聚二醇电解质散(舒泰清)口服灌肠,必要时行肥皂水清洁灌肠。

(二) 术后护理——初战告捷,再接再厉

1. 术后常规　给予吸氧、心电监护、血氧监护、禁食、禁饮、胃肠减压、记录出入量等,注意患者的病情变化。

2. 术后体位

(1) 术后采用半卧位,由于重力作用,膈肌位置下降,胸腔容量

扩大,同时腹内脏器对心肺的压力减轻,呼吸困难得到改善。

(2)采取半卧位使膈肌降至正常位置,有利于胸腔引流。

(3)采取半卧位可减少颈部手术后的局部出血。

(4)腹部手术后患者采取半卧位,可减轻腹部切口缝合处的张力,减轻疼痛,有利于切口愈合。

(5)恢复期体质虚弱的患者采取半卧位,逐步向站立、床边活动过渡。

3. 疼痛的管理

(1)原因:术后伤口疼痛是正常现象,勿过于紧张。创口疼痛的轻重与精神状态、手术种类、操作轻重密切相关。

(2)处理:因人而异,一般可用止痛药,但药物止痛仅是一种方法,不能单纯依靠药物:① 采取舒适的体位,妥善固定引流管,防止其来回牵拉而引起疼痛。② 咳嗽、深呼吸时,用手捂住伤口。③ 提供安静环境,尽可能减少应激因素。④ 遵医嘱给予冷敷、安慰剂时,可指导患者应用一些技巧,如发挥想象力,想象一幅美好的画面等。⑤ 进行按摩,听催眠曲等。⑥ 给予肋间神经阻滞效果明显。如确有疼痛,可尽早应用药物,以及时达到止痛效果。

(三) 特殊导管的护理——精良装备,妥善管理

1. 胸腔闭式引流管　胸腔闭式引流是将引流管一端放入胸腔内,另一端连接比其位置低的水封瓶,排除肺内气体或收集胸腔内的液体,恢复胸腔的负压状态,促进肺复张。作为一种治疗手段已广泛地应用于血胸、气胸、脓胸的引流及开胸术后,对疾病的治疗起着至关重要的作用。

(1)保持管道的密闭性:使用前应检查引流装置的密闭性能,各衔接处是否密封,水封瓶长玻璃管应没入水中 3～4 cm,始终保持直立。搬运患者时,需双重夹闭引流管,引流管皮肤入口处周围用纱布包盖严密。若引流管从胸腔脱出,立即用手捏闭伤口处皮肤。更换引流瓶时,务必双重夹闭引流管,以防止空气进入胸腔。

(2)严格无菌操作,防止逆行感染:引流装置应保持无菌,引流瓶应低于胸壁引流口平面 60～100 cm,任何情况下引流瓶不得高于患者胸腔,以免引流瓶内液体逆流入胸膜腔引起感染。保持胸壁引流口处敷料清洁干燥,若有渗湿,及时更换。

（3）保持引流管通畅：胸腔闭式引流主要靠重力引流,水封瓶要始终保持低于胸腔,定时挤压引流管,防止引流管打折、受压、扭曲、阻塞。鼓励患者多咳嗽、深呼吸运动及变换体位,以利于胸内气体、液体的排出。

（4）观察及记录：观察引流液体的量、颜色、性质,并准确记录。注意观察长玻璃管中的水柱波动,正常水柱上下波动4～6 cm。

（5）拔管指征：胸膜腔引流后,临床观察无气体逸出,或引流量明显减少且颜色变浅,即24小时引流液小于50 mL,脓液小于10 mL,经X线检查肺复张良好,患者无呼吸困难,即可拔除引流管。拔管后注意观察患者有无呼吸困难、胸闷、切口渗液、出血、漏气、皮下气肿等,如发现异常应及时通知医生。

2. 三腔喂养管　具有三个腔道的喂养管,三个腔道分别为喂养腔、吸引腔、压力调节腔(图6-8)。喂养管可经鼻插入,喂养腔末端可至空肠,用于肠内营养液喂养;吸引腔末端可至胃,用于胃部减压;压力调节腔末端可至胃,用于胃部减压时的压力控制。

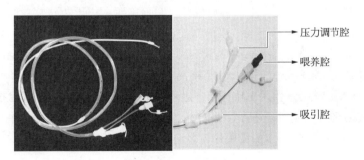

图6-8　三腔喂养管

（1）妥善固定：干纱布擦干鼻翼及面部的油渍、汗渍,用胶布将管道一端固定在鼻翼上,顺着管道的走向,再用胶布固定在一侧面颊部。

（2）保持管路通畅：三腔喂养管在输注营养液过程中,应经常用温开水冲管,保持管路通畅,避免堵管。肠内营养输注过程中,注意观察有无腹胀、腹痛、腹泻等不适症状。吸引腔接胃肠减压器,要保持负压状态,定时挤压,防止堵管。

(四) 术后营养支持——后勤保障,如虎添翼

营养支持的方式通常分为肠内营养和肠外营养两种。肠内营养(enteral nutrition, EN)是指需要少量消化过程或不需消化过程就能吸收的营养液通过消化道置管(或造口)或少量多次口服的方法,为患者提供所需的营养素。肠外营养(parenteral nutrition, PN)又称静脉营养(intravenous nutrition, IVN),是指从肠道外途径,通常是静脉途径供应患者每天所需的全部营养要素(包括糖类、脂类、必需和非必需氨基酸、维生素、电解质及微量元素),使患者在无法正常进食的情况下仍可维持营养状况,促进体重正常增加和创伤愈合。临床治疗过程中,医生会根据患者的情况选择合适的营养支持方式。

1. 肠外营养 根据患者是否同时进行肠内营养,可分为全肠外营养(total parenteral nutrition, TPN)和部分肠外营养(partial parenteral nutrition, PPN)。由于肠外营养输注液量较大,且需要的时间过长,一般选择中心静脉输注。目前临床上用于肠外营养的制剂品种丰富,包括不同类型的糖类、脂肪、氨基酸、维生素、微量元素和电解质等,也有将氨基酸、葡萄糖、矿物质、维生素和脂肪乳等全部肠外营养成分混合的全营养混合液(total nutrient admixture, TNA)或全合一溶液。临床治疗过程中,对于实施肠外营养的食管癌患者选择和应用肠外营养制剂时会考虑各品种在代谢支持中的相互作用,通常以 TNA 的使用最为普遍,肠外营养每日推荐营养物质含量见表 6-1。

表 6-1 肠外营养每日推荐营养物质含量

肠 外 营 养	推 荐 含 量
能量	20~30 kcal/(kg · d)[补水量 20~40 mL/(kg · d)]
葡萄糖	2~4 g/(kg · d)

（续表）

肠外营养	推荐含量
脂肪	$1.0\sim1.5$ g/(kg·d)
氮量	$0.10\sim0.25$ g/(kg·d)
电解质	Na：$80\sim100$ mg；K：$60\sim150$ mg；Cl：$80\sim100$ mmol/L Ca：$5\sim10$ mmol/L；Mg：$8\sim12$ mmol/L；P：$10\sim30$ mmol/L
维生素（水溶性）	维生素 B_1：3 mg；维生素 B_2：3.6 mg；维生素 B_6：4 mg 维生素 B_{12}：5 μg；烟酰胺：40 mg；泛酸：15 mg；维生素 C：100 mg；叶酸：400 μg
维生素（脂溶性）	维生素 A：25 000 IU；维生素 D：100 IU；维生素 E：10 mg；维生素 K_1：10 mg
微量元素	钼：19 μg；铬：$10\sim20$ μg；铁：1.2 mg；锰：$0.2\sim0.3$ mg；碘：131 μg；锌：3.2 mg；硒：$30\sim60$ μg；铜：0.3 mg

2. 肠内营养　肠内营养的消化和吸收过程能够增加胃肠道的血液供应，刺激内脏神经对消化道的支配和消化道激素的分泌，除为全身和胃肠道本身提供各种营养物质，并能保护胃肠道的正常菌群和免疫系统。这些作用对维持肠黏膜屏障、维持胃肠道正常的结构和生理功能、减少细菌移位，以及预防肝内胆汁淤积均有重要意义。食管癌术后患者不能经口进食期间，营养支持方式首选肠内营养。

与肠外营养相比，肠内营养的特点有"简便、价廉、有效和合乎生理"。肠内营养的途径主要分为口服和管饲两种。口服肠内营养制剂主要是用于消化道完整，无严重反复呕吐、胃反流、食管狭窄，但代谢需要增加的患者。食管癌术前的患者可通过口服肠内营养制剂补充营养。管饲的方式较丰富，可分为两大类——无创的置管技术和有创的置管技术（图6-9）。前者主要是指经鼻途径放置营养管，根据病情的需要，导管远端可放置至胃、食管、十二指肠或空肠中。有创的置管技术主要是指手术下各类造瘘技术，如胃造瘘、空肠造瘘等。

3. 营养治疗阶段　对于术中置入营养管的患者，食管癌术后的营养治疗分为三个阶段：肠外营养阶段、肠外营养和肠内营养联合

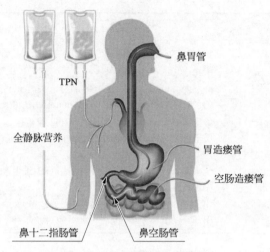

图6-9 肠外营养及肠内营养途径

应用阶段、全肠内营养阶段。

(1) 肠外营养阶段：术后第1天(24小时内)常规深静脉给予葡萄糖、氨基酸、脂肪乳、胰岛素、复合维生素及电解质。同时以肠内营养泵入的方式，通过营养管泵入500 mL 5%糖盐水。注意观察有无腹胀、腹痛等不适。

(2) 肠外和肠内营养联合应用阶段：术后第2天、第3天，肠外营养方案同第1天，肠内营养改为短肽型肠内营养制剂500 mL，第3天肠内营养剂量为1 000 mL。

(3) 肠内营养阶段：术后第4天开始改为全肠内营养1 500～2 000 mL，其中1 000 mL营养制剂都为整蛋白肠内营养制剂，并逐渐过渡至整蛋白肠内营养制剂。

四、术后常见并发症——兢兢业业，百密一疏

(一) 术后出血

手术后出血是食管癌主要并发症。食管癌切除后，在胃肠减压管吸引情况下可以看到，开始有少量血性液体吸出，数小时后逐渐变

淡,一般不超过 24 小时开始转清或为含胆汁样液体。如持续为血性,则提示胃内有活动性出血。与此同时,患者伴随有胸腔闭式引流瓶内持续血性液体引出,若出血量大于 200 mL/h,且持续 3 小时以上应考虑活动性出血,若不及时发现可危及生命。

故术后应严密观察引流液的颜色、量的动态变化,观察患者的意识、生命体征,行血常规、B 超、胸片等检查,给予扩容、止血、升压等治疗,必要时行剖胸探查止血术。

(二)吻合口瘘

这是食管癌手术后最严重的并发症,发生率约为 7%。胸内吻合口瘘比颈部吻合口瘘的发生率低;食管-肠吻合口瘘比食管-胃吻合口瘘发生率高。其发生原因主要与手术方法、技术、方式、吻合口有无张力、吻合口血供条件、吻合口有无继发感染、患者的营养状况等因素有关。吻合口瘘一般多发于手术后 4~6 天,但也有迟至手术后 10 天或更晚发生者。如果吻合口瘘发生在胸腔内,则可有体温过高、心跳加快、胸痛及呼吸困难等症状,严重者可有面色苍白、多汗、脉搏微弱、烦躁或冷漠等休克症状。而颈部吻合口瘘则多数仅表现为低热,颈部有唾液、气体或食物残渣从颈部伤口溢出。一般颈部吻合口瘘经切开引流后加强换药多数可以自行愈合。胸内吻合口瘘则需根据患者具体情况,吻合口瘘发生的时间,原先吻合方式等情况采用胸腔冲洗、胸腔闭式引流、吻合口瘘修补术、重新开胸吻合及食管外置术等方式。在处理患者吻合口瘘的同时,应给予充分的营养支持,并保持水、电解质平衡。

若怀疑吻合口瘘,可给予口服亚甲蓝或给予胸部 CT 平扫进行确诊。若患者出现吻合口瘘,应严密观察患者生命体征、出入量、血象变化。同时应遵医嘱给予胸腔冲洗,观察患者冲洗过程中的生命体征变化、冲洗液出入量的变化。

(三)吻合口狭窄

一般吻合口直径小于 1 cm 为吻合口狭窄,是食管癌手术后另一常见并发症,患者会表现为不同程度的吞咽困难。手术后吻合口狭窄多在术后 2~3 周内发生,也有迟至 2~3 个月后开始出现吞咽困难者。此类情况多与吻合技术、吻合口感染、吻合口瘘及患者本身系瘢痕体质等因素有关。如经检查确诊是吻合口狭窄，可进行食管扩张，多可治愈。少数食管扩张失败者，可行食管内支架术及吻合口狭窄处切除、重新吻合等方法。

对于食管癌术后吻合口狭窄患者进行扩张治疗，首先要注意选择的扩张器直径不宜过大，加压要循序进行，避免因快速扩张而导致吻合口穿孔破裂；在持续扩张过程中，密切观察患者生命体征，发现异常及时处理，必要时停止扩张。对于伴有心动过缓者，要做阿托品试验，排除病态窦房结综合征。对于非病态窦房结综合征者，治疗前要将心率调至 70 次/分左右，避免因扩张食管内压升高，反射性引起心脏停搏。

（四）术后肺部感染

食管癌患者多为 40 岁以上的男性患者，且伴长年吸烟史，或患有慢性支气管炎或不同程度的肺气肿。由于术中对肺部较长时间的挤压和牵拉，且胃大部分由腹腔移至胸腔，对肺也会造成进一步的压迫，加之术后切口疼痛明显，导致患者咳嗽排痰不佳，因而可造成痰液在气管内潴留。加上麻醉过程中，药物刺激或气管插管对气管黏膜的损伤，容易引起支气管炎、支气管肺炎、肺不张等肺部并发症。这些肺部并发症多在手术后 24～72 小时发生，患者可有气急、呼吸困难、多汗、体温上升等表现，体格检查及胸部 X 线摄片可协助诊断。

为防止肺部并发症的发生，对于有慢性支气管炎、肺气肿病史的老年患者，手术前应做预防性治疗，可给予肌内注射抗生素及予以平喘化痰等药物治疗。吸烟者入院后即应嘱其戒烟。术前教会患者深呼吸、缩唇呼吸提升肺功能。术后保持伤口敷料清洁、干燥，保持呼吸道通畅，及时进行有效咳嗽，保持引流管无菌，避免引流液逆行感染，遵医嘱使用抗生素、药物或物理降温。

（五）肠内营养的并发症

1. 腹泻　发生率为 5%～30%。

（1）主要原因：① 伴同用药：抗生素致肠道菌群失调、H_2 受体阻滞剂改变胃液的 pH 而致细菌繁殖、含镁的抗酸剂未经完全稀释即经喂养管注入,可致肠痉挛和渗透性腹泻。② 肠内营养制剂的类型:乳糖、脂肪、膳食纤维的种类和含量都可能影响肠道对营养液的耐受性。③ 营养液的渗透压:高渗液致肠道分泌增加、血流不足。④ 营养液的输注速度过快或温度过低:低于 $8\sim10\,^{\circ}\mathrm{C}$ 更易发生。

（2）处理措施:① 注意观察患者腹泻出现的时间,记录大便的颜色、量、次数、性状及气味,并留取和及时送检粪便标本。同时应做好生命体征的观察,特别是末梢循环及尿量的变化,准确记录液体出入量,给予积极的治疗和护理。② 营养液要新鲜配制,低温保存,肠内营养液开瓶后可在常温下保存 8 小时,低温保存 12 小时,使用时间不超过 24 小时。③ 严格注意肛周皮肤的情况,每次排便后用温水清洗,不可用力擦拭。清洗后应充分暴露臀部皮肤,然后外涂润肤油或石蜡油。④ 腹部护理:卧床休息,避免腹部按摩,压迫和增高腹压等机械性刺激,以减少肠蠕动。同时有利于减轻腹痛的症状。腹部冷刺激会加快肠蠕动,所以要注意腹部的保暖,用热水袋热敷腹部（出血者禁用）等减少肠蠕动。

2. 恶心、呕吐　发生率为 10%～20%。

（1）主要原因:① 与肠内营养配方及选择有关:要素制剂中的氨基酸和短肽多有异味;营养液的输注速度过快、温度过低;营养液的渗透压过高导致胃肠潴留;乳糖含量高,脂肪比例高。② 与患者情况相关:消化道术后胃肠潴留;胃肠道缺血、肠麻痹;胃十二指肠周围炎症;乳糖不耐受。

（2）处理措施:① 控制营养液的浓度:从低浓度开始输注。② 控制输注量和速度:宜从小量开始,6～7 天内达到全量。③ 保持营养液的适宜滴注温度:应在 $37\,^{\circ}\mathrm{C}$ 左右。④ 用药护理:某些药物应稀释后再输注。⑤ 避免营养液污染变质:应现配现用,保持无菌,每天更换输注管、袋或瓶。

3. 腹胀、便秘

（1）主要原因:脱水、粪便干结、肠梗阻、肠麻痹。

（2）处理措施:① 按摩腹部、热敷以增进胃肠蠕动,促进排气、排便,减轻腹胀。② 机械刺激或针灸:通过中频脉冲电治疗或中医师针灸 1～2 次/天,20 分钟/次,同时遵医嘱给予胃肠动力药,增强疗效。③ 每次鼻饲前回抽测定有无残留食物,如残留超过 50 mL 即暂停鼻饲。④ 每次抽吸鼻饲液时应排尽注射器内的气体后再注入胃内。⑤ 鼻饲时适当抬高床头 $30°\sim40°$,鼻饲结束后嘱患者下床活动 1～2 小时再休息。

五、术后康复

1. 疾病相关健康指导

(1) 纠正不良的饮食习惯,避免吃油炸、腌制的食物,戒烟、戒酒。

(2) 在身体未完全恢复前,避免出入公共场所,注意自我保护,防止感染和其他疾病。

(3) 劳逸结合,保证充足的睡眠。可适当进行户外活动及锻炼,如散步、练太极等。

(4) 伤口未完全愈合前,不可以沐浴,在此期间可以用温水擦身,避免沾湿伤口。伤口拆线后可进行沐浴。

2. 饮食指导　食管疾病术后留置胃管期间须禁食水,胃管拔除后(医师根据病情决定)的第 2 天可进少量的温开水和清量半流质饮食,第 3 天进全量清流,第 4 天进流质饮食,第 5 天进半流质饮食,之后慢慢过渡至软饭、普食。进食原则:少量多餐,清淡易消化,餐后 2 小时不能平卧,取半卧位或下床慢走,以防止食物反流。

3. 服药指导　由于消化道功能的重建,食管癌术后患者常常需要口服促进消化和保护胃黏膜的药物。常用的口服药有吗丁啉、奥美拉唑胶囊等。吗丁啉应在饭前 30 分钟服用,每次 10 mg,3 次/天。奥美拉唑胶囊应在饭前 30 分钟服用,每次 20 mg,每日早晚各一次。

4. 运动生活指导　术后早期活动对患者恢复有很大帮助,康复期的患者除散步外,还可以选择练太极、爬楼梯、慢跑等有氧运动。可以有效提升肺功能、促进全身血液循环。若患者身体条件较差,无法进行主动运动,可以采取被动运动的方式,由他人协助进行肢体功能锻炼,可以预防血栓的发生。

由于消化道的重建,食管癌术后患者的饮食习惯发生改变,家人要给予支持鼓励。平时饮食以细、软、小的食物为主,少量多餐,不宜过饱。避免进食辛辣、刺激、粗糙的食物,注意饮食营养的均衡搭配。没吃进食后,散步1小时,让食物充分消化。保证充足的睡眠,乐观的心态也是非常重要的。

5. 随访指导　食管癌术后2年内无不适者,应每3个月至半年体检一次,2~5年可每半年体检一次,5年后每年体检一次。术后病理提示需要进行放、化疗的患者应遵医嘱进行放化疗,若有不适随时就诊。

第三节　瓣膜性心脏病——
关不上的"心门"

一、概述——了解你心灵的"门户"

心脏是人体最重要的脏器之一。它是推动人体血液流动、向全身提供充足的血流量、供应氧和各种营养物质的根本动力,是人体的"发动机"。心脏位于胸腔内的左、右两肺之间,心脏的大小通常和自己的拳头大小相近,分为左、右两半,每一半又再分为回收血液的心房和射血的心室,所以心脏共分为左、右心室和左、右心房4个腔室,相当于一套两房两厅的现代居室布局。心脏的每次跳动(收缩与舒张)即向主动脉输血,将新鲜血液源源不断提供给全身各脏器;也将静脉血回收入心,经肺氧合为新鲜血液。心脏能如此顺利地完成这一功能,起关键作用的是心脏内四扇神奇的"心门"——心脏瓣膜(图6-10)。心脏的四个瓣膜分别叫作主动脉瓣、肺动脉瓣、二尖瓣和三尖瓣。每个瓣膜由2~3个瓣叶组成,正常的瓣叶是光滑的,薄且富有弹性。它们的开与关,起着单向阀门的作用,使血液保持单一流向而不倒流,同时它们的口径又能保证一定的血流量。

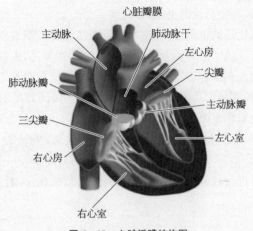

图 6-10　心脏瓣膜结构图

二、"心门"关不紧的后果与前因

（一）"心门"关不住的后果

瓣膜是心脏内部一个非常重要的结构，相当于心房与心室之间以及心脏与大动脉之间的"大门"，瓣膜的正常工作保障血液正常的单向流动，以维持正常生理功能。正常心脏瓣膜的开放和关闭依赖于瓣膜、瓣环以及腱索和乳头肌等结构的协调工作，当这些结构发生病变时，血液则无法顺利泵出，或者已泵出的血液逆流回来，而使心脏负荷加重，由此引发的系列病症，称为瓣膜性心脏病。瓣膜性心脏病可分先天性和后天获得性两类。

1. 先天性瓣膜性心脏病　是指胎儿在母体内孕育时，心脏存在发育缺陷或停顿，导致心脏畸形，胎儿出生时即存在的心脏瓣膜病。

2. 后天性瓣膜性疾病　可分为三类（图 6-11）。

（1）瓣膜狭窄：由于瓣膜张开的幅度不够大，血液流动受阻，从而进入下一个心腔或血管的血液减少。

（2）瓣膜关闭不全：因瓣膜关闭不严，造成部分血液反流。

（3）瓣膜狭窄合并关闭不全：瓣膜狭窄和关闭不全几乎在 4 个瓣膜均可发生，其中以主动脉瓣、二尖瓣病变最常见，对心脏功能的

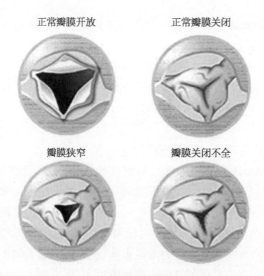

正常瓣膜开放　　　　正常瓣膜关闭

瓣膜狭窄　　　　　瓣膜关闭不全

图 6 - 11　正常及病变瓣膜开关闭示意图

影响也最大。

（二）"心门"关不严的前因

形成瓣膜性心脏病的病因很多，主要是由风湿热、黏液样变性、退行性改变、先天性畸形、缺血性坏死、感染和创伤等多种因素引起的心脏单个或多个瓣膜的结构或功能异常，导致瓣膜的狭窄和（或）关闭不全。

1. 风湿性瓣膜性心脏病　年幼时感染风湿热可导致风湿性心脏损害，以瓣膜病变尤为常见，风湿热常常反复发作，导致心脏瓣膜变形，引起瓣膜的狭窄或关闭不全，从而演变为风湿性瓣膜性心脏病。常于 20～40 岁发病，多累及二尖瓣，其次是主动脉瓣，也可同时累及三尖瓣，肺动脉瓣累及病变鲜少。

2. 退行性瓣膜性心脏病　60 岁以上的老年人易出现瓣膜钙化，表现为瓣膜增厚、变硬变形、钙盐沉积等，进而导致瓣膜狭窄或关闭不全。多数患者首先累及主动脉瓣，也可因二尖瓣发生退行性关闭不全或狭窄感染性疾病如感染性心内膜炎可破坏瓣膜结构，造成血液反流，导致瓣膜性心脏病。

3. 其他疾病　如冠心病、外伤性腱索断裂等疾病也可导致瓣膜性心脏病，而冠心病是一个较为重要的原因。当冠心病导致心脏扩大移位或乳头肌缺血时，可造成二尖瓣相对关闭不全。外伤造成的腱索断裂，也可造成急性二尖瓣反流。另外，心室和大动脉根部的严重扩张也可产生相应瓣膜的相对性关闭不全。

三、"房门"关不上，麻烦"偷"找上

慢性瓣膜病变早期因为心脏的代偿能力，可以没有任何症状。导致患者不易察觉，或是检查发现后，患者因恐惧手术而采取内科药物治疗。但由于心脏瓣膜的病变，心脏在运送血液的过程中会出现各种问题，例如，瓣膜狭窄会使血流阻力加大，为了吸入和射出足够多的血液，心脏需要更加费力地舒张和收缩，而瓣膜关闭不全则会导致血液反流，直接后果就是使心脏血液过多，压力增大而有效泵血量减少，这两种病变都会使心脏工作强度加大，效率降低，心脏易疲劳，久而久之会造成心脏肥大，心功能逐步受到损害。随着病情的进展，患者可以出现乏力、胸闷、气短等表现，体力活动能力较以往明显下降。如果没有得到有效治疗，心脏功能进一步损害，患者会逐渐连日常的基本活动都无法自理，夜间睡觉不能平卧、腹胀、食欲减退、下肢水肿，甚至腹水、胸水等，最终可因心力衰竭而死亡。

四、不要在等待中错过"一线生机"

慢性瓣膜病变早期可通过药物治疗控制症状，但随着病情进展，手术治疗才是唯一的根治方法。因此，医护人员在向患者解释疾病相关知识时，需告知患者对病情自我观察的8个"注意"：① 注意身体任何部位的感染。② 注意不明原因的发热。③ 注意突然发生的呼吸急促，明显的心慌、气短，或咳泡沫血痰。④ 注意体重有无突然增加，有无水肿或脚踝肿胀。⑤ 注意有无皮下出血、血尿等出血症状。⑥ 注意巩膜及周身皮肤有无出现黄染。⑦ 注意近期有无心律不齐。⑧ 注意有无突发的脸部麻木、暂时性失明、单眼视力丧失、一侧肢体麻木、运动障碍、突然晕厥、肢体疼痛、发绀、面色苍白等。提

醒患者,若出现以上任何一类症状,均应及时就医,并采取正确有效的治疗方法。

而急性瓣膜病变,如急性二尖瓣脱垂等,因心功能来不及代偿,全身脏器血液供应不足,肺循环血液回流障碍,患者可以迅速出现乏力、呼吸困难、咳嗽、咳粉红色泡沫痰等,甚至血压下降、冷汗淋漓、意识障碍、死亡,常常需要急诊抢救,最终仍需手术治疗。

所以手术是心脏瓣膜疾病的绝对治疗方式。心脏瓣膜疾病的手术方式主要有瓣膜成形和瓣膜置换术两种,术式的选择是根据瓣膜受损的程度和病变的性质来决定。

1. 瓣膜成形术　通过手术方法对病变瓣膜进行修复,而不是切除自身的瓣膜,适用于瓣膜本身病变比较轻、瓣膜质量较好的患者。

2. 瓣膜置换术　对于瓣膜严重病变的患者,成形术往往难以达到完美的修复效果,一般需要切除瓣膜,用人造瓣膜代替,包括人工机械瓣膜和生物瓣膜置换。

五、生物瓣膜和机械瓣膜的选择

心脏瓣膜患者施行瓣膜置换手术时,大多都会遇到选择困难,选择何种瓣膜? 是机械瓣膜好? 还是生物瓣膜好? 其实机械瓣膜与生物瓣膜各有千秋。

(一) 机械瓣膜

1. 材质　是用非金属材料和金属材料制成的人工瓣膜,结构很像我们熟悉的“门”,不过门框是圆形的,多数机械瓣均是用热解碳材料制成,强度和耐磨性相当于金刚石,因而非常结实耐用。

2. 分型　机械瓣膜的“门”有一扇和两扇之分,即单叶瓣和双叶瓣,目前临床双叶瓣使用频率较高。

3. 特点　机械瓣最大的优点是耐用、持久。单纯从实验数据上看,现代机械瓣的理论使用寿命均在 50 年以上,因此可以满足所有年龄段的患者。另外,小号机械瓣(如 19 号或 21 号)的开口面积显著大于同型号的有支架生物瓣,非常适合植入主动脉瓣环较小的患者,机械瓣的瓣架结构也显著低于生物瓣,这是机械瓣的另外两个优点。

4. 缺陷　血液与瓣膜材料接触时,受人工瓣膜材质、结构,血液循环通畅性等因素影响,可能会发生人工瓣膜血栓或局部组织增生,会造成血流受阻,临床上称为卡瓣。因此,植入机械瓣膜后患者需要终生接受抗凝治疗和定期监测,在妊娠、接受其他手术时会增加出血的风险多数患者植入机械瓣膜后,能够听到瓣膜开闭时规律而柔和的声响、人工瓣膜声响可能会影响到部分患者的生活质量。

(二) 生物瓣膜

1. 材质　应用其他动物身体上的材料,经过加工处理制成的人工心脏瓣膜。最常用的生物材料有牛心包瓣和猪的主动脉瓣两种,两种瓣膜的使用寿命基本没有差别。

2. 分类　生物瓣膜分为有支架瓣膜和无支架瓣膜两种类型。

3. 特点　生物瓣与人自身的主动脉瓣和肺动脉瓣结构相似,植入后血流动力学也十分近似。生物瓣植入后 3～6 个月,瓣叶表面会被沉积的纤维蛋白和血管内皮组织覆盖,瓣叶材料不再与患者的血液接触,避免了激活血液的凝血反应,因此也就不再需要抗凝治疗了,这是生物瓣最大的优点。

4. 缺陷　像人体其他器官一样,生物瓣膜也会老化、磨损,这是一个缓慢渐进的过程。瓣膜损坏后需重新置换瓣膜。生物瓣膜形成血栓的概率少,但耐久性比较差,一般植入生物瓣膜的安全年限是 10～15 年,有些患者可能因为瓣膜衰败而面临二次手术。

了解了机械瓣和生物瓣的特点,我们就可以根据实际情况进行选择了。

(三) 生物瓣推荐以下患者使用

(1) 年龄大于 65 岁、心律齐、无心房颤动的患者,大于 70 岁的患者尤其推荐。年龄小于 65 岁,预期寿命在 15～20 年以内的患者,也推荐使用生物瓣。

(2) 育龄期女性患者。虽然既往的育龄期女性患者选择机械瓣置换后,临床尝试应用肝素替代华法林避免造成妊娠期不良反应,但仍有胎儿畸形和妊娠期妇女出血、栓塞的风险。因此,强烈建议准备妊娠的女性患者选择生物瓣。

（3）有出血倾向患者。这包括有出血性疾病以及其他原因而不能接受长期抗凝治疗的患者。

（4）由于地域或条件限制，无法进行抗凝检查的患者。

（5）三尖瓣置换的患者。

（6）对于各方面条件都适合或需要替换为生物瓣，但主动脉瓣环和主动脉发育较小的患者。

（四）机械瓣推荐在以下患者应用

（1）65 岁以下，无抗凝禁忌的年轻患者，特别是术前持续心房颤动和多瓣膜病变患者。

（2）不适合植入生物瓣患者。如主动脉根部细小，或者左心室较小、左心室流出道不宽的患者，这种情况下二尖瓣位置植入生物瓣常常可以导致左心室流出道继发狭窄，支持使用机械瓣膜。

（3）自主选择机械瓣膜的患者。如果患者要求三尖瓣替换使用机械瓣，推荐选择双叶瓣，避免使用单叶瓣。

其实，生物瓣和机械瓣的选择并无绝对适应证，主要根据患者自身情况，并通过与医生深入沟通后确定。在国外，一半以上的换瓣患者选择生物瓣，主要是考虑术后生活质量较高，并发症相对较少，再次手术没有经济负担。而国内正好相反，半数以上患者则选择机械瓣，主要原因是经济问题，无法负担二次瓣膜更换手术费用，另外，害怕二次手术也是原因之一。不过随着生物瓣技术发展趋于成熟，其使用寿命会逐渐延长，患者对生物瓣技术的信任度随之增长，经济和观念的转变也会逐步提高生物瓣的使用率。

六、心脏更换"零件"前的准备

在进行手术前，需要患者做好以下准备。

1. **术前检查**　术前常规检查包括血检验、心电图、胸片、心脏彩超等，明确瓣膜病变的性质和部位以及瓣膜的受损程度，从而确定瓣膜手术的方式。完善各项化验，如血常规、生化检查、出凝血时间测定等，并了解各脏器功能情况。

2. **思想准备**　由于对疾病相关知识的不了解，患者会产生焦虑、紧张等心理变化,为保证手术治疗的目的和效果,医护人员可针对患者的心理特点,对患者进行必要的术前宣教,向患者说明手术治疗的过程和意义,解除患者的顾虑,鼓励其树立信心,减轻其心理应激反应,减轻患者的忧虑和紧张情绪,从而使其积极配合,以最佳的精神状态和健康心理去接受手术治疗。

3. 术前准备

(1) 术前指导患者练习腹式呼吸和咳嗽,防止术后肺不张的发生。

(2) 手术前 1 天,指导患者配合做必要的术前准备,包括皮试、备血等;术前晚 20:00 后应禁食、22:00 后应禁饮;术日晨不可进食。如需服用特殊药物(如降压药)的患者,可在医生的指导下,于术日晨以少量温水服药。

(3) 睡前晚最好应用适量的葡萄糖洗必泰溶液或舒肤佳抗菌沐浴液沐浴,并剪去手(脚)指(趾)甲,男性患者应刮除胡须。并于沐浴后更换清洁的病员服;术日晨患者仅着病员服即可,勿穿内衣、裤,女性患者不要戴胸罩。长发者可于术前将头发剪短或束成高髻。

(4) 嘱患者于术前晚即取下如义齿、首饰、手表等物品交予家属保管。术前晚如患者实在无法入睡,可根据病情遵医嘱使用助眠药物,以帮助患者入睡。

(5) 嘱患者预先整理好床头柜及储物柜内的物品,并将按要求准备的生活物品装好并相应标识(如姓名、原床位号、住院号、联系电话等),于手术当天上午交予责任护士,转交入监护病房。

(6) 协助患者练习床上大小便、以免因术后排便或排尿方式的改变而导致便秘或尿潴留。

七、"心中有数"——CICU 里的那些事儿

(1) 瓣膜置换术后患者会携带经口气管插管返回 CICU(心脏重症监护室),医生会根据患者病情决定拔除气管插管时间。患者插管期间,医生会适当给予镇静以减轻患者不适感,护士应安慰并教导患者如何对应插管期间产生的不适反应,如何配合医护顺利拔除气管

插管。

（2）患者气管插管拔除 6 小时后可少量饮水（有呛咳者，适当延迟），胃肠蠕动（肠鸣音恢复正常）后可进流食，术后 12～18 小时后基本可正常进食。

（3）饮食应从流食逐渐过渡到半流食至普食，患者应进食一些高蛋白质、低盐、低脂、促进胃肠功能恢复的饮食，如酸奶、肉粥、香蕉等，并注意控制饮水。少食含维生素 K 较高的食物包括菠菜、芥菜、西兰花、青萝卜、海藻、紫菜、海带、绿茶等，注意有无呕血、柏油样便、牙龈出血等情况，发现后及时告知医生。

（4）手术一般是经胸骨正中切口完成的，术后胸骨用钢丝固定。但随着患者的呼吸，胸骨会有微弱的活动，尤其是咳嗽时，胸骨活动度增加。因此，应指导患者术后使用胸带，咳嗽排痰时辅助用双手按压胸部切口，以减少胸骨的震动，预防胸骨愈合不良。如果切口感觉不适可给予适当局部热敷。

（5）术后 1～2 天，建议患者坐在床边或沙发上少量适应性活动，2 天后再逐步离床活动，活动量要循序渐进地增加。早期下床活动能促进血液循环，并预防血栓和肺炎的发生。住院时间长短取决于患者恢复的状况，一般 7～10 天可以出院。术后当患者身体直立或坐位时，建议其尽可能挺起胸部，将两肩稍向后耸，以免伤口复合瘢痕形成，失去弹性后则会造成挺直胸部时，胸部有勒紧感。

（6）为保证每位患者都能得到充足的休息，家属需严格遵守 CICU 探视制度，每天均在规定时间内探视，待患者病情稳定，身上导管相继拔除后，视情况可转出监护室。

八、抗凝常见问题——用"心"宣教

植入机械瓣膜的患者需终身服用抗凝药物，植入生物瓣膜患者口服抗凝药物也需 3～6 个月，那么服用抗凝药物期间患者需要注意些什么？如遇到相应的问题又该如何解决呢？

（一）为什么心脏瓣膜置换术后需要抗凝治疗

瓣膜置换术后的患者，由于人工瓣膜与血液接触容易引起血小板凝聚,形成血栓,严重者可能发生血栓脱落,造成各脏器血管栓塞,导致偏瘫、失语、下肢动脉栓塞等不良后果,严重时则会卡住人工瓣叶,使瓣膜不能开启,导致心力衰竭或猝死,因此换瓣术后非常重要的环节就是恰当抗凝。机械瓣置换术后,必须终身不间断抗凝治疗;生物瓣一般需要至少抗凝 6 个月,如果合并有心房颤动、巨大左心房、术后发生过低心排出量或心功能低下者,抗凝时间则适当延长。抗凝不足,易引起血栓栓塞等严重后果,而抗凝过量则容易导致出血,主要有鼻出血、牙龈出血、胃出血、血尿、月经不止等。所以抗凝是关系生命的大事务必严格宣教内容,使患者认真对待。

(二) 如何确保华法林治疗期间药物管理的有效性

目前最常用的抗凝药主要是华法林。华法林主要通过影响外源性凝血系统来发挥抗凝作用,可有效预防血栓栓塞性疾病,防止血栓形成与发展,用于预防心房颤动患者缺血性脑卒中的发生,治疗血栓栓塞性静脉炎,降低肺栓塞的发病率和死亡率,减少外科大手术、风湿性心脏病、髋关节固定术、人工心脏瓣膜置换术等的血栓发生率。华法林也是心肌梗死的辅助用药。市场上常见的有每片 2.5 mg 或 3 mg 两种不同剂量,购买的时候注意区别。口服华法林后须通过检测凝血酶原时间(PT)来反映抗凝的效果,并调整剂量。

华法林治疗的管理包括两方面,一是华法林剂量的调整,二是国际标准化比值(INR)的监测。华法林服用需要阶段性调整剂量。这是因为华法林通过干扰体内的维生素 K_1 起作用,药效并不恒定。如果药效过高,会有意外出血的风险,药效过低则不能起效。治疗必须达到"抗凝治疗平衡点"才能安全有效,这样就需要一定频率的监测凝血酶原时间(PT)来调整华法林剂量。

(三) 怎样才能达到有效抗凝

凝血酶原时间有三种表达方式:秒、%或 INR,其中 INR 是国际上通用的表达方式,它能反映华法林的药效,指导医生或患者调整服药剂量。

华法林的治疗窗是通过 INR 值的范围来体现的。亚洲人的治疗窗平均为 2.3~3.0,医生会根据患者的身体状态和治疗情况等信息,制订适合于患者的华法林治疗窗。

饮食、药物、生活习惯、情绪激动等多种因素都会影响华法林的疗效,所以 INR 值就会呈现波动。如果这个波动范围超过了华法林治疗窗,就可能会引起不必要的临床事件,如抗凝不足导致的缺血性脑卒中,抑或抗凝过度导致的出血性并发症。

一般情况下,各类瓣膜手术要求的 INR 值如下。

（1）主动脉瓣（机械瓣）:1.8～2.0。

（2）二尖瓣（机械瓣）:2.0～2.5。

（3）三尖瓣（机械瓣）:2.5～3.0。

（4）生物瓣要求控制 INR 值在 1.5～1.8。

只有维持华法林的有效抗凝强度,让 INR 值更长时间地停留在治疗窗内,才能真正做到有效抗凝。

（四）如何维持华法林的有效抗凝强度

国际研究表明,提高 INR 值的监测频率可以维持 INR 值在华法林治疗窗的有效时间。若每两天检测一次 INR 值,有 90% 的患者 INR 值可以维持在治疗窗内,达到有效抗凝。

故应根据检查结果,及时调整华法林用量。建议每次调整 1/4 片为宜,即当患者发现 INR 值偏高时,可减用 1/4 片;INR 值偏低,可加用 1/4 片;但当患者发现有明显出血或栓塞倾向,或者 INR 值偏差过大时,应及时就医,并在医生的指导下酌情停药或增加剂量。

（五）影响华法林疗效的因素

1. 遗传因素 华法林的剂量因人而异,最低剂量和最佳剂量需要根据 INR 值进行调整。

2. 饮食结构 华法林通过干扰体内的维生素 K 起效,富含维生素 K 的食物能降低华法林抗凝的效果,而绿色蔬菜中多富含维生素 K,食用过量就会影响华法林疗效。但一般只要平衡饮食,定期规律地测定凝血酶原时间,是可以调整好抗凝药剂量的,不必特意地偏食或禁食某种事物。

3. 疾病状态 导致华法林作用增强的疾病有肝功能异常、发热、甲状腺功能亢进等。导致华法林作用减弱的疾病有腹泻、呕吐可影响药物吸收。

4. 药物相互作用　影响维生素 K 代谢的药物会干扰华法林疗效,因此,患者出院前即应告知,如因其他疾病需要服药,应该提前告知医生。

(六) 常见抗凝过量(意外出血)的表现与处理方法是什么

如果患者的 INR 值能稳定控制在医生建议的范围内,意外出血发生的风险是非常小的,但仍应该知道哪些是意外出血事件,以便及时提醒复查 INR 值。

1. 轻度出血　皮肤出血点,碰撞后皮下淤血斑,刷牙时牙龈易出血。应复查凝血功能,适当减少抗凝剂用量。

2. 中度出血　血尿、黑便或鼻腔出血,停药 1～2 天后化验 INR 值,当症状消失及化验结果达到标准后,再开始抗凝。

3. 重度出血　咯(呕)血、颅内出血,确诊为抗凝药过量引起的上述症状,应静滴或肌注维生素 K,症状消失后,依化验 INR 值结果再重新抗凝。

4. 危重患者出现贫血　应使用全血、新鲜血浆或凝血因子,以增强凝血功能。

(七) 常见抗凝不足的表现与处理方法是什么

抗凝不足会导致血栓形成,如果血栓脱落则会导致栓塞,出现一系列并发症,主要有以下几类表现。

1. 脑血管栓塞　晕厥、偏瘫、失语等。

2. 肺血管栓塞　突发的剧烈胸痛、咳嗽、呼吸困难。

3. 四肢血管栓塞　肢体疼痛、发凉、苍白等。

4. 内脏血管栓塞　突发剧烈腰痛、腹痛、呕吐等,可有便血、血尿。

5. 人工瓣膜血栓形成　瓣膜音响异常,甚至卡瓣、心搏骤停、猝死等。

如果出现以上问题,应及时去医院就诊。

(八) 抗凝期间需要拔牙或接受其他手术的对应策略

(1) 小手术,估计出血量小,且可施行压迫止血者,不需停抗凝剂。或者术前 3~5 天停用华法林,化验 INR 值,正常后即可手术。

（2）急诊手术者,紧急检测 INR,术前注射维生素 K,4 小时后复查,如接近正常,即可手术。也可不等化验结果,抽血样后即注射维生素 K,立即行手术。术后 24~48 小时,如无出血,即可重新开始抗凝。

（九）月经期、妊娠及分娩期间的抗凝方式

（1）月经期如出血量不多,可不改变抗凝药用量。如出血量过多,按血化验结果,可肌内注射维生素 K。出血量大或出血不止者,应在调整抗凝药量的同时至妇产科就诊。

（2）换瓣手术后的女性可以生育,但必须慎重对待,因为妊娠会加重心脏负担。另外,华法林对胎儿有一定影响。所以,如果一定要选择妊娠,最好在手术一年后,身体状况良好的情况下详细咨询妇产科、心内科或心脏外科医生后,权衡利弊制订合适方案。妊娠前期（前 3 个月）,应当停用华法林,改用皮下注射肝素（必要时需终止妊娠）。

（3）预产期前 1~2 周停用华法林,改用静脉注射肝素;分娩24~48 小时后,如无出血迹象,再重新开始抗凝。

（4）需行剖腹产手术者,应在术前 3~7 天停服抗凝剂或改皮下注射肝素,直到术前 6 小时。术后 1~2 天如无出血征象即可开始抗凝。

（5）以上措施均应配合血检验结果实施。

九、术后注意事项——用"心"呵护

（1）术后 3 个月内,充分休息。一般情况下,换瓣术后 1 周,患者即可出院。术后 3 个月内（术后早期）是恢复手术创伤、稳定各系统和器官的关键时期。故患者回家以后,一般需休养 3~6 个月。

（2）术后 3~6 个月,逐渐恢复常态。若患者无并发症,可于术后3 个月起,循序渐进地增加活动量（以无心慌、气短为度）,直至恢复正常的工作、生活状态。康复过程中,患者应时刻保持愉快的心情和乐观积极的心态,不要急躁,也不要过分担忧。同时,也不要因一时兴起或急于求成，猛然增加活动量或工作负荷，以免造成心功能损害。

（3）饮食清淡，戒烟戒酒。出院后，患者可根据个人的饮食习惯逐步恢复至正常饮食，适当加强营养，以促进伤口愈合。当然，"加强营养"并不代表天天吃山珍海味或补品，而是要注重营养均衡，多进食易消化的食物，如瘦肉、鱼、鸡蛋、水果和时令蔬菜等。"换瓣"患者一般无特殊忌口，但由于部分食物（如菠菜、番茄、鲜豌豆、猪肝等）富含维生素 K，可能会干扰抗凝治疗，故应避免大量食用。另外，为避免加重心脏负担，患者不要吃太咸的食物，绝对不能酗酒和吸烟。心功能较差的患者还应限制饮水量，不要进食大量稀饭和汤类。

（4）遵医嘱准确服药，切不擅自停药。手术对患者的心脏而言，无疑是一次沉重的"打击"，多数"换瓣"患者都存在一定程度的心功能损害，为保护和改善心脏功能，患者在术后不能骤然停药，应严格按照医嘱服用地高辛、呋塞米（速尿）、螺内酯（安体舒通）、硝酸异山梨酯（消心痛）等强心、利尿、扩血管药物。同时，患者还应密切留意自己的尿量变化，观察是否有水肿或四肢沉重感，还要监测自己的脉搏，若脉搏小于每分钟 60 次，应暂停服用地高辛。一般地说，患者在术后需服药 3 个月，以后可根据复查情况在医生的指导下逐渐减少药量。停药前，患者一定要去医院复查，绝不能擅自停药。

（5）坚持抗凝治疗，监测凝血指标。不管哪种人工瓣膜，对心脏而言无疑是一种"异物"，血液容易在人工瓣膜上凝固，进而导致血栓栓塞（如脑梗死）或人工瓣膜功能障碍。因此，所有换瓣患者都需要进行抗凝治疗。一般地说，换生物瓣的患者需口服阿司匹林和氯吡格雷 6 个月，以后可逐渐停药。换机械瓣的患者以及有心房颤动的患者，需终身服用抗凝药物（华法林）。

换瓣术后的抗凝治疗至关重要，是一项长期而细致的任务。如果抗凝不当，容易引发血栓栓塞（抗凝不足）或出血（抗凝过度），严重时会危及患者生命。服用华法林的患者，应定期去医院检查凝血指标。出院时，医生需详细宣教每天需服用的华法林剂量。出院后，随着患者饮食量、饮食结构的改变，凝血酶原时间会不断发生变化。因

此,患者出院后应定期复查凝血酶原时间。在最初的 2 个月内,患者
应每 1～2 周复查一次。若 INR 值稳定,可延长至每月复查一次。若
INR 值连续一年稳定,复查间隔时间可再延长,但不能长于 2 个月。
用药期间,患者还应注意自己是否有牙龈出血、鼻出血、皮肤瘀斑、月
经增多等现象,若有的话,也应及时就医。

　　需要提醒的是,部分药物会影响抗凝药物的疗效,应尽量避免同
时应用。若必须用,则应及时调整抗凝药物的剂量。例如,吲哚美辛
(消炎药)、阿司匹林、甲硝唑、磺胺类药物会增强抗凝作用,维生素
K、苯巴比妥、甲丙氨酯(眠尔通)、避孕药及激素类药物会降低抗凝
作用。另外,若患者合并肝胆疾患和心力衰竭,其体内维生素 K 的制
造与分泌减少,抗凝药的作用会增强,也应减少抗凝药的剂量。

　　(6)关注康复,定期随访。换瓣术后,患者应定期去医院复查,
以便医生及时了解恢复情况,调整治疗方案。需要提醒的是,患者在
出院后务必保管好出院小结。复查时,应带好出院小结和各项检查
报告,如 X 线胸片、心电图、化验单等,并向医生详细介绍自己的恢复
情况,如目前的活动量如何(如能上几成层楼、能行走几千米路等),
能从事什么样的工作和体力活动,平时有什么不适症状,饮食情况如
何,每天尿量多少,最近是否去医院检查过,检查结果如何,目前在吃
什么药,用量和服用方法怎样等,以便医师全面评估现阶段病情,指
导下一步治疗。一般来说,术后半年、一年及以后每年,患者都需要
复查超声心动图,以便了解心功能恢复程度和人工瓣膜的功能状况。

(王晶晶)

第四节　冠心病——"堵车"的心脏

一、心脏概述——了解心脏这个"泵"

　　心脏是推动人体血液流动、向全身提供充足的血流量、供应氧和
各种营养物质的根本动力,是人体的"发动机"。

　　心脏,位于人体胸部正中线偏左侧,重量为 200～300 g,形状如

桃,正常情况下,心脏的大小恰如人的拳头一般。心脏的外表覆有一层灰白色薄膜,即为心包,心包和心脏表面之间的空隙叫心包腔,腔内有少许淡黄色液体,在心脏跳动时起润滑作用。

　　心脏(图6-12)是由特殊的肌肉(心肌)组成,心脏在"工作"时,就像一台永不停歇的动力泵,舒张的时候,心脏之外的血管里的血液被抽吸到心脏内部,收缩的时候将这些血液泵出输送到全身,反复循环,周而复始,使身体里的血液不停地在血管、心脏里流动。其中,左侧心房、心室是动脉血,把富含氧气的血液输送到全身血管,把氧气、养料输送到全身组织后,回收组织中的二氧化碳和代谢的废物,变成静脉血,再回流到右侧心房、心室。右侧心房、心室的血液是和肺脏进行气体交换的,把呼吸的新鲜空气中的氧气输送到组织,再回收代谢废物。

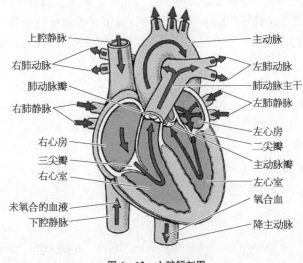

上腔静脉　　　　　　　　　　　　　　主动脉
右肺动脉　　　　　　　　　　　　　　左肺动脉
肺动脉瓣　　　　　　　　　　　　　　肺动脉主干
右肺静脉　　　　　　　　　　　　　　左肺静脉
　　　　　　　　　　　　　　　　　　左心房
右心房　　　　　　　　　　　　　　　二尖瓣
三尖瓣　　　　　　　　　　　　　　　主动脉瓣
右心室　　　　　　　　　　　　　　　左心室
未氧合的血液　　　　　　　　　　　　氧合血
下腔静脉　　　　　　　　　　　　　　降主动脉

图6-12　心脏解剖图

二、冠状动脉——心脏的"王冠"

　　人的心脏自在母体中孕育3周起,便开始跳动,此后终其一生、永不停歇。刚出生的婴儿心跳可以达到140次/分,成年人心跳一般在 60～100 次/分,若按 70 岁的平均寿命计算,一个人的心脏一生中要跳动近 30 亿次。心脏的跳动也需要消耗氧气和营养,这些全仰仗冠状动脉输送血液来完成。如果将心脏视为头部,则位于头顶部、几乎环绕心脏一周的冠状动脉恰似一顶王冠,这就是冠状动脉(图 6 - 13)的名称由来。冠状动脉是主动脉的第一对分支,分为左、右两支,在整个心脏表面呈爪形分布。

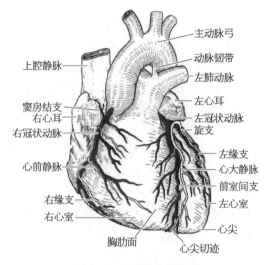

图 6 - 13　冠状动脉解剖图

三、冠心病——"人类的第一杀手"

冠心病即冠状动脉性心脏病,主要是由冠状动脉出现粥样硬化使血管腔狭窄或阻塞,或者冠状动脉出现功能性改变(如痉挛等),导致心肌缺血、缺氧甚至坏死,而导致的相应心脏疾病。其中,冠状动脉粥样硬化导致的冠脉狭窄、阻塞性病变占冠脉病变的 90%以上,因此,临床常见的冠心病主要是指冠状动脉粥样硬化性心脏病。

当心肌出现了缺血、缺氧,会产生胸闷、胸痛的症状即为心绞痛;当斑块或者血栓将血管完全堵住,没有血流通过,使那部分心肌完全失去了供血、供氧,心肌缺血坏死,并不会再生了,即为心肌梗死,是冠心病里最严重的类型。

四、易被冠心病"找上门"的人群

1. 中年人　冠心病多见于 40 岁以上的中老年人。但现在有年轻化趋势,临床上不乏年轻的心肌梗死的患者。

2. 吸烟人群　吸烟是冠心病发生的独立危险因素,吸烟产生的一些有害物质也会对血管内皮产生刺激,造成血管壁的损伤,导致斑块形成、血栓堵塞血管,进而引起冠心病。被动吸烟,即二手烟也同属危险因素。

3. "三高人群"　高血脂、高血糖(糖尿病)、高血压都是冠心病的主要危险因素,而这三种疾病都是慢性疾病,需要长期控制,而且它们的危害是缓慢的,往往需要数十年才能发病,故不能引起一些患者的重视。

4. 有冠心病家族史者　冠心病虽然不属于遗传性疾病,但是如果父母已经有很明确的冠心病存在,其子女们患病的概率较一般人大,故有家族病史的人需要格外注意。

5. 生活方式不良　精神压力大、久坐不动、酗酒、饮食过于肥腻,这些不良的生活习惯,都会招致冠心病"找上门"。

6. 体重超重人群　体重超重人群患冠心病的可能性就比体重正常的人要大。体重超重多过 20% 的人心脏病发作的可能性比体重健康的人高 3 倍。

五、三种途径解决冠脉"拥堵"

(一) 改善生活与药物控制——"截断源头"

冠心病是一种不良生活方式引发的疾病。影响冠心病发病的其因素大多是可以改变的,如吸烟、高血脂、高血糖(糖尿病)、高血压、不良的生活习惯等,这些因素是缓慢进行的,不知不觉中损伤我们的血管内皮。高血压、糖尿病患者将血压、血糖控制在合理范围内,血脂异常与饮食有关,所以要少吃动物性脂肪,同时要戒烟,适当运动,控制体重,平和心态。

　　对于病情较轻的患者,可以通过降低胆固醇来防止斑块生长,临床上主要使用他汀类药物,不仅可以降低胆固醇,还可以稳定斑块,防止斑块破裂、血栓形成。最后,为了进一步防止血栓的形成,我们还需要通过药物有效地抑制血小板的聚集,减少血栓的形成,预防冠心病及病情加重。临床上主要用的是阿司匹林、氯吡格雷。

　　由此可见,冠心病的治疗需从各个环节入手,进而达到阻断疾病的目的。

(二) 介入支架——"撑门挂户"

　　介入治疗,是在数字减影血管造影(DSA)的辅助下,运用血管穿刺技术,在桡动脉(手腕上)或者股动脉(大腿根部)上进行穿刺,用球囊导管将支架送到狭窄的冠状动脉处,把狭窄的冠状动脉撑起来,从而恢复冠状动脉血流的方法,一般适用于冠状动脉1~2处狭窄并且病变部位适合放置支架的患者。介入支架是近30年来发展起来的治疗冠心病的一种新的治疗方法,属于心脏介入术的一种,其创伤小、疗效明显。常用的是经皮冠状动脉腔内成形术及冠脉支架植入术(图6-14)。

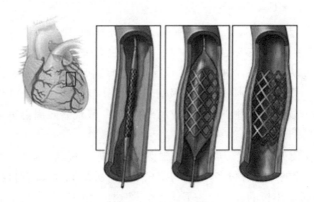

图6-14　介入支架

　　1. 介入术前的用药须知　冠心病患者行介入治疗前,医生会根据病情选用相应治疗药物,同时服用抗血小板凝集药物。血小板是人体血液里的一种成分,在凝血、血栓形成的过程中发挥重要的作用,使用抗血小板的药物,就是为了防止血栓形成、血栓堵塞血管。术前用药的目的是保证手术的顺利进行以及最大化使患者获益。目前常用的两种药物抗血小板的药物,分别为阿司匹林、氯吡格雷。

2. 介入术后常见并发症 经皮冠状动脉介入治疗术(PCI)是治疗冠心病的有效方法之一,具有创伤小、安全、成功率高、患者容易接受等优点。但介入治疗毕竟是一种创伤性治疗措施,不可避免地会发生各种类型的并发症,甚至造成死亡。冠心病介入治疗术后并发症有哪些?我们来了解一下。

(1)血管并发症

1)穿刺局部血肿与出血。主要由穿刺操作不当或术侧肢体制动不利,导致穿刺部位出血或皮下出血所致。也或者是因大量使用抗凝剂,溶解了血痂,使动脉壁得不到修复;抑或压迫方法不当,拔管时压迫者手法不当,只压迫在皮肤穿刺点上,未能压住血管穿刺点。咳嗽、排便等引起腹内压增高,造成局部皮肤张力过大。另外,高血压及凝血机制缺陷障碍也是引起局部血肿的危险因素。

2)假性动脉瘤。多由穿刺过度使动脉穿透,血液渗透入组织形成纤维包裹,这主要与操作者技术熟练程度有关。

3)动静脉瘘。由于穿刺不当,动静脉同时损伤形成动静脉融合,这与操作者技术熟练程度及患者血管分布有关。一般可自行封闭,除非发生高排性心力衰竭或局部肿胀,一般观察6周再决定是否需要手术闭合。

4)支架内血栓形成。指在放支架的地方出现新的血栓,引发支架内血栓的原因有很多,包括与疾病本身有关的原因、患者自身的原因(对抗血小板的药物疗效不佳、没有按照医生的医嘱口服抗血小板药物等)、手术操作技术上的原因和支架本身的原因等。

(2)低血压:PCI术后易发生低血压,术中、术后的低血压常伴随心律失常出现。能否有效预防,与护士的观察能力、预见能力及操作管理能力有关。

（3）尿潴留：主要原因是不习惯床上排尿，过分紧张、焦虑、恐惧，镇静药物的应用会使部分患者增加排尿困难的概率。

（4）其他不良反应：主要表现为腹胀、腰背酸胀、心前区疼痛、烦躁、失眠等。

1）腹胀是由于患者术后卧床肠蠕动减慢，如果进食了不易消化的食物，或者原先我们的胃肠道就有基础疾病，如胃动力不足等情况就会出现腹胀。缓解方法：按照顺时针方向轻轻按摩与腹部热敷，腹部按摩与热敷可以放松、刺激肠道。

2）腰背酸胀是由于患者支架术后要平卧一段时间，这段时间里患者处于平卧位，腰部是悬空的，如果原先患有腰椎间盘突出或腰椎骨质增生等基础疾病的情况下，腰疼也容易出现。缓解方法：平卧位时腰部垫软枕并按摩腰部及受压部位。

PCI 术后并发症发生率较高，且病情变化快，给患者带来了巨大的精神痛苦和经济损失。这就需要医护掌握扎实的专科知识，充分认识各种并发症发生的可能性，严密监测、明察秋毫，并且患者要配合医护的工作，使并发症得到早期处理和有效纠正，并尽可能将 PCI 并发症的发生率降至最低。

（三）冠脉搭桥——"另辟蹊径"

之前说冠心病，好比供应心脏血液的水管堵塞，想要疏通有两个办法：一个方法是放进支架把堵的地方撑起来，另一方法就是越过堵塞血管，重建一条通路。如果病变部位较多或者不合适放支架，那么就需要进行冠状动脉旁路移植术（俗称冠脉搭桥术）。那么，"桥"又何解呢？我们搭"桥"用的血管，也叫移植材料，源于患者自体的血管，可以是静脉，也可以是动脉。临床上，常选大隐静脉、乳内动脉、桡动脉，作为"桥"。通过手术，取下胸壁内侧的胸廓内动脉、前臂上的桡动脉或者大腿上的大隐静脉，代替狭窄的冠状动脉，就像在狭窄的冠脉上方架起一座"立交桥"，这就是俗称的冠脉搭桥。冠脉搭桥能够让心肌重新获得良好的血液供应，而前臂或大腿上被取掉部分血管后，早期可能会因为局部血液循环受影响而出现一定的水肿等情况，一般几个月之后就能通过侧支循环进行代偿，不会影响运动或者留下后遗症。

六、搭桥手术的"入门"条件

并非所有患者都适合搭桥手术,那么,什么样的情况下才可以选择搭桥术呢? 这取决于给心脏供血的几根主要血管的狭窄程度,以下情况可考虑行冠脉搭桥手术。

(1) 三支病变,即前降支、回旋支和右冠状动脉都有病变,或者两支血管病变,或者有多支血管弥漫性病变,伴有左心功能减退者。

(2) 介入治疗后再狭窄或并发症者。

(3) 心肌梗死并发症如室壁瘤、室间隔穿孔、二尖瓣反流等需同时手术矫治者。

(4) 左主干狭窄大于50%,或者同于左主干病变,即左前降支近段及左回旋支近段明显狭窄(>70%以上)。

(5) 其他复杂情况。如心绞痛反复发作药物治疗无效、部分支架治疗失败或出现急性并发症者。

七、两种方式搭建健康"桥梁"

1. 体外循环搭桥术(又称停跳搭桥)　通过体外循环代替心脏和肺,使心脏停止跳动后进行搭桥手术。

2. 非体外循环搭桥术(又称不停跳搭桥)　近年来,随着外科技术和设备的进步,通常使用组织固定器,外科医生能在跳动的心脏上进行冠脉搭桥手术。

八、手术患者的"宝典"——术前须知

在进行搭桥手术前,需告知患者配合做好以下三方面准备。

1. 术前检查　术前常规检查包括验血、心电图、胸片、心脏彩超等,尤其冠状动脉造影,冠状动脉造影是诊断冠心病的"金标准",导管经大腿股动脉或其他周围动脉插置入,通过左(右)冠状动脉入口,向冠状动脉内注入造影剂,在 X 线下,使其显影。这样能准确判断冠状动脉狭窄病变的位置、程度、范围和数量。

2.思想准备　诸多患者发病时往往有心绞痛或者心肌梗死发作的体验,术前除了有解除病痛的期待,还有对手术安全性的惴惴不安。术后患者出现伤口疼痛,活动耐量明显减低、食欲下降等都很常见,术后早期主要在监护室,家属不能探视,患者常感到孤立无助。因此,对术前、术后可能出现的问题,医护人员都要详细解释、明确告知,让患者做好充分思想准备,确保患者的有效配合,以期达到应有的效果。

3.术前准备

(1)术前呼吸功能锻炼和咳嗽锻炼。高龄患者,术前可指导其做一些呼吸功能锻炼,如腹式呼吸、咳嗽、咳痰等,呼吸锻炼的目的是让肺叶充分膨胀,增加肺泡表面张力,增加肺活量,提高肺功能,以防术后出现呼吸系统并发症。具体方法是用均衡而持续的力量做深吸气到达最大吸气量时,再慢慢匀速呼出。如此反复4～5次,间隔1～2小时后再重复进行。咳嗽训练是帮助患者掌握有效的咳嗽方法,合理运用身体的各部肌肉提高排痰能力,术后可有效咳痰,防止肺部感染的发生,有利于恢复。方法是指导深吸一口气,屏气然后收腹,用力咳嗽。让患者反复练习,1次/小时。同时为了减轻术后咳嗽时引起的疼痛,可在患者咳嗽时用双手轻压胸廓两侧起固定作用。疼痛明显时可在咳嗽前使用定量止痛剂。

(2)调整生活习惯。为防止心绞痛发作,在住院期间,冠心病患者宜适当控制饮食量不可过饱;糖尿病、高血压患者注意饮食,维持血糖、血压稳定。注意休息,保持大便通畅,戒烟。

(3)需配合完成的其他术前准备同瓣膜置换术前准备。

(4)ICU监护期间进行简单的手语交流训练(图6-15)。术后患者会在ICU进行一段时间的监护。插管期间,患者无法言语,与医护之间便需要一种简单的沟通方式来表达其想法。

九、心脏重症监护室(CICU)里的时光——"生命灯塔"

搭桥术后,患者需要转入ICU一段时间,便于医生和护士24小时密切地观察病情,一旦有任何变化,及时发现,及时治疗。

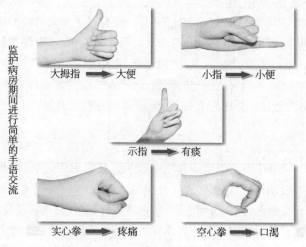

监护病房期间进行简单的手语交流

大拇指 ➡ 大便　　　小指 ➡ 小便

示指 ➡ 有痰

实心拳 ➡ 疼痛　　　空心拳 ➡ 口渴

图 6 - 15　手语交流

(一) 生命体征监测

当患者术后转入 ICU 后,监护室医护人员会向麻醉师了解术中情况,如生命体征、输血、输液、尿量等,认真交接患者的病情。监护室内医护人员会 24 小时守候,并定时测量患者的体温、脉搏、呼吸、心率、血压等,以保证患者安全度过术后危险期。

(二) 管路安全教育

有些患者在术后 2~3 小时恢复知觉,有些患者则需更长的时间。清醒后的患者,对于身上连接的各种管路,如呼吸机管、深静脉管、漂浮导管、尿管、胃管、胸腔引流管等有不适感,或自觉认为限制其活动,或于麻醉苏醒初期存在躁动可能,故在此期间护理人员应遵医嘱准确适用镇静药物,或给予安全性约束,并向患者及家属做好解释工作,希望取得其配合,以保证监护期间安全度过。根据患者恢复的实时情况,各类导管会逐一拔除。

(三) 精确治疗配合

很多治疗药物需通过静脉微量泵、输液泵来定时定量精确输注,对于诸多仪器设备,医护人员应当熟练操作,并向患者做好宣教,及时关注药物使用情况，对于一般故障也应及时处理。

（四）有效护患沟通

搭桥术后，当患者自主呼吸功能尚未完全恢复时，需通过呼吸机辅助呼吸。于患者而言，这根辅助呼吸的"气管插管"，非常不舒服，且自己无法言语。细心且经验丰富的监护室护士，已于术前教会患者手语交流，此时，便可指导患者通过各种表情和手语与医护人员有效沟通。

（五）术后各种不适的缓解疏导

（1）留置导尿管后，患者有尿道刺激、有想要排尿的感觉，应告知患者留置的时间，告知其尿液会自动引出，请不用担心。

（2）患者会觉得乏力、口渴、容易出汗，还可能会有轻微发热，这些都是手术后的常见现象，嘱患者不要过于紧张；但如果患者出现寒战、高热、呕吐、头痛等现象，及时处理。

（3）术后手术伤口可能会有不同程度的疼痛，这是正常的现象。心脏术后 24 小时内疼痛最剧烈，一般 2～3 天会缓解。如患者疼痛难忍，让患者及时告知责任护士或相关医生，可以通过一些方法来减轻疼痛，如使用镇痛泵，但使用镇痛泵不代表完全不痛；咳嗽时用手扶住伤口处稍加压力往下按，减少伤口处因咳嗽产生的张力等。

（六）呼吸系统管理

手术后无论患者有没有痰，都应定期深呼吸或咳嗽，这有助于肺的张开，减少肺炎、肺不张等肺部并发症的发生。咳嗽方式：深吸气，屏气 1～2 秒，用力咳出。胸部手术切口咳嗽时可能会疼痛，可用抱枕或手臂按于手术切口处；家属应鼓励和帮助患者咳嗽。但注意在刚刚进餐或饮水后应避免咳嗽，以免引起恶心和食物反流。年老体弱者一定要量力而行，避免过分消耗体力。

（七）气管插管拔管后护理

因为气管插管的材质偏硬，起固定作用的球囊也会造成喉头水肿、充血，所以拔除气管插管后，患者可能会感到口干咽燥、嗓子疼痛，这是由气管插管的刺激和几小时未进水所致，但此时尚不能大量喝水,以免加重心脏负担,可以以润喉含片来缓解疼痛。3～4天后,水肿消退,疼痛缓解。一般气管插管拔除2～3小时后,能少量饮水,4～6小时可进流食,很快就可以过渡到正常饮食。

(八) 术后精神状况

术后患者可能感到昏昏欲睡,会记不起手术当天发生的事情,此为全身麻醉后的正常反应,持续时间不会太久。

(九) 患肢护理

冠脉搭桥常用下肢大隐静脉做血管桥,下肢大隐静脉获取后,一段时间内静脉回流受到影响,会出现局部或术侧患肢肿胀,只需要经常抬高患肢,促进静脉回流即可,尤其在平卧、坐位休息时,尽量抬高患肢高于心脏平面,还可以穿弹力袜以促进血液循环和静脉回流。坚持服用阿司匹林等抗血小板药物,防治静脉血栓发生,一般半年左右患肢肿胀会明显改善。

(十) 术后并发症处理

1. **心包填塞**　患者术后出血,引流不畅,引流液突然减少,同时患者有低心排血量表现,如心率快、烦躁、血压低、尿少、四肢湿冷、中心静脉压高等,高度怀疑心包填塞的可能,配合超声检查,尽快采取再次开胸探查等积极处理。

2. **低心排血量综合征**　由于患者术前心功能差、肺动脉压高等情况,导致患者术后出现肺毛楔压升高、静脉血氧饱和度降低、末梢循环差等表现,考虑出现低心排血量综合征,采取增强心肌收缩力、降低心脏负荷等措施处理。

3. **脑血管意外**　患者年龄大,脑动脉硬化或狭窄,或有高血压、脑梗死史,都可致术后脑损害发生,甚至有患者可发生持久昏迷、术后脱离呼吸机困难。出现脑血管并发症可根据病变情况给予改善脑循环、促进脑功能恢复等相应处理。

十、出院指导——术后康复的"真经秘籍"

冠状动脉搭桥术后无论是心脏功能还是全身的状态,都是逐渐恢复的过程,那么,术后康复上有哪些注意事项呢?

(一)心脏搭桥术后患者腿还经常会肿怎么办

手术后出现下肢水肿的原因很多,需区别对待。如果仅仅是提取了大隐静脉那一侧肢体,特别是足踝、小腿部位,则是由下肢静脉取出后,静脉回流受到一定影响,加之长时间站立所致,卧床休息后会减轻或消失,这种情况,建议患者在活动时穿特制弹力袜,卧床休息时抬高下肢,便可促进静脉回流,减轻下肢水肿,随着下肢侧支循环的建立,水肿情况会逐渐消失;若是突然出现的一侧下肢肿胀,并且感觉疼痛,并且有明显的压痛,有些患者还会有发热,则可能是出现了深静脉血栓,建议尽早去医院就诊;如果手术只取了一侧的大隐静脉,但双侧小腿都出现了水肿,那就可能是由于心力衰竭,如果同时还伴有夜间不能平卧或睡觉憋醒等情况,则心力衰竭的可能性就比较大,应及时到医院就诊以免耽误病情。

(二)术后如何进行运动康复

术后第1天生命体征平稳健无论有无携带气管插管,患者都可以在护士的指导下在床上进行主动或被动的上、下肢各关节的屈伸运动,但要留意留置桡动脉置管的一侧上肢,防止置管脱出出血,并注意心包、纵隔引流管及导尿管脱出。第2、第3天拔除气管插管后,可练习自行洗脸、刷牙、进食、自主屈伸肘关节,第4天于床上静坐,再逐步过渡到站位→扶床移步→独立移步→室内走动。运动康复时,须遵循循序渐进、量力而行的原则,运动幅度和运动量可逐渐增加。初次下床时注意扶助,防止眩晕跌倒,避免剧烈活动、奔跑等。同时建议患者,下床活动前先穿弹力袜,防止大隐静脉摘除后肢体的水肿、减轻疼痛、促进侧肢循环的形成,床上休息时可脱除。

(三)术后运动会使伤口裂开吗

术后最初几周,患者可能会感到切口处不舒适,特别是在打喷嚏、咳嗽、突然变换体位或长期活动时,不适感会加重,患者更是担心咳嗽或者活动时会造成伤口裂开,而事实上,咳嗽或一般活动造成伤口裂开的情况很少发生。护士应指导患者咳嗽或运动时,保护伤口并减轻因咳嗽或运动造成的伤口不适感的方法。例如,可告知患者在咳嗽时用手轻微按压伤口处以降低伤口处张力,或双手环抱住一抱枕也可起到相同效果。一般的下床活动并不会造成术后腿部伤口的裂开。护士会告知患者正确的伤口保养方式，如不要两腿下垂坐在床边，以免造成或加重腿部切口水肿。为减轻下肢肿胀，坐时应将下肢抬高放在小凳上。注意无论是坐或是躺，两腿不要交叉放，以免切口受摩擦而影响其恢复。

（四）术后多久可以洗澡

一般情况下，拆线后半个月之内不建议洗澡，应以温水擦身为主，且应避免用力擦拭切口，以免发生破溃及感染；拆线 1 个月之后才可以逐步开始淋浴，但不要盆浴；一般拆线后 2～3 个月才可以逐步恢复盆浴。

（五）日常饮食应注意哪些方面

（1）术后可选用清淡、少油、少盐，易消化，富含蛋白质的饮食，（推荐的食谱：早餐为米粉、面条、馄饨、稀饭等，中、晚餐为蒸鸡蛋羹、鸽子汤、柴鱼汤、冬瓜排骨汤等加软饭；水果可以选择苹果、香蕉、西瓜等；富含纤维素的蔬菜可选白菜、芹菜等。糖尿病者另作指导）。

（2）饮食宜少量多餐，量为术前的 1/3～2/3，1 周后逐渐恢复正常。

（3）术后 3 天左右患者会出现口渴难耐，为避免加重心脏的负担，须限制进水量，可用棉签蘸水涂湿口唇，进食西瓜可起到解渴利尿的作用，并请注意静养，少说话。

（4）保持大便通畅，防止便秘以免诱发心律失常，出现腹胀应及时告知医护人员进行处理。

（六）冠脉搭桥后，患者每天心率应该控制在多少

冠脉搭桥术后的患者心率控制在 60～80 次/分比较理想，心率快会增加氧耗量，容易诱发心肌缺氧、缺血，导致心绞痛。患者出院前医护人员应准确宣教控制心率药物的服用方法，当患者自觉心率情况不理想时，嘱其及时就医。

（七）冠脉搭桥后，血糖、血压、血脂控制在什么水平比较好

做过冠脉搭桥手术的患者均应戒烟、限酒，血压建议控制在 130/80 mmHg 以下，适度地控制体重；糖尿病患者应将空腹血糖控制在

6.0 mmol/L 左右,餐后两小时血糖应控制在 8.0 mmol/L 以内,糖化血红蛋白低于 7%;还要控制血脂,总胆固醇要低于 4.68 mmol/L,低密度脂蛋白要低于 2.60 mmol/L,三酰甘油要低于 1.70 mmol/L,高密度脂蛋白要高于 1.0 mmol/L。

(八) 患者的病以后会复发吗

冠心病的高危因素主要有高脂血症、肥胖、高血压、糖尿病、吸烟、酗酒以及遗传因素等,因此,改变不良生活习惯,同时积极治疗糖尿病等基础疾病,对于冠心病有一定的预防作用。

(九) 患者术后应服用哪些药物

为防止血栓形成,术后治疗会使用阿司匹林抗凝,同时纠正患者的血糖及血脂水平,控制心律及心率。出院后,患者应在医师的指导下按时服用药物,未经允许不可擅自加量或停用药物。搭桥术后,患者应终身服用抗凝剂(阿司匹林),以防止桥血管内血栓形成,并注意有无牙龈出血、皮下瘀斑等出血倾向,如出现则应及时就诊。服用地高辛时应数脉搏,脉搏大于 70 次/分才能服用。术后血压最好维持在正常水平,血脂指标最好降至正常以下,糖尿病患者必须严格控制血糖。

(十) 出院后随访

出院后 1 个月,做心电图检查,抽血化验肝肾功能、血脂水平。出院后 3 个月,复查超声心动图(特别是心肌梗死患者,检查心功能恢复情况),复查肝肾功能及血脂水平,必要时检查 24 小时动态心电图;出院后 6 个月,再次复查心电图、超声心动图,复查肝肾功能及血脂水平;出院后 12 个月,这是 1 年随访,最为重要,门诊或住院随访,检查冠脉 CT 或经皮冠脉造影术,如无特殊不适症状,冠脉 CT 因其无创性应作为首选,同时复查肝肾功能及血脂水平。术后 1 年后,如无特殊症状,每年复查肝肾功能及血脂水平,每隔 3～5 年可再进行冠脉 CT 复查。如果患者出现以下情况时要立即就医。

(1) 出现类似搭桥术前一样感觉的心绞痛,剧烈胸痛而不是切口痛。

(2) 心率持续低于 60 次/分或高于 120 次/分。

（3）出现心律不齐（心跳或脉搏不规则），如频发室性期前收缩、阵发性室上性心动过速等。

（4）发热 38℃ 以上且持续 2 天以上，或有明确感染情况。

（5）下肢出现水肿，体重忽然增加（一天内增加＞1 kg 或一周内增加＞2.5 kg）。

（6）心慌、气短、不能平卧、咳泡沫状痰。

（7）无明显诱因的恶心、呕吐，巩膜及皮肤黄染。

（8）突然晕厥、偏瘫、失语或肢体疼痛、发凉、苍白等。

（9）胸骨连续性发出"咔嗒"声。

（10）切口出现水肿、发红、渗液，或者明显的压痛。

（李舒玲　徐雯雯　王晶晶　李罗兰）

参考文献

[1] 肖开阳,古群英,洪滔,等.围术期综合呼吸功能训练对肺癌术后恢复的影响[J].南昌大学学报(医学版),2014,54(5)：72-74.

[2] 张俊,胡德宏,杨旭.术前肺功能锻炼对肺癌术后肺部并发症的影响[J].潍坊医学院学报,2017,39(6)：443-445.

[3] 邢小利,张淑霞,郑秀萍.外科手术后患者早期下床活动的研究进展[J].中华现代护理杂志,2017,23(2)：282-286.

[4] 贾征,张立国,李军,等.围术期雾化吸入治疗对肺叶切除术肺癌患者肺功能的作用[J].实用中西医结合临床,2017,17(10)：4-55.

[5] 张玉芬,张荣泽,付立萍,等.肺癌术后刺激咳痰程度与肺炎、肺不张发生率的关系[J].中国实用护理杂志,2014,30(21)：55-56.

[6] 李印,孙海波.食管癌加速康复外科治疗的进展及展望[J].中华胸部外科电子杂志,2017,4(3)：140-148.

[7] 贾鲜红,刘宽荣.早期食管癌手术的护理和健康教育[J].实用医技杂志,2016,23(1)：105-106.

[8] 王峻峰,袁挺,邵明永,等.老年食管癌手术患者术前呼吸道准备与术后肺部并发症分析[J].实用老年医学,2015,29(3)：255-256.

[9] 徐达夫,田文泽,嵇建,等.集束化干预理念在食管癌肠内营养支持中的应用[J].中华临床营养杂志,2017,25(3)：171-175.

[10] 王慧青.食管癌术后吻合口瘘的预防及护理措施[J].中国继续医学教

育,2018,10(1)：171－173.

[11] 孙宏涛,吴薇.有声有色心脏书[M].北京：化学工业出版社,2017.

[12] 张磊,王春.瓣膜病的治疗进展——以临床指南为指导的标准化治疗[J].临床内科杂志,2015(7)：437－441.

[13] 王琳.心脏病孕妇围生期监护与预后的临床研究[J].中国医药指南,2017,1(24)：84－85.

[14] 孙君辉,秦彦荣,谷静媛.心脏外科正中开胸手术后疼痛护理管理[J].心肺血管病杂志,2015,34(12)：921－924.

[15] 王丽丽,赵红,王红.心脏外科临床护理与实践[M].北京：军事医学科学出版社,2011.

[16] 王巍,胡盛涛,李慧君.国家血管病中心专家答疑丛书：心脏瓣膜疾病专家解读237问[M].北京：中国协和医科大学出版社,2016.

[17] 韩雅玲.2016年美国心脏病学会/美国心脏协会冠心病患者双联抗血小板治疗疗程指南更新[J].中国介入心脏病学杂志,2016,11：603－606.

[18] 中国医师协会心血管内科医师分会血栓防治专业委员会,中华医学会心血管病学分会介入心脏病学组.中国经皮冠状动脉介入治疗指南(2016)[J].中华心血管病杂志,2016,44(5)：382－400.

[19] 肖明第.冠心病冬季防护指南[J].老年健康,2015,1(18)：17－18.

[20] 葛均波,徐永健.内科学[M].8版.北京：人民卫生出版社,2014.

[21] 柏树令.系统解剖学[M].7版.北京：人民卫生出版社,2010.

[22] Deborha Riebe, Jonathan K. Ehrman. ACSM's Guidelines for Exercise Testing and Prescription [M]. Baltimore：Wolthers Kluwer,2017.

第七章　血管外科

第一节　莫让颈动脉狭窄烦"脑"

脑血管疾病是世界上发病率与死亡率最高的三大疾病之一,在我国诸多疾病中位居第二位。国外国立神经病与卒中研究所(National Institute of Neurological Disease and Stroke,NINDS)分类法认为颅外动脉硬化性疾病是导致梗死的主要原因之一。据文献报道,重度颈动脉狭窄患者,即便采用有效的药物治疗控制,2年内脑缺血事件发生率也高达26%以上;而60%以上的脑梗死是由颈动脉狭窄造成,严重的脑梗死可导致患者残疾甚至死亡。故而,颈动脉狭窄已经成为当今社会危害人民健康的"头号杀手"之一。为了提高患者对颈动脉狭窄的重视,保证颈动脉手术成功,预防各种远期并发症发生,提高患者术后生活质量,对临床护理人员也提出了更高的要求,除了常规护理以外,健康教育也将列入疾病康复的重要内容。

一、颈动脉狭窄疾病概述

(一) 定义

颈动脉狭窄(图7-1),是指颈动脉(心脏通向脑和头其他部位的主要血管)出现狭窄的症状。多由颈动脉的粥样斑块导致颈动脉管腔狭窄,其发病率较高,在60岁以上人群中患颈动脉狭窄者约占9%,多发生于颈总动脉分叉和颈内动脉起始段。有些狭窄性病变甚至可能逐渐发展至完全闭塞性病变。

1. **无症状性颈动脉狭窄**　既往6个月内无颈动脉狭窄所致的短暂性脑缺血发作(transient ischemic attack,TIA)、卒中或其他相关神经症状,只有头晕或轻度头痛的临床表现视为无症状性颈动脉

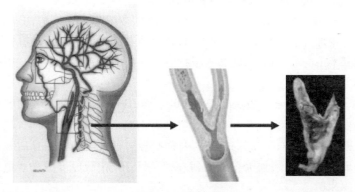

图 7-1　颈动脉狭窄

狭窄。

2. 有症状性颈动脉狭窄　既往 6 个月内有 TIA、一过性黑矇、患侧颅内血管导致的轻度或非致残性卒中等临床症状中一项或多项的颈动脉狭窄,称为有症状性颈动脉狭窄。

（二）病因及发病机制

颈动脉狭窄的主要病因是动脉粥样硬化,占 90% 以上,其他原因包括慢性炎症性动脉炎（Takayasu 动脉炎、巨细胞动脉炎、放射性动脉炎）、纤维肌性发育不良、颈动脉迂曲等。动脉粥样硬化斑块累及颈动脉导致动脉狭窄甚至闭塞而引起脑缺血及卒中症状,是全身性动脉硬化在颈动脉的表现,病变特点是主要累及颈动脉分叉及颈内动脉起始段,可导致相应器官供血区的血运障碍。

（三）致病因素

1. 高血压　高血压是人群中风险最高的脑卒中危险因素,与血压正常者相比较,有高血压的人患脑卒中的危险要高 4 倍,特别是收缩压比舒张压具有更强的负相关,但高血压的治疗,无论是收缩压还是舒张压的降低都会使危险性明显而快速地降低。

2. 吸烟　吸烟和颈动脉狭窄的发生明显相关,可增加卒中、心肌梗死和死亡的危险。颈动脉病变严重程度和吸烟量呈正相关,大量吸烟者脑卒中的危险度是少量吸烟者的 2 倍,其危险度在停止吸烟 2 年内明显减少,5 年后回到不吸烟时的水平。

3. **糖尿病**　糖尿病不仅可以增加颈动脉狭窄和脑卒中的危险,而且增加继发于脑卒中的死亡率,同时胰岛素抵抗患者颈动脉狭窄和脑卒中的危险增加,胰岛素抵抗和糖尿病的治疗能减少脑卒中的发生。

4. **高脂血症**　虽然高脂血症可以增加冠心病、心肌梗死和其他心血管病的风险,但是和卒中的关系尚不确定,但有研究表明,该危险因素的存在与颈动脉狭窄相关,而且经过他汀类药物治疗后脑卒中风险会减少,对血管壁厚度、腔内面积和内-外膜厚度的进展都有控制作用。

既然了解了颈动脉狭窄的病因,那么我们能很好地进行筛查吗?答案当然是肯定的。譬如,自身有血管疾病,如心绞痛、心肌梗死病史、下肢血管闭塞等血管疾病时需提高警惕。此外,老年、生活优越而活动较少者,如合并高血压、高血脂、糖尿病等俗称"富贵病"的代谢性疾病者更应注意预防和筛查。

(四)诊断

颈动脉狭窄的诊断必须通过病史采集、体格检查和相关特殊检查的结合来确立。

1. **临床表现**

(1)部分轻、中度颈动脉狭窄患者可无临床症状。对于临床出现与狭窄相关的症状者,称为"症状性颈动脉狭窄"。

(2)症状性颈动脉狭窄的临床表现主要与血管狭窄导致的脑缺血相关。根据发病的时间特点可以分为短暂性脑缺血发作以及卒中,而这两者的主要区别在于患者的缺血症状是否可在 24 小时内完全缓解。可以完全缓解的为短暂性脑缺血发作,而不能完全缓解的为卒中。

(3)颈动脉狭窄导致的缺血症状主要包括头晕、记忆力及定向力减退、意识障碍、黑矇、偏侧面部和(或)肢体麻木和(或)无力、伸舌偏向、言语不利、不能听懂别人说的话等。

(4)颈动脉狭窄程度分级:根据血管造影颈动脉内径缩小程度

将颈内动脉的狭窄程度分为 4 级。

1）轻度狭窄：动脉内径缩小＜30%。

2）中度狭窄：动脉内径缩小 30%～69%。

3）重度狭窄：动脉内径缩小 70%～99%。

4）完全闭塞。

2. 体格检查 体格检查包括颈动脉的触诊、听诊、眼底检查和神经系统检查。部分颈动脉狭窄患者颈动脉搏动减弱，听诊区域在双侧颈三角及锁骨上方区，部分患者可闻及血管杂音。所有颈动脉狭窄患者都要进行神经系统体格检查，包括表情状态、面部是否对称、语言、意识、运动功能、肢体张力、共济失调试验、感觉功能等，部分患者可有脑卒中的体征，偶可发现精神和智力异常。

3. 辅助检查 必须有充足证据表明确实有管腔狭窄才可以诊断颈动脉狭窄，而肉眼是无法直接判断颈动脉到底有无狭窄，即使有明确的临床症状。庆幸的是，随着科学的发展，研究者发明了一系列的设备可以作为诊疗者的"眼睛"，较为准确地判断颈动脉有无狭窄、狭窄几何。这样，既避免了经验主义带来的漏诊、误诊，也可给疾病的治疗带来极大的帮助。

（1）超声检查：超声检查目前在临床上作为筛查首选的检查方法，可以测量颈动脉内-中膜厚度、斑块大小、收缩期峰值流速、病变部位与病变近心端的峰值流速比值、搏动指数等血流动力学参数，可以诊断动脉狭窄或闭塞的部位和程度，而且可以通过回声的高低、回声强弱的均匀程度来辅助判断斑块的稳定性，超声检查属无创性检查，成本低、敏感度高、便捷、可重复性好。

（2）磁共振成像（magnetic resonance imaging，MRI）：磁共振成像血管造影（magnetic resonance angiography，MRA）也是常用的无创性检查诊断方法。可显示颈动脉狭窄的解剖部位和狭窄程度。

（3）CT 血管造影（CT angiography，CTA）：借助计算机软件对颈动脉血管进行三维重建和成像，提供主动脉弓、病变的解剖和形态学信息，对斑块的稳定性判断起到一定的帮助，亦可通过颅内脑动脉系统显像了解颅内血管和脑实质病变。CTA 是术前常用的无创性诊断方式,随着机器性能提高和软件的更新,在一定程度上可以替代数字减影血管造影(digital subtraction angiography,DSA)。

(4) DSA:是诊断颈动脉狭窄的"金标准"。DSA检查有助于观察主动脉弓的类型、颈动脉狭窄病变的性质(如狭窄部位、狭窄程度、斑块的整体形态、斑块有无溃疡)、对侧颈动脉、椎动脉和颅内Willis环的完整性等。

(5) 经颅多普勒超声(transcranial doppler,TCD):TCD检查可以帮助评估颈动脉狭窄患者的颅内Willis环、颈外动脉、眼动脉等血管的交通情况,辅助治疗及手术方案的制订,而且是颅内活动性栓塞的主要诊断方法。

二、颈动脉狭窄治疗

(一)内科治疗

1. **危险因素控制** 应建议患者戒烟,避免大量饮酒,建议超重和肥胖者减轻体重,同时建议增加体育锻炼。吸烟是颈动脉硬化的主要危险因素之一,可引起脑血管痉挛、颈动脉内膜损害、加重和促进病变的发生发展。戒烟是预防和治疗颈动脉狭窄的重要措施之一,对于吸烟者应严格要求并督促其戒烟,并避免被动吸烟。

2. **降脂治疗** 推荐缺血性卒中、TIA、无症状颈动脉狭窄≥50%和(或)合并冠状动脉疾病或有动脉粥样硬化证据的患者使用他汀类药物。目标值为LDL-C≤2.6 mmol/L,合并多种危险因素的极高危个体应≤1.8 mmol/L。

3. **抗血小板和抗凝治疗** 所有有症状颈动脉狭窄患者均应接受抗血小板治疗。推荐使用的抗血小板药物包括阿司匹林、氯吡格雷等。低剂量阿司匹林(75~150 mg/d)可以获得与高剂量相同的疗效。颈动脉内膜切除术后如果没有出血等并发症,推荐使用阿司匹林抗凝。阿司匹林联合氯吡格雷可降低心血管事件的发生率,应警惕出血风险。使用传统抗凝药(如华法林)联合阿司匹林并不能减少心血管事件的发生,而且可能增加大出血风险。

4. **高血压治疗** 推荐缺血性卒中或TIA患者进行抗高血压治

疗,以预防复发性卒中和其他血管性事件。绝对的血压目标值尚不确定,应个体化考虑。推荐目标值为≤140/90 mmHg。糖尿病或肾功能不全患者的目标值应≤130/80 mmHg。

5. **糖尿病治疗**　糖尿病是动脉硬化发生发展的重要危险因素,对于合并糖尿病的颈动脉狭窄患者,必须加强饮食管理。控制血糖目标值:非空腹血糖 11.1 mmol/L 以下,治疗期间糖化血红蛋白应<7%。

(二) 手术治疗

1. **颈动脉内膜切除术**(carotid endarterectomy, CEA)(图 7‑2)　是目前唯一可以达到去除动脉粥样硬化斑块、重建正常管腔和血流的方法。包括外翻式内膜切除术和传统纵切式内膜切除术 2 种。到 20 世纪 80 年代,欧美许多中心开始对 CEA 进行系统研究,多项多中心大样本随机对照研究显示,CEA 对于重度颈动脉狭窄和症状性中度颈动脉狭窄的治疗效果明显优于药物治疗,现在,北美每年 CEA 可达到 17 万,已经成为治疗颈动脉狭窄的首选方案,是颈段颈动脉狭窄治疗的"金标准"。

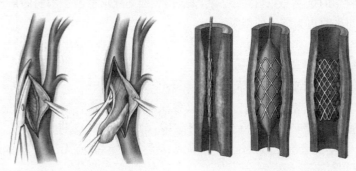

图 7‑2　颈动脉内膜斑块切除术　　　　图 7‑3　颈动脉支架成形术

2. **颈动脉支架血管成形术**(carotid artery stent CAS)(图 7‑3)　20 世纪 90 年代之后,随着设备和器械的进步,颈动脉支架血管成形术逐渐开展和普及,并有取代 CEA 的趋势。颈动脉支架主要是以血管内介入技术为基础,采用球囊或是支架扩张颈动脉的狭窄部位,从而达到重建颈动脉血流的目的。现在,美国及欧洲的卒中防治指南中,都明确把 CEA 作为颈动脉粥样硬化性狭窄的首选治疗方式,并提示 CAS 可以在特殊人群中获得相似甚至更好的结果。2018 年年初,美国 14 家专业协会联合发表《颅外段颈动脉和椎动脉疾病的处理指南:多个科学委员会的联合指南》,在强调 CEA 首选的同时,对于 CAS 的指征适当放宽,不仅作为部分替代 CEA 的治疗方法,而且对于无症状颈动脉狭窄的患者(血管造影狭窄程度在 60% 以上,多普勒超声为 70%),在高度选择下,建议可以考虑行预防性 CAS;同时,再次强调 CEA 与 CAS 的围手术期安全性问题,围手术期卒中或死亡率必须低于 6%。

3. 快速康复理念在颈动脉狭窄围手术期的应用　快速康复外科是指为了减少患者手术应激和术后各种并发症,加速术后康复、减少住院时间、降低死亡率而在围手术期所采取的一系列以多学科技术相结合的综合措施。快速康复是一种新的外科理念,最初起源于心脏外科手术。现已扩展到各类外科手术,主要包括快速通道麻醉、微创技术、最佳镇痛技术以及强有力的护理配合与管理等,是对传统外科学的重要补充与完善。将其运用在颈动脉狭窄围手术期的护理中可取得更为理想的结果。

三、术前健康教育

(一) 术前常规指导

1. 完善术前检查　术前完善各项常规检查(血常规、肝肾功能、凝血功能等)及专科检查(血管超声、动脉 CTA、皮肤色泽、皮温等)了解患者有无高血压、心脏病或其他全身疾病,有无手术禁忌证等,以保证手术安全。

2. 心理护理　倾听患者主诉,了解患者及其家属对疾病及手术的知晓程度,了解其心理感受和顾虑,针对不同患者的心理需要,提供个体化的心理疏导。邀请手术成功康复期患者现身说教,交流患病及治疗经验,疏导过程中注意避免过度强调手术效果,减少术后严重并发症影响治疗效果相关内容的告知。

3. 饮食护理　手术前对患者进行全面评估,详细了解患者的年龄、疾病史、生活习惯等,要劝导吸烟的患者戒烟,防止尼古丁导致血管痉挛,指导患者合理进行饮食,禁辛辣等刺激性食物,多食用低脂、低盐以及富含营养的食物。

4. 胃肠道准备　局麻患者术晨可进少量干食,全麻者术前一天晚 20:00 禁食,22:00 后禁饮。

5. 皮肤准备　颈部切口备皮范围,下颌以下,锁骨以上;如有需要,会阴部备皮。术前一天患者剪指(趾)甲、沐浴、更衣,不能自理者由护理人员协助,做好个人卫生工作。

6. 咳嗽、咳痰训练　患者因实施颈部手术,手术后不敢咳嗽和咳痰,同时受到沙袋的压迫,头部难以活动,为了有效防止发生肺部感染,手术前对患者进行有效的咳嗽和咳痰训练。

7. 术前其他训练　手术前指导患者做床上大小便练习,床上翻身练习以及深呼吸、有效咳嗽练习,防止术后并发症。

8. 术日晨准备　测体温、脉搏、呼吸、血压;取下义齿、眼镜、发夹、饰品、手表及贵重物品交家属保存。为患者佩戴含有血型及绿色标识的手腕带。

(二)术前特殊准备指导

1. 全面评估及动态观察　患者颈动脉狭窄属于动脉硬化性疾病,由于病因同源,在临床中会面临一患多病的情况,对护理人员的专业素质提出了更高的要求。护理人员需全面、系统地掌握病情。术前应全面评估患者有无高血压、糖尿病、冠心病,评估患者头晕、黑矇、肌力、肢体活动障碍等情况。完善术前检查,了解患者全身情况及对手术的耐受能力,了解动脉病变情况,给予患者个体化的围手术期护理。动态掌握患者病情变化,及时发现病情变化,高度重视患者的主诉,如出现眼前黑矇、一过性视物不清、突发的口眼歪斜、口角流涎、说话不清、一侧肢体乏力或活动不灵活等,要考虑脑部缺血,及时通知医师。

2. 内科疾病治疗的护理配合　全面了解患者合并症,高血压患者每天测血压 2～4 次,必要时行动态血压监测,掌握患者血压波动范围,指导患者口服降压药,有效控制血压。糖尿病患者指导合理糖尿病饮食,监测空腹及餐后血糖,根据血糖监测结果,调整降糖药的用量,观察患者血糖控制效果,满足围手术期血糖控制要求,同时注意预防血糖控制不当引起的高血糖或低血糖反应。

3. 安全防护　由于此类患者可能会出现不同程度的 TIA,容易发生头晕、视物模糊、跌倒。故做好患者的意外事件评估,根据评分做好患者的安全防护标识及宣教,例如,床头安全标识、腕带、胸牌标识。反复做好患者的安全防护宣教,发生 TIA 时的自我保护措施。

4. 血压观察　全面评估身体情况,对于有基础疾病的患者,常规术前测血压 4 次/天,服药前后对比,双上肢对比,记录护理电子病历,准确掌握患者的术前血压波动范围,为术后动态血压变化提供有效的理论依据。颈动脉内膜剥脱术前 3~5 天遵医嘱口服阿司匹林,以减少术中短暂性脑缺血的发作及心肌梗死的可能。

5. 颈动脉压迫训练　对患者进行此项训练有助于建立良好的脑血流侧支循环,方法为患者取仰卧位,指导患者对患侧颈动脉进行按压,按压部位环状软骨平面、胸锁乳突肌前缘,每天按压 4 次左右,在餐后 30 分钟开始,每次时间为 5 分钟,逐渐延长,如果患者没有发生不适症状,最长的按压时间可以为 30 分钟。

6. 抗血小板治疗　颈动脉支架成形术术前至少 1~5 天需要进行双抗治疗,主要用药为阿司匹林及氯吡格雷。指导患者按时服药,做好药物不良反应的观察,尤其是对于有消化性溃疡病史的患者,警惕消化道出血的发生。

7. 物品准备　心电监护仪及电极片、氧气装置、负压吸引装置、气管切开包、四路推注泵、贴膜、引流管标识、别针、橡皮筋、无菌手套、沙袋,患者被接走后要铺好麻醉床。

四、术后健康指导

(一) 术后常规指导

病情观察及生命体征监测:术后患者麻醉清醒后回病房,予心电监护及吸氧,每小时巡视及记录生命体征一次。给予患者持续低流量吸氧。观察患者的神志意识、瞳孔情况，让患者说句话、握个手、笑一笑，来判断患者定向及活动情况。密切观察意识状态、瞳孔大小、肢体活动、语言功能，并做好护理记录。发现问题及时汇报医师处理。非失血导致的低血压比较常见，通常与颈动脉窦压力感受器的敏感性恢复受刺激有关，无须特殊处理，进行容量调节即可。

（二）伤口及导管护理

术后严密观察手术切口敷料有无渗血，观察患者颈部皮肤有无肿胀、血肿形成。妥善固定引流管，保证负压引流的有效性，注意观察引流液的量、颜色。随时询问患者有无呼吸困难、颈部不适等症状。注意指导患者活动时切口保护方法，勿扭转颈部，避免过度牵拉引起局部疼痛及渗血加重。颈动脉内膜剥脱术后切口张力性血肿发生率为 1.8%。护理人员应做到早期识别血肿，发现伤口局部疼痛加重、吞咽困难等血肿发生的早期症状后应及时处理，必要时床头备切开包，以备应急使用。

（三）术后早期饮食指导

CAS 术后嘱患者多饮水，促进造影剂排出，减少肾损害，进食易消化富含纤维素的半流饮食。CEA 术后 4 小时嘱患者进少量温水，如无呕吐等症状，6 小时后可进食，给予温凉半流质、低脂高蛋白质、营养丰富、易消化饮食，第 2 天可进普食，宜软食，多食水果及蔬菜，保持大便通畅。

（四）运动指导

CAS 术后床头抬高 30°，患者穿刺点加压包扎，绝对卧床 24 小时（股动脉穿刺点安置血管封堵器患者 6 小时后，如伤口无渗血渗液可给予半卧位或在床上活动），前 12 小时术侧肢体伸直制动，向患者及其家属宣教制动的原因和重要性。术后 24 小时且病情稳定者可下床适当活动，若血压不稳定应当继续卧床，直至恢复到正常水平方可下床活动。护理人员应密切观察穿刺伤口有无渗血及皮下血肿，监测穿刺侧肢体足背动脉搏动以及末梢循环情况。CEA 术后给予患者床头抬高 30°，颈部勿过度活动，颈部伤口给予沙袋压迫 6 小时。卧床期间进行下肢肌肉训练防止深静脉血栓形成，术后第 2 天鼓励患者早期下床活动,活动期间观察患者心率变化,及时询问患者有无不适。

(五) 用药注意事项

1. 抗凝　为了防止形成血栓,往往在手术中使用肝素钠抗凝,而术后使用阿司匹林,在治疗中必须密切观察患者伤口出血状况(持续出血量≥100 mL/h时,应及时通知医师处理),穿刺部位凝血状况,口、鼻腔毛细血管有无出血等。同时,协助医师定期关注凝血功能和血常规检验结果。

2. 降压　术后患者血压过高易引起脑高灌注综合征、脑出血及切口渗血;血压过低易引起脑供血不足,引起不同程度的并发症的发生,因此严密监测血压,控制血压在(100～130)/(60～80)mmHg是非常必要的。通常根据患者血压情况使用盐酸乌拉地尔注射液及盐酸地尔硫䓬注射液单药或联合给药,护理人员应注意使用微量泵控制给药速度,做好患者血压的定期监测,确保患者血压平稳下降,防止血压下降过快引起的头痛、头晕、恶心、呕吐、烦躁等症状。待术后1～2天患者血压平稳,逐步由静脉降压药改为口服降压药,做好血压的管理。

(六) 其他

有效的呼吸道管理也是术后恢复不可或缺的关注点。术后严密观察患者有无呼吸困难等不适,关注患者能否有效排痰、痰液的性质与量,注意听诊肺部呼吸音。若为体力下降、呼吸幅度减弱的高龄患者,加之气管插管后黏膜轻度水肿,引起疼痛,导致咳嗽能力受阻、呼吸道分泌物潴留,进而可致肺不张、肺部感染等症状。护理过程中应注意血氧饱和度观察,发现患者吸氧状态下氧饱和度仍低于95%时,需查找原因,必要时给予无创呼吸机辅助呼吸,加强胸部体疗,配合雾化吸入,指导患者有效咳痰、吸痰,联合补液、抗炎、纠正电解质紊乱。

五、术后并发症健康教育

1. 过度灌注综合征　过度灌注综合征是颈动脉术后并发症之

一,由于颈动脉狭窄患者大脑长期处于低灌注状态,治疗后血流量急剧增加,使得大脑内血液过度灌注,而血压过高易引起过度灌注综合征(hyperfusion syndrome,HS),表现为头痛、局部性和(或)全身性癫痫,严重者可出现患侧脑出血。根据患者不同病情实施个体化的降压,充分有效地控制高血压是防治 HS 的关键。因此,应严密监测患者血压变化,严格控制血压,保持血压稳定,重视患者头痛的主诉。做好患者的相关知识的宣教,告知患者保持情绪稳定,按时规律服用降压药物,定期监测血压,防止血压波动;如有剧烈头痛、偏头痛等症状时应及时告知医护人员。

2. **缺血性脑卒中**　CEA 术后内膜剥脱时脱落的栓子可造成脑栓塞,术中阻断颈动脉时间过久造成脑梗死都是导致缺血性脑卒中的原因。为预防缺血性脑卒中的发生,患者术后预防性予以抗凝治疗,使用低分子肝素钙期间及每次注射前后均应详细检查患者的局部情况及全身各系统有无出血倾向,警惕皮肤黏膜、泌尿系有无出血倾向的发生,尽量避免发生碰撞或跌倒。观察患者有无相关口角歪斜、肢体活动障碍等神经系统症状,每班交班。患者的健康教育应重点教会患者识别脑卒中的早期症状,告知患者如出现肢体感觉、运动障碍,口角歪斜等症状时应及时告知医护人员,及早处理。

3. **颅外神经损伤**　由于颈动脉周围神经组织丰富,手术中易造成舌下神经、面神经、喉返神经和喉上神经的损伤。术后仔细观察患者神经功能的异常变化,如有无伸舌偏斜、吞咽困难、口角歪斜、唇沟变浅、声音嘶哑及进食呛咳等症状,一旦出现以上症状,应用神经营养药物对症治疗,多在 6～12 个月恢复。向患者说明发生颅外神经损伤的原因,告知患者相关症状一般可自行缓解,让患者不要紧张。

4. **出血**　由于患者术中常规进行全身肝素化,出血是 CEA 术后最常见的并发症。及时观察患者颈部伤口渗血情况,渗血较多时及时通知医师换药。术后,常规放置负压引流瓶,观察引流液的量、颜色、性质并记录。防止引流管扭曲,滑脱,观察引流瓶有无负压,若无负压或引流量超过引流瓶的 2/3 时需及时更换。一般术后 1～2 天引流量 24 小时＜10 mL 可予拔管。若持续出血,每小时超过

100 mL 要及时通知医生处理。观察患者颈部肿胀情况,健侧与患侧进行对比,若颈部轻度肿胀,无须处理;若颈部肿胀持续增大,影响颈部活动,应及时通知医生处理。同时要观察患者有无说话含糊、呼吸困难等气管压迫症状。若出现上述症状,要立即进行血肿清除术。告知患者引流管的作用及相关注意事项,并教会患者如有颈部肿胀、呼吸困难等不适及时告知医护人员。

5. 心动过缓及血压下降　颈总动脉的末端及颈内动脉起始部有颈动脉窦压力感受器,能感受血压的变化。因其特殊的解剖关系,当术中球囊扩张或支架置入时导丝、导管或支架刺激了颈动脉窦压力感受器,引起迷走神经张力升高,可反射性引起血压下降、心率减慢。护理人员应在术后立即给予患者心电监护,密切监测心率、血压变化,增加巡视频率。测量血压 1 次/30 分钟,待生命体征平稳后改为 1 次/2 小时,并与术前基础血压作对比,以及时发现低血压。如发现患者出现低血压,应遵医嘱及时处理,以确保血压处于正常范围内,做好患者的安全管理,嘱患者下床活动时防止跌倒。

6. 支架内再狭窄　由于支架对血管平滑肌的机械性刺激,可引起血管内皮细胞反应性增生,远期可能会再次发生狭窄,术后严格遵医嘱继续抗凝治疗,如无出血给予低分子肝素 5 000 IU 皮下注射,1 次/12 小时,连用 3~5 天,氯吡格雷 75 mg/d,连用 3 个月,肠溶阿司匹林 100 mg/d 长期口服,用药期间应严密监测凝血功能,做好相应的知识宣教,指导患者出院后的用药。

7. 血管痉挛　术中导管、导丝在血管中长时间推送,刺激血管而引起血管痉挛,临床上常出现缺血性症状,如头痛、血压增高、烦躁多语、四肢麻木无力甚至偏瘫,痉挛越强烈,症状越明显。此外,患者的情绪也是影响血管痉挛的因素之一,如患者的情绪过度焦虑,也会诱发血管痉挛。护理人员要严密观察患者的意识、头痛强度、肢体活动情况,如有异常应立即报告医生,遵医嘱给予患者高流量吸氧和静脉避光微量泵入尼莫地平。用药过程中,要严密观察患者有无面色潮红、心慌、血压过低等情况,根据血压的波动情况调节泵入的速度。老年患者加用床栏,必要时使用约束带约束。

8. 肾功能下降　某些造影剂的高渗性、化学毒性,以及抗凝剂的作用等可造成术后患者出现血尿,尤其对于合并糖尿病、高血压、肾功能不全等基础疾病的患者。术后应嘱患者多饮水,一般术后 6～8 小时内饮水 1 000～2 000 mL,此外,还可通过静脉补液的方式供给,以利于排出造影剂。但应注意的是,心功能不全的患者不能大量补液,以免引发心力衰竭。另外,术中和术后使用药物降低血压也可引起肾缺血,导致急性肾功能不全甚至肾衰竭。同时,禁止使用有肾毒性的抗生素,并定时观察尿液的颜色、尿量,定期化验尿常规,发现异常及时报告。

9. 颈动脉穿刺点假性动脉瘤　通常在穿刺术后 24～72 小时症状明显,可表现为穿刺点疼痛、肿胀,通过多普勒超声可以确诊。根据动脉瘤的大小及复杂程度采取不同的处理方法。包括超声引导下的凝血酶注射,超声引导的加压治疗,但少用。如果较严重,还需外科手术治疗。

六、康复指导

(一) 康复期患者的自我管理

(1) 告知患者注意休息,避免劳累,3～4 周内限制重体力活动,保持良好的心态,避免情绪激动;不要用力按摩颈部和头部,防止支架塌陷。

(2) 血压管理

1) 宣教高血压的基本知识,让患者对高血压有正确的认识。

2) 合理用药。高血压药物有六大类,选择性价比高的药物治疗,熟知所用药物的作用与不良反应,遵医嘱服药,不能擅自减药或停药。

3) 高血压自我管理技能的指导,包括怎样正确测量血压、怎样判断血压控制水平的高低及紧急情况下的处理方法。

4) 建立合理健康的饮食习惯。由于地域不同如赣菜口味偏咸,应指导患者进低盐饮食,摄盐量控制在每天 5 g 左右,同时减少脂肪的摄入量,尤其是动物脂肪,多进食蔬菜,不建议饱餐,劝诫嗜烟酒的患者及早戒烟酒。

（二）饮食管理

绝对戒烟，适量饮酒。进食清淡、低脂饮食，少量多餐，多饮水，多吃新鲜的蔬菜水果，保持大便通畅。

（三）用药管理

术后坚持长期服用拜阿司匹林、他汀类如立普妥等抗血小板、降脂的药物，不可随意停药。教会患者自我观察有无出血症状，如皮肤黏膜有无出血点，有无牙龈出血、血尿及黑便等。建议患者建立使用抗凝药的专用记录本，详细记录服药时间、剂量、监测的 PT（INR）值等，叮嘱患者入院检查时带齐同时服用的其他药物，便于医护人员了解药物的相互作用及抗凝效果。

1. 氯吡格雷

（1）氯吡格雷导致的消化道溃疡及出血并不少于阿司匹林，阿司匹林直接损伤黏膜，氯吡格雷的抗血管生成作用会延缓溃疡的愈合。使用氯吡格雷也需要注意有出血和血液学不良反应的危险性。服用期间，医生要密切随访，患者也要注意出血包括隐性出血的任何体征。在治疗过程中一旦出现出血的临床症状，应及时报告给自己的主治医生，考虑进行血细胞计数和（或）其他适当的检查。

（2）氯吡格雷与华法林合用，可能会使出血加重。若必须联合应用，一定要谨遵医嘱，不得随意加量或漏掉，监测出血情况。

（3）患者加服用任何新药前，应告知医生正在服用氯吡格雷。

（4）应用氯吡格雷出现消化道出血时，需加用 H_2 受体拮抗剂。

（5）本药一般在终止治疗后 5 天内，血小板聚集和出血时间逐渐回到基线水平。患者在使用此药期间，应注意和自己的主治医生保持联系，在医生的指导下，合理用药。

2. 阿司匹林　嘱咐患者严格按照医嘱服药，尽量在每天的同一时间用药。阿司匹林肠溶片具有较强的抗酸能力，对胃黏膜的损害较轻，可饭前用适量水送服（如服药后有胃部不适症状，建议改为饭后服用，以减轻药物对胃黏膜的刺激）。由于阿司匹林对血小板的抑制作用，可能增加出血的风险。同时告知患者未经医生或者药师允许,请勿自行停药或者减药。

3. 丁苯酞胶囊　丁苯酞软胶囊主要用于治疗轻、中度急性缺血性脑卒中,服药时应注意以下几点。

(1) 餐后服用影响药物吸收,建议餐前服用。

(2) 肝、肾功能受损者慎用。

(3) 用药过程中需要注意肝功能变化。

(4) 因本品尚未进行出血性脑卒中临床研究,故不推荐出血性脑卒中患者使用。

(5) 有精神症状者慎用。

(6) 吞咽功能障碍者,不宜服用。

(四) 运动管理

养成良好的生活习惯,适当进行运动,劳逸结合。以低强度、有氧运动为主,如散步、打太极拳、做操等。运动的三原则为有恒、有序、有度,可按照"一、三、五、七"进行锻炼。"一"是每天锻炼 1 次;"三"是每次要锻炼 30 分钟左右;"五"是每周至少锻炼 5 次;"七"是每次锻炼的最快心跳不要超过(170 - 年龄)次。

(五) 随访

术后 3~6 个月 B 超或 CTA 复查颈动脉情况,出院后 1、3、6、9、12 个月门诊复查,告知患者如出现以下症状应及时联系医生。

1. 神经症状的复发　原因可能包括疾病进展、技术问题,如血管扭结或支架内再狭窄,无论是内膜增生还是支架断裂。支架内再狭窄的定义为支架内全程和(或)支架两端 5 mm 节段内管腔丢失导致管腔狭窄程度≥50%。内膜增生的因素包括多重支架、糖尿病、高血压和吸烟。支架断裂的机理可能是血管收缩和(或)弯曲时的机械应力或球囊过度膨胀。在颈动脉支架手术中,常选用自膨式合金裸支架,因其柔韧性较好,但其也容易发生断裂。

2. 头痛恶化　类似于偏头痛,可能是再灌注综合征(如描述的在高灌注综合征中)。早期认识及处理再灌注综合征可以防止不良后果。

3. 穿刺点异常出血　通过按压不能有效止血,或穿刺点异常疼痛,穿刺点周围有发红、肿胀或发热等感染症状。

第二节　下肢静脉曲张——回"心"之路,道阻且长

美国成年人群中约23%患有下肢静脉曲张,6%为严重慢性静脉疾病(chronic venous disease, CVD)患者,临床表现为静脉性水肿、皮肤改变、活动性或愈合性静脉性溃疡等。静脉曲张、静脉性溃疡以及相关并发症不仅可导致慢性疼痛、残疾、生活质量下降、工作时间减少和过早退休,也给患者及社会带来了沉重的经济负担。美国40~80岁人群中有约1 100万男性和2 200万女性静脉曲张患者,其中200万以上为严重CVD患者,每年CVD的直接医疗费用估计在1.5亿~10亿美元,而英国每年有2%国家医疗预算(约10亿美元)被用于下肢溃疡的治疗。我国成年男女的患病率分别高达10%~15%与20%~25%,已成为国内各大基层医院的主要病种之一,该疾病好发于久站及其他从事体力劳动的人群,在我国,早期的静脉曲张往往不受重视,就诊时大多已有下肢皮肤瘙痒、色素沉着,甚至慢性溃疡,故手术治疗自然成为解决患者实际问题的首选。近年来,随着科技的进步,针对下肢静脉曲张手术的新技术层出不穷,泡沫硬化疗法、静脉腔内激光闭合以及射频闭合等微创手术方法正逐步取代传统手术。联合应用各类技术实行个体化治疗对于血管外科医师而言已不再陌生,同时对临床护理人员也提出了更高的要求,除了常规护理以外,下肢静脉曲张(图7-4)围手术期的健康指导也是疾病康复的重要方面。

一、概述

(一)下肢静脉曲张疾病概述

1. 下肢静脉曲张　是指人体小腿及大腿上出现了如"蚯蚓状"的屈曲静脉,这是由静脉回流不畅导致静脉血液淤滞,所以就形成了这些"蚯蚓状"的血管。

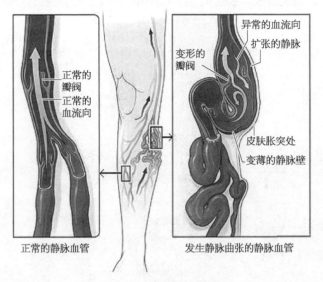

图 7-4　静脉曲张发生原因

而单纯性下肢静脉曲张为隐-股静脉瓣膜功能不全所引起,亦称为原发性大隐静脉曲张;继发性类型则是深静脉病变导致深静脉压增高,破坏隐-股静脉和交通支静脉瓣膜,而引起浅静脉曲张。单纯性下肢静脉曲张多见于大隐静脉,也有大、小隐静脉同时发病,单纯小隐静脉曲张较少见。

2. 临床表现

(1) 患者久立、坐位或行走后患肢沉重,酸胀或胀痛,易疲劳,平卧休息或抬高患肢后症状可减轻,有晨轻暮重的特点,病情轻者可无明显不适。

(2) 下肢浅静脉迂曲扩张,甚至迂曲成团,站立时明显,平卧时消失。病情严重者可出现患肢轻度肿胀,但多局限于踝部和足背部。病情长者足靴区可出现皮肤营养障碍性改变,如皮肤瘙痒、色素沉着、皮肤和皮下组织硬结、湿疹甚至经久不愈的溃疡。

(3) 曲张静脉容易并发浅静脉炎,出现局部红、肿、热、痛,可扪及红肿的索条,有压痛。

3. 好发因素　长时间站立或坐位、体型高大、肥胖、妊娠、腹压增高、遗传和习惯性便秘可能诱发下肢浅静脉曲张(图 7-5)。

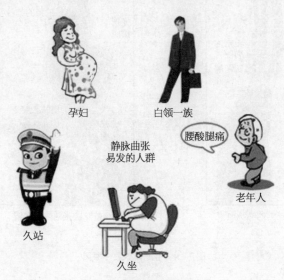

孕妇　　　　　白领一族

静脉曲张
易发的人群

腰酸腿痛

老年人

久站

久坐

图 7-5　静脉曲张易发人群

(二) 下肢静脉曲张手术方式

下肢静脉曲张既影响我们的日常生活,又影响下肢的美观,那么该如何去治疗这些麻烦的曲张静脉呢?

1. 大隐静脉高位结扎抽剥术　大隐静脉高位结扎抽剥术是治疗大隐静脉曲张最经典的手术方式,其手术要点是解剖暴露大隐静脉主干与股静脉移行处,切断大隐静脉五大属支并距移行处约0.5 cm 处离断并结扎主干,远端置入抽剥器将主干完整抽出至内踝。该术式的优点在于去除大隐静脉病变的同时又彻底解决了交通静脉的反流,降低了二次手术的机会,但同样也存在创伤大、活动受限、切口不美观以及损伤隐神经等弊端。因此,该经典术式近年来得到了改良,要点包括缩小腹股沟切口大小、减少属支的结扎、膝下段曲张静脉点式抽剥等等。在临床诊疗中,下肢静脉彩超的结果往往对手术决策起到至关重要的作用,对于大隐静脉存在反流并且累及足踝的患者,推荐进行主干全程抽剥,并且推荐采用内翻式剥脱技术;其余患者则只需抽剥至膝下约 5 cm 处,小腿段再根据病情酌情处理。然而,对于彩超结果提示无大隐静脉反流或仅为阶段性反流者或者大隐静脉直径小于 1 cm 者,可保留主干不予抽剥。对于大隐静脉直径大于 1.5 cm 或主干存在扭曲等情况的患者,仍推荐进行高位结扎抽剥术。在抽剥器的改良上也从传统的金属抽剥器发展为高分子塑料导管抽剥器,新型抽剥器表面光滑,通过性好且剥脱头直径小,可以胜任内翻式剥脱,有效减少隐神经损伤。

2. 泡沫硬化剂闭合术 泡沫硬化剂的问世,一度被认为可以彻底解决各类曲张血管,达到创伤小、恢复快的治疗效果,但是临床实践应用后会发现泡沫硬化剂也存在应用瓶颈,盲目滥用导致的问题也层出不穷。有文献总结了泡沫硬化剂治疗引起的不良事件,常见的有色素沉着、局部硬结、浅静脉炎、皮肤溃疡。此外,还有一些系统性不良事件,如肺栓塞、下肢深静脉血栓形成(deep venous thrombosis,DVT)、全身性过敏反应等,甚至出现误将泡沫硬化剂注入下肢动脉,引起严重后果。

3. 腔内热闭合技术 随着技术的进步,涌现了不少处理大隐静脉主干反流的腔内技术,常见的有射频消融闭合术、腔内激光闭合术(endovenous laser treatment,EVLT)以及腔内微波闭合术(endovenous microwave ablation,EMA)等,目前这些技术已被欧美各大指南推荐为一线治疗方案。它们的工作原理是利用不同的物理机制在静脉腔内释放热能量,使管腔收缩并快速纤维化,达到闭合病变血管的手术目的。这类新技术的优点是创伤小、恢复快、操作便捷、程序可控,但也存在皮肤灼伤、浅静脉血栓以及隐神经损伤等并发症。

(三) 快速康复理念在下肢静脉曲张围手术期的应用

快速康复外科最早在 20 世纪由丹麦医生 Kehlet 提出,由黎介寿院士等率先引入,并加以应用。它是指在术前、术中和术后的各阶段广泛运用经实践证明的方法,以减少患者应激反应和并发症的方法,促进患者改善预后,提高康复能力。与传统的围手术期护理干预相比,快速康复外科护理具有以下优势。

1. **充分心理护理** 大量的临床试验证明,心理因素是患者康复的独立影响因素,直接影响患者的康复。患者由于初次面临陌生的医院环境或手术后内心很脆弱,需要家属及医护人员的安慰,护理人员通过语言和行为的唤醒、告知和安抚可以让患者安心养病,减少不良应激。

2. **早期疼痛护理** 疼痛是最直接的、不能忍受的应激反应,会导致患者的心律失常、心跳加速和呕吐恶心等反应,减慢蛋白质合成代谢速度,影响手术切口的愈合和患者的康复。充分止痛是康复计划中的一个重要环节,也是有利于早期下床活动及早期口服营养的重要前提,包括持续硬膜外止痛、患者自控止痛、多模式止痛等多种方法。

3. **全面围手术期护理** 术后影响患者康复的主要原因有疼痛、应激反应、器官功能障碍、恶心、呕吐、肠梗阻、低氧血症、睡眠障碍、疲劳、营养缺乏等。针对这些问题,FTS提出的要点有:术前完善各项准备工作,采用最小的手术方式,减少手术创伤;术中加强患者保暖、适当静脉补液;术后早期进食、活动,适当使用止吐药、止痛药及对症处理等。

随着科学技术的进步及患者对手术安全性、美观性、快速康复的需求不断提高,下肢静脉曲张手术的治疗已逐步由科学微创手术方式过渡到快速康复外科新理念,其安全性、有效性、美观性、微创性、术后快速康复、不易复发等优势在临床治疗中不断显现。

二、术前健康教育

(一) 术前常规指导

1. **完善术前检查** 术前完善各项常规检查(血常规、肝肾功能、凝血功能等)及专科检查(血管超声、皮肤色泽、皮温等),了解患者有无高血压、心脏病或其他全身疾病,有无手术禁忌证等,以保证手术安全。

2. **心理护理** 因对手术的未知和对手术成功与否的担忧,患者多出现紧张、恐惧心理。护理人员应向患者及家属讲解术前准备、麻醉措施、手术过程等相关知识，提高他们对手术的认识，增强其信心，从而缓解他们的负性心理，配合护理人员进行相关医疗操作。

3. 饮食护理　手术前对患者进行全面评估，详细了解患者的年龄、疾病史、生活习惯等，要劝导吸烟的患者戒烟，防止尼古丁导致血管痉挛，指导患者合理进行饮食，禁辛辣等刺激性食物，多食用低脂、低盐以及富含营养的食物。

4. 胃肠道准备　全麻及腰麻者术前一晚 20:00 禁食，22:00 后禁饮。

5. 皮肤准备　上至脐平，下至足趾，包括整个患侧下肢及会阴部备皮。术前一天，患者剪指(趾)甲、沐浴、更衣，不能自理者由护理人员协助，做好个人卫生工作。

6. 术前训练　手术前指导患者做床上大小便练习、床上翻身练习以及深呼吸、有效咳嗽练习，防止术后并发症。

7. 术日晨准备　测体温、脉搏、呼吸、血压；取下义齿、眼镜、发夹、饰品、手表及贵重物品交家属保存。为患者佩戴含有血型及绿色标志的手腕带。

(二) 术前特殊准备指导

1. 病情观察　观察有无血栓性浅静脉炎、湿疹或溃疡形成及曲张静脉破裂出血等并发症的出现，及时告知医生对症处理(皮肤破损和溃疡者，应于术前用 1:5 000 锰酸钾泡足或给予伤口换药，尽量使伤口愈合)。

2. 术前一天晚准备　嘱患者适当活动后，医生用记号笔描绘出曲张静脉的行径。

3. 训练指导　为了有效预防术后深静脉血栓形成，术前应加强指导患者掌握小腿肌肉收缩运动的训练方法。

4. 下肢静脉曲张三种特殊检查(图 7-6)

(1) 深静脉通畅试验(Perthes 试验，也称踢腿试验)：患者站立位，静脉充分充盈后，用止血带在腹股沟下方压迫静脉，患者用力伸展腿部 20 次或下蹲 20 次，如充盈的曲张静脉迅速消失或明显减轻，

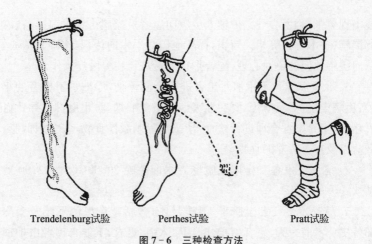

Trendelenburg试验　　　　Perthes试验　　　　Pratt试验

图 7-6　三种检查方法

沉重感减轻,表示深静脉通畅,交通静脉完好,为阴性,是可以进行浅静脉手术的重要标志。反之,曲张静脉增加或(和)沉重感加重,表示深静脉有阻塞,为阳性。

(2) 隐静脉与深静脉间交通支瓣膜功能试验(Trendelenburg 试验):患者仰卧,抬高患肢,使曲张静脉内血液排空后,将止血带缠缚于腹股沟下方,压迫大隐静脉,嘱患者站立,观察浅静脉的充盈程度和速度,如排空的静脉 20 秒内充盈,表示交通支静脉瓣膜功能不全。突然放开止血带,静脉立即充盈,表明隐股静脉瓣膜功能不全。

(3) 交通支瓣膜功能试验(Pratt 试验):用于定位瓣膜功能不全的交通支静脉。患者仰卧,抬高患肢,排空浅静脉内的血液,分别从足趾向上,从卵圆窝向下缠绕弹力绷带,汇合后,让患者站立,一边向下解开下边的弹力绷带,一边向下继续缠绕上边的弹力绷带,在两根弹力绷带之间的间隙内出现任何曲张静脉,提示该处有功能不全的交通支静脉。

5. 腿围测量　使用卷尺为患者测量腿围,测量部位分别为足踝部、小腿最粗部位及大腿根部的周径,指导患者根据测量的腿围选择合适的弹力袜。

6. 物品准备　二级压力弹力袜、剥脱器、聚桂醇泡沫硬化剂、创可贴若干、绷带 2 卷(一条腿)、下肢抬高器、尿垫,患者被接走后铺好麻醉床。

三、术后健康教育

(一) 术后常规指导

术后密切观察患者的生命体征变化,注意定期监测患者的血压、脉搏及呼吸情况,观察患者的意识,准确记录变化值。相关人员在患者进行手术之后,需要对其进行密切的观察,主要包括手术切口处的敷料是否出现异常、弹力绷带是否出现异常。同时需要对患者的感觉和皮肤温度等方面进行观察,从这些方面来判断患者的血管是否通畅。如果出现血管不通的情况,需要立即报告,并进行相关的处理。

(二) 术后伤口指导

术后出现瘀斑或者血肿现象时应抬高患肢重新加压包扎。如果血肿异常严重,必须及时手术检查,实施止血、消除血肿以及引流。如果患者下肢出现肿胀现象,并且情况严重,很可能是伤口缝合处出现血栓导致,长期卧床导致血液流动缓慢,嘱咐患者多走动,促进血液循环。术后出现伤口感染,及时告知医生进行处理。

(三) 术后早期饮食指导

在手术之后 6 小时,如果患者没有感觉到明显的胃肠道反应,或者没有出现恶心等症状,可以指导患者进食。同时在这个过程中需要保证食物的营养,指导患者进食高蛋白质、高维生素、高纤维的饮食,从而来促进患者伤口愈合,保证患者大、小便的通畅。

(四) 运动指导

术后患者安返病房,指导患者进行踝关节背伸、跖屈及伸屈足趾等活动,4 次/天,10～15 分钟/次。尤其是进行直腿抬高,患者必须处于平卧或者坐卧的状态,使膝关节呈现伸直,指导患病的肢体慢慢向上抬约 30°。稍作停留,然后再慢慢放下,这样反复进行 10 次左右,锻炼四头肌和腓肠肌的功能。术后 6 小时嘱患者下床活动,可沿病房走廊来回行走,以患者不感觉劳累为主。全麻患者术后下床活动必须由家属陪护,注意观察患者面色,如患者有心慌、恶心等不适主诉应立即停止活动,卧床休息,防止虚脱引起的意外。

(五)体位护理

术后要求患者处于平卧或者侧卧状态,患肢抬高 $20°\sim30°$ 以缓解骨盆静脉的压力,使得下肢血液循环更加流畅,预防血栓出现;鼓励患者适当下床活动,利用腓肠肌群收缩、挤压作用促进下肢远端的静脉血回流,利于患肢的恢复,防止深静脉血栓及肺栓塞的发生。

(六)用药指导

1. 聚桂醇的使用　硬化疗法是治疗小口径静脉曲张(网状曲张静脉、蜘蛛静脉)的首选疗法(表 7-1)。对于管腔闭合的分支静脉曲张和穿深静脉功能不全,硬化疗法疗效等同于经皮静脉抽剥术和穿深静脉结扎术或内镜下穿深静脉切除。手术一直是治疗隐静脉曲张的首选,但应用硬化疗法治疗其静脉主干也是可行的。

表 7-1　聚桂醇使用的绝对和相对禁忌证

绝 对 禁 忌 证	相 对 禁 忌 证
已知对硬化剂过敏	下肢水肿,失代偿性
严重系统性疾病	糖尿病晚期并发症(如多发性神经病)
急性深静脉血栓	动脉硬化闭塞症,Ⅱ期
预治疗区局部感染或严重全身性感染	一般情况差
持续性运动障碍和长期卧床	支气管哮喘
外周动脉硬化闭塞症进展期(Ⅲ或Ⅳ期)	明显的过敏因素
妊娠(除有绝对治疗因素外)	已知血栓倾向或高凝状态,伴或不伴血栓病史

对大隐静脉和小隐静脉的泡沫硬化治疗可以通过以下措施提高安全性:避免直接按压注射区域、运用超声观察泡沫分布、注射高黏度的泡沫、5 分钟内下肢制动或避免耐力运动、避免 Valsalva 动作或其他肌肉运动。

2. 地奥司明片(葛泰)　地奥司明属于一种纯化、微粒化的黄酮类活性药物,它可以促进淋巴回流,提高静脉张力,减弱毛细血管通透性,强化毛细血管韧性,保证微循环状态;该药可以在血管内皮细胞与白细胞间相互作用,抑制炎症的产生。其作用机制为以下几点。

(1)提高静脉壁张力作用,且在高温状态下亦可发挥功效,相较于芦丁等药物,它所致的静脉收缩功能更强,当机体出现酸中毒后,仍能够提高静脉张力。地奥司明具有较佳的静脉特异性亲和力,不会对动脉系统造成影响。

(2)调节微循环。地奥司明能够显著减少血管内皮细胞与白细胞的移行、黏附及崩解释放白三烯、缓激肽、组胺、补体、自由基、前列腺素等炎症物质,继而提高了毛细血管的张力,减少了通透性。同时,地奥司明还具有调节血液黏稠程度,提高红细胞流速等作用,有效避免了微循环的淤滞。

(3)促进淋巴回流。该药可以提高淋巴管收缩功能及引流速度,继而使组织间液回流速度得到提升,有效改善了水肿状态,保障了淋巴回流效果。

(七)其他指导(循序减压弹力袜相关知识)

1. 循序减压弹力袜压力分级

(1)一级低压预防保健型(15～25 mmHg):适用于静脉曲张、血栓高发人群的保健预防。

(2)一级中压初期治疗型(25～30 mmHg):适用于静脉曲张初期患者。

(3)二级高压中度治疗型(30～40 mmHg):适用于下肢已经有明显的静脉曲张(站立时静脉血管凸出皮肤表面),并伴有腿部不适感的患者(如下肢酸乏肿胀、湿疹瘙痒、抽筋发麻、色素沉着等)、静脉炎、妊娠期间严重静脉曲张、静脉曲张手术后(大小隐静脉剥脱术)患者、深静脉血栓形成后综合征患者。

(4)三级高压重度治疗型(40～50 mmHg):适用于下肢高度肿胀、溃疡、皮肤变黑变硬、高度淋巴水肿、整形抽脂术后恢复期等患者。

2. 循序减压弹力袜的穿法

(1)将弹力袜沿上端外翻,然后由脚面部位穿上,慢慢拉至脚后跟部位,再拉过足踝部。

(2) 手指拉住弹力袜之前缘,顺着小腿往上拉,使其务必能紧贴着腿肚部位,直拉至膝关节下处。

(3) 同上由(1)至(2),将另一只弹力袜穿着在另一只脚上,直拉至膝关节下处。

(4) 注意穿戴时,应顺着弹力袜的纹理。

(5) 若穿着后,整天腿部受压迫而无减轻疼痛之迹象或头晕时,可能是所穿产品压力过大,此时应改换较大型号的产品或再请教专业医生。

3. 循序减压弹力袜的选择　应根据患者的腿围选择合适尺寸的弹力袜。同时,弹力袜有长筒、短筒之分,大隐静脉剥脱术后患者应穿长筒弹力袜,待 3～6 个月以后可根据实际情况更换短筒弹力袜。

4. 循序减压弹力袜的洗护　因为袜子会吸汗,所以要经常用中性肥皂或温和洗剂清洗,避免放在强转速洗衣机内清洗,用双手轻轻搓揉数下即可,不可用力过猛,以免伤害其弹性纤维;然后以清水冲涤,洗净后,平铺晾干(建议同时两双以上交替穿着以延长循序减压弹力袜的使用寿命)。

循序减压弹力袜晾晒时应注意以下两点。

(1) 晾晒时应注意避免在烈日下暴晒,由于循序减压弹力袜内含有弹力非常好的橡筋材料,暴晒会影响其使用寿命。

(2) 晾晒时应注意避免螺口朝下,由于晾晒时下面会滴水,螺口朝下容易使螺口处橡筋被水浸坏,导致穿着时袜口下滑。

四、术后并发症的护理

(一) 瘀斑与血肿

瘀斑和血肿在下肢静脉曲张术后患者较为常见,且症状轻微,瘀斑多发生在术后 3～5 天,一般由于术中的渗血造成,术后腹股沟切口或皮下血肿多数是自限性的,可能由血管结扎脱落等引起,皮下血肿有时在行走后才出现。对较小的瘀斑和皮下血肿的处理是抬高患肢和加压包扎。血肿进行性增大或合并感染时,应及时手术探查、进行止血、血肿清除和引流。如出现瘀斑或血肿,告知患者不要紧张,适当减少活动量,配合医护人员做好处理。

(二)下肢深静脉血栓

下肢深静脉血栓在静脉曲张患者中为严重的并发症之一,主要表现为下肢有明显肿胀、皮肤发亮小腿腓肠肌深压痛,多因为静脉切口缝合处发生静脉血栓形成,术后卧床不动,血液循环缓慢而导致。术后注意观察患者下肢肿胀、疼痛及浅静脉怒张等表现,指导患者在床上行足背伸屈运动,鼓励患者术后根据实际情况进行下床活动,尽可能早期运动,以免发生深静脉血栓,从而影响术后进程。

(三)伤口感染

术后应严密观察患者的伤口是否有渗液、渗血出现,保持伤口周围皮肤清洁干燥,经常更换敷料;术后数天后观察伤口是否有红肿、疼痛、流脓,若发现异常应及时通知医生并配合给予有效的处理。指导患者控制足部真菌感染,以免引起伤口感染。对于有足部溃疡的患者,根据溃疡实际情况指导患者自行换药或至伤口门诊定期换药。

五、康复指导

(一)康复期患者的自我管理

(1)教会患者正确使用循序减压弹力袜,除压力、尺寸要正确选择外,还应指导患者正确穿着循序减压弹力袜,避免因使用不当造成血液淤滞或无效穿着等。

(2)避免长期站或坐,坚持适当的体育运动,如散步、快走、骑脚踏车、跑步等。

(3)应养成一日数次躺下将腿抬高过心脏的姿势,如此可促进腿部静脉循环。

(4)保持正常体重,不能超重,因过重会使腿部静脉负担增加。避免提超过约 10 kg 的重物。

（5）不可使用40℃以上的高温水长时间泡脚。

（6）保持脚及腿部清洁，并避免受外伤造成皮肤破溃。

（7）如腿部皮肤已呈干燥情形，应遵照医嘱涂药。

（8）每晚自我检查小腿是否有肿胀情形。

（9）休息时将腿垫高约30°并保持最舒适姿势，千万不要因此而让腿部僵直，适得其反。

（10）坚持穿循序减压弹力袜至少半年，因腿部肿胀通常于下床后站立几分钟就会发生。请于每天早起下床前即穿上弹力袜。

（11）保持弹力袜清洁，并注意其弹性功能是否改变。当弹力袜失去弹性时应立即更换。

（二）下肢的日常自我管理

1. 足浴　足浴能加快腿部血液循环，使腿部的静脉血液及时向右心回流，有利于减轻腿部的静脉淤血，防止下肢静脉曲张。另外，临睡前用热水泡泡脚，还有助于安神去烦，催眠入睡，使睡眠更加深沉和香甜。

2. 高抬贵脚　每天将双脚抬起2～3次，平或高于心脏，此时脚、腿部血循环旺盛，下肢血液流回肺和心脏的速度加快，得到充分循环，头部可得到充足而新鲜的血液和氧，同时对脚部穴位、反射区也是一个良性刺激。

3. 甩腿　一手扶物或扶墙，先向前甩动小腿，使腿尖前向上翘起，然后向后甩动，使脚尖用力向后，脚面绷直，腿亦尽量伸直。在甩腿时，上身正直，两腿交换各甩数十次。这种方法也可以促进下肢血液的回流，避免下肢静脉血液淤积。

（三）饮食管理

养成良好的生活习惯，戒烟、酒，低盐、低脂、清淡饮食，积极治疗能够导致腹腔内压增高的慢性疾病，如便秘、前列腺肥大等。

（四）伤口管理

保持伤口干燥，术后24～48小时可拆除绷带，观察伤口无渗出物、无红肿或其他异常，就可撕去胶布。待痂皮自行脱落后即可用温水清洗。

（五）随访

定期门诊随访,时间为出院后 1 个月,以后为每半年一次。

（沈谢冬）

参考文献

［1］刘玲.手术室护理中快速康复理念的应用［J］.中国城乡企业卫生,2016,8(18):178－179.

［2］李海燕,丁婧赟,钱火红,等.颈动脉狭窄患者行颈动脉内膜切除术的围手术期护理［J］.护理实践与研究,2015,12(8):43－45.

［3］李淼,汪淼芹,胡可芹.高血压患者自我管理水平与生活质量的相关性研究［J］.中华现代护理杂志,2016,22(22):3173－3176.

［4］中华医学会外科学分会血管外科学组.颈动脉狭窄诊治指南［J］.中华血管外科杂志,2017,2(2):78－84.

［5］朱化刚,邵拥军,周静,等.美国下肢静脉曲张及慢性静脉疾病治疗指南解读［J］.中华普通外科杂志,2012,27(3):258－259.

［6］蒋劲松,陈磊.下肢静脉曲张各种微创手术方式的评价及展望［J］.中华血管外科杂志(电子版),2017,9(4):244－249.

［7］张颖琦,崔怀信,李敬.快速康复外科在下肢静脉曲张围术期护理中的应用［J］.全科护理,2016,14(30):3158－3159.

［8］李景然.对行手术治疗的下肢静脉曲张患者实施预防并发症护理的效果探究［J］.当代医药论丛,2015,13(15):133－134.

第八章 泌尿外科

第一节 腰痛,离肾癌有多远

肾脏,俗称"腰子",位于人体腰部两侧后方,形似蚕豆,虽然个头不大,但功能多样,是人体的"垃圾处理厂",人体通过"清道夫"肾脏系统的过滤,排除体内毒素和超标元素,但在长期与毒素接触以及压力下,肾脏发生了量变和(或)质变,若最终发生恶变,就形成了肾癌。提起癌症,人们常会想到肝癌、胃癌、肺癌这些耳熟能详的恶性肿瘤,而对肾癌却知之甚少,有些人甚至还会把肾癌跟尿毒症混淆。事实上,肾癌近年来的发病率不断增加,约每年增长2%,是泌尿外科肿瘤发病率排第三位的疾病,越来越威胁着人们的健康。而肾癌起病隐匿,早期症状不明显,患者初诊时病情多已经是中、晚期,临床上大于50%为无症状肾癌,因此,大家有必要了解肾癌的相关知识,正确认识肾癌,小心谨"肾"这个沉默的杀手。

一、概述——知之"肾"少,一起来了解肾癌

(一)初识肾癌

肾肿瘤是泌尿系统常见的肿瘤之一,约95%的肾肿瘤是恶性的,良性的很少见。肾癌,是起源于肾实质泌尿小管上皮系统的恶性肿瘤,又称肾细胞癌、肾腺癌,占肾脏恶性肿瘤的80%~90%。肾癌发病年龄见于各年龄段,男女患者比例约为2∶1,高发年龄为50~70岁,肾癌更加偏爱男性。此外,肾癌有家族倾向,多囊肾患者发生肾癌的概率高于正常肾。肾脏位置比较深,在后腹膜腔,正好是在脊柱的前面,在肝脏和脾脏的下面,两边还有胸廓和腰大肌的包裹,它的前方就是肠子,所以它是受到包裹和保护的一个位置,这使得肾癌

早期并无明显的身体症状,也不能被触及,直到病情进展才会表现出特异症状。但此时病情往往已处于晚期,患者的生命也即将走到尽头,因此,肾癌又被称为"静悄悄的杀手"。

(二)哪些不良生活习惯会导致肾癌

虽然肾癌的病因至今还不清楚,但是肾癌偏爱这四类人群:长期吸烟者、酗酒者、高能量饮食摄入者、高血压及其并发症患者。诸如吸烟、高蛋白质饮食、酗酒等不良生活方式,可能是其致病的危险因素。吸烟一直被认为是肾癌的中度危险因素,吸烟者患肾癌的风险较非吸烟者明显升高,而且与吸烟量有明显关系。研究发现,三成左右的肾癌患者有吸烟史,被动吸烟同样容易得肾癌。吸烟30年以上、吸无过滤嘴香烟的人患肾癌的危险性显著上升。所以除了自己远离烟草外,还需劝诫周围的亲朋好友戒烟,以期尽可能降低罹患肾癌的风险。

研究发现,肥胖者更容易得肾癌。目前不清楚究竟是什么机制致使肥胖成为肾癌的一个危险因素,可能与激素的变化,如肥胖者内源性雌激素的变化有一定的关系。肥胖者可能易出现硬化性肾小球肾炎,使肾小管更易癌变。除此之外,高蛋白质饮食、大量食用肉类所造成的慢性肾功能改变也可能会诱发肾癌。研究还表明,食用蔬菜对肾脏有保护作用。

暴露于不同化学物品、辐射等环境因素,也可能是参与构成肾癌病因的重要方面。有报道表明,长期接触金属镉和铅的工人、报业印刷工人、焦炭工、干洗业工人、焦炉工、印刷工和石油化工产品工作者的肾癌发病和死亡危险性相对较高。化学药物特别是激素的使用可增加肾癌的患病率。

高血压患者服用利尿药的肾肿瘤患病率增加,此外,肾功能不全长期透析患者、糖尿病患者更容易发生肾癌。

那么日常生活中如何预防肾癌呢?我们需要做的就是"趋吉避凶",如戒烟、减肥、少酒、减少高蛋白质饮食,少吃大鱼大肉,多吃蔬菜水果,合理搭配日常三餐,避免接触致癌化学物品和辐射,有助于预防肾癌。

（三）出现哪些异常症状要考虑得了肾癌

血尿、腰痛和自觉肿块是肾癌最常见和最典型的临床表现。肾癌早期无明显的临床表现，出现任何典型的临床症状，通常意味着患者的肿瘤处于中晚期。无临床症状的肾癌 70% 以上为早期癌；而一旦出现血尿、腰痛和自觉肿块任意一种症状，则伴发远处转移的概率有 1/3。可喜的是，随着人们防癌意识加强和定期体检习惯的形成，越来越多的患者在出现临床症状前，即通过常规体检发现了肿瘤。目前，临床就诊的"无症状肾癌"患者比例达到 60% 以上。有些恶性程度高的肾癌，原发病灶很小就发生了转移，患者常常没有泌尿系或肾内症状，却首先表现出远处转移癌的症状。因此，肾癌临床表现也就可分为肾内症状和肾外症状两个方面。

1. 肾内症状

（1）血尿：肾位置隐蔽，与外界主要的联系是尿，因此血尿是发现肾癌最常见的病状。但血尿的出现必须在肿瘤侵入肾盂之后才有可能，因此已不是早期病状。得了肾癌可能会出现三种症状的血尿，即间歇性血尿、全程血尿、无痛性血尿。血尿常为无痛性间歇发作，因此血尿也具有强大的欺骗性，很多人没有把这种情况放在心上，觉得一两次血尿没问题，错过了早期诊断的机会。

（2）疼痛：腰痛为肾癌另一常见症状，多数为钝痛、胀痛、隐痛、闷痛，局限在腰部，疼痛常因肿块增长充胀肾包膜引起，血块通过输尿管亦可引起腰痛。肿瘤侵犯周围脏器和腰肌时疼痛较重且为持续性。肾癌出血多时可能伴肾绞痛，常因血块堵塞输尿管引起，此种疼痛较为剧烈。

（3）肿块：肿块亦为常见症状，1/4～1/3 的肾癌患者就诊时可发现肿大的肾脏。肾脏位置较隐蔽，当肾癌病灶增大到一定程度，可从腰部或上腹部摸到包块。

以上三种症状，被称为肾癌的"三联征"。

2. 肾外症状　　肾癌也可以引起肾脏以外的表现，这是由于肾脏除了要进行毒素排泄之外，还要承担分泌一些激素的工作，但形成肿瘤以后，肾脏"工作"出现差错，会额外分泌一些激素或原有分泌激素增多,从而导致相应的症状。

约 1/3 的患者出现,有可能是最早或唯一的表现,这些症状除了高血钙外,其余很难用常规的治疗方法消除,然而在切除原发灶后,指标多能恢复正常。① 发热:常见,多为持续或间歇性低热,也有高热就诊而发现肾癌。认为是肿瘤坏死、出血或癌致热源所致。② 高血压:瘤体压迫肾血管、自身分泌肾素过多或不明升压物质或瘤体内动静脉瘘等是可能的原因。③ 精索静脉曲张:平卧不消失,这是由肿瘤压迫精索静脉内静脉或癌细胞栓塞肾静脉所致。④ 血沉快:肾癌有发热和血沉快多预后不良。⑤ 红细胞增多:肾癌分泌红细胞生成素增多。⑥ 肝功能异常。⑦ 高钙血症。⑧ 乏力、体重减轻、食欲不振。

(四) 如何诊断肾癌

1. 肾癌的筛查

(1) 常规体检。

(2) 依靠影像学检查,如 B 超或彩超、CT、MRI。

2. 肾癌的诊断　肾癌的临床诊断主要依靠影像学检查;是实验室检查作为对患者术前一般状况、肝肾功能以及预后判定的评价指标。

(1) B 超:是检出肾肿瘤的重要手段。可以确定肾内有无占位性病变,提示其性质,明确癌灶在肾内的具体位置及其与肾内重要血管的关系。

(2) 彩超:彩色多普勒超声扫描科提供有关肿瘤血液供应及静脉有无受侵的信息。

(3) CT:为首选诊断方法,直径≤3 cm 小肾癌敏感率 94%,CT 对肾癌疾病分期准确率为 90%。

(4) MRI:无放射性辐射,组织分辨率高,可以多方位、多序列成像,对肾癌病灶内部的组织结构变化如出血性坏死、脂肪变性以及包膜的显示和分辨率均优于 CT 和超声。

(5) 其他诊断方法:X 线尿路平片和排泄性尿路造影、血管造影、放射性核素显影、肾穿刺细胞学检查。

(6) 实验室检查:包括尿素氮、肌酐、肝功能、全血细胞计数、血红蛋白、血钙、血糖、红细胞沉降率、碱性磷酸酶和乳酸脱氢酶。

（五）肾癌的治疗

1. 临床常见的治疗方法　手术治疗、局部治疗、免疫治疗、分子靶向治疗、联合化疗。不同阶段则需选择不同的治疗方式。早期肾癌（Ⅰ～Ⅱ期）多采用手术治疗；局部进展期肾癌（Ⅲ期）采用手术和系统治疗（免疫治疗、靶向治疗）相结合；晚期肾癌（Ⅳ期）有多种不同方案选择（手术、免疫、靶向、化疗、放疗），虽然对于晚期肾癌的治疗仍有多种方案选择，但也从另一个侧面说明，并没有哪一种方案能够脱颖而出，成为最有效的佼佼者。

2. 保留肾单位肾部分切除手术　肾癌可选择的手术治疗方法包括保留肾单位肾部分切除术和根治性肾切除术。

随着医疗科技的进步，以及人们健康意识的增强，肿瘤早期被发现的概率越来越高，治疗效果也越来越好。尽管如此，好多人对肿瘤的认识，还是停留在"原始"阶段，例如，人们固有的概念就是"哪个器官有了癌症，就要将哪个器官彻底切除"，这样干净利落才安心。其实，医疗技术的快速进步，早就超越了人们的固有印象，医师完全可以做到"精准打击""精确制导"，那就是"保留肾单位肾部分切除术"，对于肾癌既可以完整地切除肿瘤，又可以最大限度地保留肾功能，其实对于很大一部分患者来说，切除整个肾是不必要的，保留一部分肾功能，生活质量更高。

那么，哪些人可以保肾？

目前，最广为接受的肿瘤大小临界值是 7 cm，且其更适用于肿瘤长在肾脏表面，呈外生性生长的瘤体。大量的文献证明，如果肿瘤≤7 cm，不管是切除整个肾，还是部分肾，治愈率是相同的。对于孤立肾肿瘤或双肾肿瘤，若采用根治性肾切除势必会导致患者接受透析；如果患者有糖尿病、高血压、肾结石、慢性感染、狼疮等目前已经或者将来有可能影响总体肾功能的疾病，那么患肾切除将可能导致残留的肾功能处于临界状态，虽然从理论上讲一个肾就可以维持日常的人体代谢，但部分切除之后的残肾不可忽视地分担了对侧肾脏的工作，给对侧肾脏休息的机会，肾部分切除的优势显而易见。

3. 肾癌根治性切除术　根治性切除术是将肾、所有包绕脂肪、肾上腺和附近淋巴结全部切除。不过经过近二三十年的发展,根治性肾切除术主要是指通过手术将长肿瘤的那侧肾脏完整切除,对肾上腺只有在发现异常时才考虑进行手术切除。

(六) 手术室的"画家":达芬奇

肾癌外科手术都可以通过开放式手术或者腹腔镜微创的方法来完成。如今先进的外科手术室里,出现了一位"达芬奇",它是谁? 它不是画家,也不是一名外科医生,而是一台多臂的外科手术机器人。达芬奇手术机器人手术不同于机器人做手术,现阶段所谓的机器人手术是医生借助达芬奇机器人系统来完成的手术(图 8-1)。机器人手术系统在空间狭小、精细切除、缝合重建的手术中能够发挥超越传统腹腔镜器械的巨大优势,特别适合于泌尿系肿瘤手术如肾部分切除术的施展。优势体现在以下三点:① 高清立体 3D 视野。② 重现人手动作的机器人系统更加"精""准""稳"。③ 突破人手局限的可转腕器械,模拟人手,更超越人手。

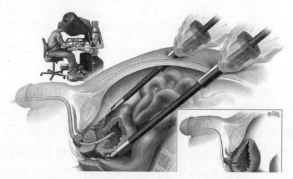

图 8-1　达芬奇机器人手术系统操作方式

二、机器人辅助腹腔镜肾部分切除术围手术期快速康复健康教育

(一) 快速康复外科在肾部分切除术中的应用及优势

快速康复外科是由丹麦外科医生 Kehlet 于 2001 年提出并逐渐

发展起来的多学科合作模式,是指在术前、术中及术后应用各种已证实有效的方法,减少手术应激及并发症,加速患者术后康复而采取的一系列优化措施,主要包括:① 手术前患者的评估及健康教育。② 术中麻醉方法的优化、保持正常体温及微创手术方法的应用。③ 术后康复措施,包括有效镇痛、早期进食、早期活动、早期拔除引流管等。快速康复外科在国内泌尿外科所涉及的手术方式包括保留肾单位肾部分切除术、腹腔镜肾癌根治术、前列腺癌根治术等。FTS手术技术已由普通的膀胱镜、输尿管镜的应用,发展到机器人辅助系统。大量研究显示,FTS可不同程度缓解泌尿外科患者手术应激反应,减少手术并发症,缩短住院日,减少住院费用,提高患者满意度,越来越被推崇。

(二) 术前指导

1. 心理准备指导　目前临床上确诊的肾癌患者,至少一半是没有任何症状的,大多是通过体检或者其他原因进行身体检查时被发现的。肾部分切除术只切除肿瘤,有患者会担心增加肿瘤复发的可能,护士应对患者多些耐心,给予解释。根据大数据研究显示,只要肿瘤切干净,肾部分切除和根治性切除的肿瘤复发率是没有差别的,虽然对于大多数人来说,一个肾脏也够用,但随着年龄的增长,高血压、糖尿病发病率越来越高,多一个肾脏,多一份保障,肾部分切除术的难度比全切除术大,医生愿意冒着风险选择肾部分切除术,可见肾脏这个"人体污水处理厂"的重要性。护士术前应帮助患者增强治疗的信心和勇气,利用资料、图片告知患者手术方式、麻醉方式、安全性及手术效果以及现代化的仪器设备,机器人腹腔镜的优势,目前本科室开展情况,术后留置的导管及意义,术后绝对卧床的必要性,可询问疗效好的手术患者,以消除患者恐惧和顾虑。

2. 术前检查指导　术前协助患者做好术前相关检查工作,是非常重要的。常规检查包括尿常规、血液检查(肝肾功能、血钙、血沉)、影像学检查(B超、彩超、CT、MRI、超声造影)、心肺功能、X线胸片等。尿常规检查是临床上不可缺少的一项初步检查,是发现肾脏疾病性价比较高的诊断方法。B超因其检查方法简便,无创伤性,被广泛应用。CT能够了解肾肿瘤的大小、位置、有没有局部浸润转移，对肾肿瘤的检出率接近100%。MRI检查成像清晰、无辐射，能够帮助评估静脉系统是否存在癌栓及位置。放射性核素检查用显影技术反映肾脏功能。此外，肾癌患者常规行胸片、骨扫描、肝胆B超等检查，以排除肿瘤是否存在远处转移。

3. 术前生活指导　患者在等待手术期间，高血压患者一定要把血压控制在一定范围之内；糖尿病患者要严格控制好血糖；服用阿司匹林的患者，术前至少停药1周，以免术中、术后出现不易控制的出血。其次，保持良好的生活习惯也非常重要。有吸烟习惯的患者要严格戒烟至少2周，不能嗜酒。术前做好个人卫生，指（趾）甲剪短，术前晚用2%葡萄糖酸洗必泰消毒液抗菌沐浴清洗全身皮肤，彻底清洗脐部。手术当日早晨，除高血压药及心脏病药物饮少量水口服外，糖尿病患者不吃降糖药，不打胰岛素针，防止低血糖，其他药物遵医嘱使用。女性患者如术前出现月经，及时通知护士，需停止手术，否则会引起术中大出血和感染。

4. 术前准备

（1）术前备血、皮试、备皮。

（2）指导患者进行肠道准备，依据目前快速康复外科理念，术前6小时禁食、2小时禁饮，术前1天晚口服泻药。

（3）指导患者及家属物品准备，包括腹带、抗血栓压力袜、尿垫。

（4）术前康复训练：在护士的指导下学会有效咳嗽、腹式呼吸、床上大小便，以防止术后肺部感染和尿潴留的发生。

1）有效咳嗽练习

目的：掌握有效的咳嗽方法，清除呼吸道分泌物，预防感染，改善通气，此项练习适用于术后卧床的患者预防肺部感染。

方法：正确有效的咳嗽及排痰方法是在排痰前，先轻轻咳几次，使痰松动，再用口深吸一口气，屏气，稍停片刻，短促用力地咳嗽一两次，排出痰液。咳嗽时应短促有力，但并不需要剧烈咳嗽，如咳嗽时气体不是突然冲出，或在喉头发出假声都不是有效的咳嗽。应避免连续无效的咳嗽，既增加患者的疲劳，消耗体力，又达不到目的。

术前正确掌握有效咳嗽咯痰方法,有利于预防和减少因术后疼痛引起的无效咳嗽,使分泌物不易排出等原因造成术后肺炎、肺不张等并发症。

2）腹式呼吸练习

目的:通过控制呼吸,改善通气换气,改变低效能呼吸型态。

方法:取舒适体位(坐、卧位皆可),放松全身肌肉,吸气方式不变,用口快速呼气数次,然后闭嘴用鼻深吸气,吸气时使膈肌尽量下移,吸至不能再吸时稍屏气 2～3 秒,再用口吸气。呼气时口唇拢缩成鱼口状,缓慢呼气,呼气时还可用双手按压肋下或腹部,收缩腹肌,使气呼尽。这种深呼吸练习频率为 8～10 次/分,持续 3～5 分钟,每天练习数次,在晨起后、晚上睡前到空气清新处练习(卧床患者可在床上练习)。吹气球,可以采取吹气球等趣味性的深呼吸运动锻炼呼吸功能。

3）绝对卧床指导

目的及意义:肾脏血供丰富,动脉管腔大、压力高,每分钟流经两肾的血液 1 000～1 200 mL,相当于心排血量的 1/4,是全身血流量最多的器官。这对维持肾小球滤过率、发挥肾脏功能有重要意义,同时也提醒医护人员,一旦发生出血,出血量大,情况危急,需要紧急处理。故肾部分切除术后常规绝对卧床休息,以往要求 2 周以上,鉴于目前临床床位的快速周转、医生手术技术的进步、手术器械的先进、快速康复理念的更新,患者绝对卧床时间大大缩短。

方法:护士应告知绝对卧床的重要性及范畴,手术组医师未允许下床之前不能擅自下床活动,任何事情,包括大小便、饮食都需要卧床完成,以免引起出血、全肾切除等后果,卧位一般取平卧位,床头摇高不超过 30°,情况允许后可取健侧卧位,卧床期间常见有腰酸、腰胀、腹胀等不适,在医护人员指导下配合功能锻炼,预防压疮、血栓、肺部感染等并发症。

(三) 术后健康教育

1. 术后病情观察及指导　患者手术结束返回病房后,护士应指导患者取平卧位,告知患者及家属绝对卧床的意义及重要性。若有恶心、呕吐，指导患者去枕平卧头偏向一侧吐出，以免造成误吸而导致窒息或吸入性肺炎。将其头部转向一侧，以免患者误吸而造成窒息；指导患者低流量吸氧；遵医嘱应用心电监护仪监测生命体征；妥善固定各导管，包括深静脉置管、伤口负压引流管、导尿管等，观察引流液色、质、量；术后早期禁食。

2. **伤口及负压引流管护理** 肾部分切除术后常规留置伤口负压引流管，应注意保持管道的通畅并处于负压状态，保持负压球低于伤口水平，发现负压球鼓起及时倾倒。防止管道脱落、扭曲或堵塞。注意观察引流液的颜色和量，一般引流液逐日减少，术后 3～5 天可拔除。根据引流情况决定放置的天数，如引流量较多，需延长拔管时间。指导患者活动时注意不要牵拉引流管。如引流液突然增多，及时告知医护人员，1 小时内引流出血性液体超过 100 mL，患者血压偏低，提示有活动性出血；如引流出淡黄色尿液样液体，提示有尿瘘的可能，需要通过送检引流液行生化检查来进行判断，均应及时处理。

机器人肾部分切除术后切口一般 3～4 个，伤口用无菌纱布或者小号敷贴覆盖，如有渗血、渗液，通知医生及时换药，并用腹带包扎。咳嗽、解大便等增加腹压的动作会引起伤口的疼痛，要注意自我保护，用手按压伤口处防止裂开。伤口缝线一般在 7～10 天拆除。

3. **留置导尿管的护理指导** 肾癌术后留置尿管，通过留置尿管引流尿液，直观地观察术后排尿情况，包括尿液的颜色、性质、尿量，因此导尿管非常重要。

(1) 妥善固定：患者卧床期间，妥善固定导尿管，保留一定的活动度，引流袋悬挂于床边，保持低于膀胱水平。患者翻身时应注意，动作轻柔，防止用力牵拉使尿管脱出。患者离床活动或检查时，需先放尽引流袋中尿液，确定各处连接紧密，将引流袋固定于患者的裤子上，保持低于耻骨联合。

(2) 保持引流通畅：护士注意检查尿管有无受压、扭曲、反折等情况，并指导好患者及其家属做好自我观察和护理。术后由于尿管的局部刺激，尿管的水囊压迫固定，患者会有尿意、便意，这是正常现象，需要患者克服、家属鼓励，患者会逐渐适应，绝对禁止自行拔管，否则会引起尿道损伤。

(3) 预防感染：根据临床实际情况更换引流袋,每天清洁尿道口及会阴部 2 次,注意观察尿道口分泌物的情况。可进食患者应多饮水,预防尿路感染。

4. 肾癌术后观察尿量的意义

(1) 手术大,术中丢失液体多。

(2) 术中阻断患肾血液循环及手术打击,可能出现应激性少尿或无尿。

(3) 术后禁食、禁水,可通过尿量来指导临床补液量,来维持体液平衡。正常成人 24 小时尿量 1 000～2 000 mL。尿量的多少取决于每天摄入水量和通过其他途径排除水量的多少,还受饮食、气温、环境、精神紧张、疼痛、劳动或运动等因素的影响。

5. 活动指导　保留肾单位的肾部分切除术后需绝对卧床,术后当天静卧避免烦躁不安在床上随意翻动,甚至坐起。术后第一天医护联合查房,根据患者术中情况、肾脏保留程度,指导患者进行活动。绝对卧床期间,家属配合被动运动,避免患者用力以防出血,可给予背部、臀部、小腿、手臂按摩,以防压疮和下肢静脉血栓的发生。待身体逐渐恢复,可循序渐进进行主动活动,鼓励四肢活动,轻抬臀部;停止绝对卧床后,在护士指导下,家属协助下床早期活动。肾部分切除术后患者卧床时间长,尤其要预防下肢静脉血栓的发生。在血栓未形成时,可通过一系列预防的方法来预防静脉栓塞。为加速四肢末梢的血液循环,可穿着专业的有梯度的抗血栓压力袜、抗血栓压力泵等专业辅助用具;抬高下肢 30°。

术后患者被动运动时如何进行下肢运动?

(1) 双足被动屈伸运动：护士一手握住患者的后足跟,另一手握住患者的足背部,帮助患者做被动踝关节趾屈、背伸运动,双足交替进行,持续 5 分钟。

(2) 双足被动旋转运动：护士一手握住患者的后足跟,另一手握住患者的足背部,做环转运动。逆时针、顺时针交替进行,双足交替进行,持续 5 分钟。

（3）被动挤压小腿肌群：护士一手托住患者足后跟，另一手从下向上挤压小腿两侧肌肉，双侧交替进行，持续 5 分钟。

术后患者主动运动，如双足主动屈伸、旋转、足跟紧贴床面滑动等。待病情允许后，患者初次起床，要先坐起适应 5 分钟，再站起适应 5 分钟，如无头晕、心慌等反应，再开始行走活动 5 分钟，整个下床过程都要有家属或护士陪在身旁，上厕所后要扶着扶手缓慢站起，如感觉头晕应立即拉紧急呼叫铃。在快速康复外科指导下，当代护士应及时更新观念，适应微创术后患者恢复快的特点，督促、鼓励患者早期活动，使其积极参与到治疗、护理、康复活动中。

下肢运动注意事项：① 下肢静脉血栓已经形成的患者，或者明确自己患有深静脉血栓，千万不能对血栓部位进行按摩，以免血栓脱落造成肺动脉栓塞。不适宜此套运动。以上动作在进行时，强度不宜过大，动作不宜过快，以患者耐受度为主。② 心肺功能不全者应适当减少运动量。③ 老年患者及心肺功能不全患者进行下肢运动时，需有家属陪同。

6. 饮食指导　术后禁食，待患者肛门排气后即可进食流质饮食，但禁食牛奶、豆浆等易产气食物，少量多餐，循序渐进，逐渐过渡到半流、软食、普食。术后饮食以易消化、高营养、高蛋白质为主，多吃富含粗纤维的蔬菜、水果，保持大便通畅，避免用力大便造成继发性出血。防止一次性进食过多，造成腹胀、腹腔压力增加，加重切口疼痛和肠梗阻的发生。

7. 肾动脉栓塞术的护理　肾动脉栓塞术是指通过经皮穿刺选择性肾动脉插管，注入栓塞物质，使动脉闭塞。术前栓塞主要是使肾部分血供减少，使肿瘤发生坏死而缩小，使术中出血减少，为手术创造条件；肾动脉栓塞术还用于术后大出血的紧急治疗。栓塞术后护理要点：密切观察生命体征，卧床 24 小时，穿刺侧下肢制动不要屈曲，穿刺点加压包扎 12 小时，以防股动脉出血或假性动脉瘤形成。注意观察股动脉穿刺点有无出血，足背动脉搏动情况，穿刺侧下肢皮温、色泽及有无肿胀现象，观察尿量。栓塞术后常见腰酸、腰痛、腰胀，给予疼痛评估必要时使用镇痛药。观察术后发热、恶心、呕吐等并发症,对症处理。

8. 术后并发症的观察护理

(1)高碳酸血症的预防与护理:机器人腹腔镜手术由于气腹的建立,二氧化碳潴留,术后患者易发生酸中毒、皮下气肿等症状。因此,护士要密切观察患者神志、呼吸频率、深浅度,加强呼吸道管理,予以低流量持续吸氧,以促进二氧化碳排出。

(2)出血的观察与护理:观察负压球引流液的色、量、性状,若引流液 1 小时内>300 mL 或 24 小时>500 mL 且为纯血性,血压下降,心率加快,尿液颜色变为血性,立即通知医生,观察伤口渗血情况,继续观察血压、脉搏、呼吸情况,脉搏增快、呼吸增快、脉压差减小提示休克早期,必要时床边 B 超,急查血常规,加快补液速度及使用止血药静推,必要时输血或手术止血或 DSA 栓塞。一般 3~4 天负压球量少于 20 mL,嘱患者多饮水,1 周内避免剧烈活动;遵医嘱给予止血药。

三、康复期健康指导

(一) 休息指导

建议接受手术的早期肾癌患者至少休息 1 个月,之后若无其他不适,患者本人参加工作的意愿比较强烈,可以进行体能消耗较少、精神压力较小的工作,以身体能够承受为宜,不可从事重体力活动。其实,继续参加工作对患者本人来说也是一种积极的自我心理暗示,可以帮助患者摆脱自己是一个"患病者"的心态,重新以阳光向上的心态投入到生活当中去。

(二) 康复期伤口的自我管理

术后伤口要保持敷料清洁、干燥,如有渗血、渗液,应及时换药,以预防伤口感染。因为人体皮肤的自然愈合通常需要 7 天左右的时间,所以,一般在术后 7~10 天对伤口进行拆线。如果患者有糖尿病,可能愈合时间会延长,根据伤口愈合的情况来决定拆线的时间,在此期间,患者要加强营养,合理控制血糖,对伤口的愈合很关键。

术后患者多长时间可以洗澡、如何洗澡是患者及家属出院后迫切关心的问题。这主要取决于伤口愈合情况,待伤口完全愈合,拆线后1周才能洗澡。在此之前,可以用湿毛巾擦拭非手术区域,避免弄湿伤口纱布,一旦纱布弄湿,要及时换药,避免感染。此外,伤口处如果有硬痂,不可用强力去除,最好等待其逐渐软化后自行脱落。

有些患者伤口周围皮肤可能会有麻木感,这属于正常现象,可能与切口处支配皮肤的微小神经损伤有关,可逐渐改善。术后也有可能出现患侧腹部略膨起,这可能与手术侧肌肉变薄有关,也属于正常现象,指导患者也不要担心。在伤口愈合过程中,会出现皮肤发痒的症状,一般也属于正常现象,无须特殊处理,剧烈时可去皮肤科就诊。患者也需要积极观察手术部位的康复情况,如出现肿胀、包块、渗血、渗液、疼痛等异常,要及时就诊。

(三)康复训练

对于行肾癌肾部分切除术的患者,需根据术中的情况,一般要绝对卧床,在术后1周逐渐增加活动量。术后患者1个月内应当以卧床休息为主,适当活动,尽量避免弯腰动作,不要做剧烈运动,不宜提重物、做大幅度运动,不要用力前弯后仰。一般术后1个月的患者以散步活动为主;术后2~3个月,可进行有氧运动如太极拳、有氧操、慢跑等;术后3个月以上,可登山、游泳等。患者宜养成良好的生活习惯,合理安排饮食、睡眠、工作、学习、活动、娱乐等,适当进行户外活动及轻度体育锻炼以增强体质,预防感冒,避免过度劳累及受凉。

(四)用药指导

术后要增强体质,避免感冒,注意保护肾脏,避免使用如氨基糖苷类[庆大霉素、阿米卡星(丁胺卡那霉素)、链霉素等]、磺胺类(磺胺嘧啶)、非甾体类抗炎药[阿司匹林、吲哚美辛、布洛芬、对乙酰氨基酚(扑热息痛)等]。此外,中药安全性问题也越来越受到重视,一些中药诸如关木木通、雷公藤、苍耳子等,也有可能引起肾损伤,需要谨慎使用,考察用法用量,并定期监测。生活中主动观察每日尿量,同时定期监测血压、血糖,一旦发现有高血压、糖尿病等慢性疾病,要引起重视,马上治疗,以免引起肾脏损伤。

（五）饮食指导

随着微创技术应用越来越广泛，手术对胃肠道功能影响较小，肠道通气后可进食流质或半流，如米汤、面汤、菜汤、稀藕粉、鸡蛋羹等，之后逐渐过渡到软食、普食。

术后饮食调理的注意事项可总结为"一多二少三控制"。一多：多饮水；二少：少吃盐、少吃肉；三控制：控制血压、血糖、尿酸。肾癌术后患者饮食应该营养丰富、搭配合理，做到从西医来讲，肾癌术后患者没有特定的不可以吃的食物，忌口其实是对食物烹饪手法的限制，要避免食用烟熏、炸、煎、烧烤、腌制、霉烂变质、油腻、辛辣刺激性食物，浓茶、咖啡、烟、酒要限制。

（六）随访

肾癌患者在完成手术治疗后，并非万事大吉，应定期随访，切勿忽视仅有的好肾，应该像对待"国宝大熊猫"一样倍加爱护。那么，术后随访的时机和内容是什么呢？具体如下。

（1）第一次复查：术后 1 个月，主要复查肾功能、有无贫血、伤口愈合情况，肾脏 CT。

（2）第二次复查：术后 2 年以内每 3 个月复查 1 次；第 3 年开始，每半年复查 1 次；第 4 年起每年复查 1 次。

（3）随访内容有：血常规、肝肾功能、电解质、胸片（胸部 CT 建议 1～2 年查 1 次）、腹部超声（腹部 CT 每半年 1 次）。

复查时请携带出院小结、病理结果、化验单、影像片（如 CT、MRI 等）。

第二节　老年男性谨防前列腺癌"偷袭"

谈到前列腺癌，人们往往认为是欧美人的"专利"，因为其在欧美人群中的发病率已经超过肺癌位居第一。我国前列腺癌发病率虽然低于欧美国家，但近年来迅速增长的趋势已经引起了医学界的高度重视。调查显示，前列腺癌发病率比 30 年前增长了近 3 倍，接近发病率高的欧美国家,前列腺癌已经成为老年男性的"头号杀手"。

一、老年人谨防前列腺癌"偷袭"

前列腺癌(图 8-2)是生长于前列腺内的恶性肿瘤,它同良性前列腺增生(benign prostatic hyperplasia, BPH)一样,也是前列腺细胞的一种异常增生状态,但是前列腺癌与 BPH 具有本质的区别,前列腺癌是一种恶性疾病,如不进行恰当治疗,将会危及患者的生命。由于前列腺位置隐匿,癌变部位多发生于后叶周围带,早期不会压迫尿道而引起排尿困难等表现,所以发病早期和中期往往无任何症状,很难引起患者的警惕,即使有不适感,如排尿困难等,也常常被误认为是前列腺增生所致,进而延误早期诊断和治疗。不少老年虽无任何症状,但至医院体检时,却发现自己罹患前列腺癌,让人难以

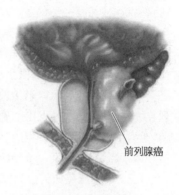

前列腺癌

图 8-2 前列腺癌

置信。另外一些患者一直以前列腺增生治疗,进一步检查却发现已是晚期前列腺癌,在被告知已经患有前列腺癌时,惊讶之余更是懊恼不已。因此,老年人要谨防被前列腺癌"偷袭"。

随着人口老龄化、饮食结构和生活方式的改变以及生态环境被破坏,前列腺癌患者数正逐年上升,医疗费用也随之加大。充分发挥护士在预防工作中的干预作用,正确识别致癌因素,从社区到临床,不仅仅是做照顾者,更是宣传者、督促者、咨询者,针对高危人群开展早期教育,减少前列腺癌的发病率和死亡率,有效提高患者的生活质量。

(一) 走进前列腺"癌"

前列腺癌是指发生在前列腺的上皮性恶性肿瘤。2004 年世界卫生组织《泌尿系统及男性生殖器官肿瘤病理学和遗传学》中前列腺癌病理类型上包括腺癌(腺泡腺癌)、导管腺癌、尿路上皮癌、鳞状细

胞癌、腺鳞癌。其中前列腺腺癌占95%以上，因此，通常我们所说的前列腺癌就是指前列腺腺癌。2012年我国肿瘤登记前列腺癌发病率为9.92/10万，居男性恶性肿瘤发病率的第6位。发病年龄在55岁前处于较低水平，55岁后逐渐升高，发病率随着年龄的增长而增长，高峰年龄是70～80岁。家族遗传型前列腺癌患者发病年龄稍早，年龄≤55岁的患者占43%。据统计，我国每年大约有8万名前列腺癌新增病例，主要发生于60岁以上的中老年人。

（二）前列腺癌的高危因素

种族、年龄、家族史是与前列腺癌发病直接相关的三个因素，而且这三种风险因素已经被医学界所公认。如果具有这三种高危因素之一，患前列腺癌的风险就要高于其他老年男性。随着医学界对前列腺癌的深入研究，其发生的确与一些特殊因素有一定关联，如性活动、激素水平改变、饮食、年龄、体重等有关。前列腺癌的发病可能受多种因素影响，强调某一单独因素的意义是很困难的。

（三）前列腺癌如何做到"早发现"？

早期前列腺癌很难被患者自己发现，因为即使前列腺内的恶性肿瘤增长到一定体积压迫了尿道，也仅仅引起诸如排尿不畅、血尿、急性尿潴留等非特异性症状，极易与前列腺增生相混淆。基于以上原因，很多患者在确诊前列腺癌时，癌灶已经进入晚期。那么，我们如何才能做到前列腺癌的"早发现"呢？

虽然前列腺癌起病隐匿，但只要做个有心人，还是可以察觉到"蛛丝马迹"的。早期前列腺癌可无任何预兆，仅仅体检时发现前列腺特异性抗原（PSA）升高或直肠指检触及前列腺有硬结节，也可伴排尿障碍，表现为尿频、尿急、排尿不尽，尿潴留或尿失禁，这些症状与前列腺增生相似，容易误诊，故出现上述症状时，应提醒患者及早就医排查，做到"早发现"。当患者出现乏力、体重减轻、全身疼痛等症状时，可能已发展至晚期进展性前列腺癌。当出现骨痛、骨折或瘫痪时，可能是前列腺癌骨转移。当癌细胞转移至淋巴结时，淋巴结肿大压迫下肢导致血液循环障碍，会出现腿部肿胀。由此可见，前列腺癌发展的一个特点——"隐蔽的症状，严重的后果"，医护人员一定向患者做好相关宣教,提醒患者切勿因早期症状轻而忽略之。

(四) 前列腺癌早期诊断的三大"法宝"

大量临床实践表明,晚期肿瘤目前是不能得到根治的,最终必将对患者的生命构成威胁。因此,早期诊断才是战胜这一"恶魔"的有效手段。

1. 直肠指检——发现前列腺癌最简单的方法　直肠指检(digital rectal examination,DRE)是诊断前列腺癌最简单的方法。正常情况下,直肠指检摸到的是前列腺,大小约 4 cm×3 cm,质地柔软、表面光滑、无结节感、两侧叶对称(图 8-3)。由于前列腺紧贴直肠表面,通过直肠指检更易了解前列腺的情况。当患有前列腺增生时,通过直肠指检可以发现前列腺体积增大,但质地并不会很硬。而如果是前列腺癌,直肠指检不仅可发现前列腺表面不光滑,还可摸到凸起的肿瘤结节,如果肿瘤体积较大,甚至整个前列腺的质地都会变得像石块一般坚硬。

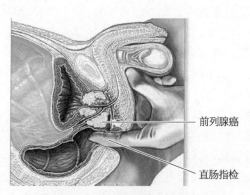

前列腺癌

直肠指检

图 8-3　前列腺直肠指检的方式

2. 经直肠超声检查——搜索前列腺癌的精密"雷达"(图 8-4)　经直肠超声检查(transrectal ultrasound examination,TRUS),是一项经直肠超声检查的方法与直肠指检有些类似,只不过 TRUS 检查时不是用医师的指头,而是用特殊的超声探头。原理和普通 B 超一样,只是普通超声检查通过腹壁进行,检查时超声探头距离前列

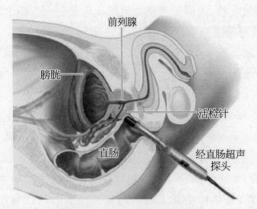

前列腺

膀胱

活检针

直肠

经直肠超声探头

图 8-4　经直肠超声前列腺检查

腺较远,而 TRUS 时,探头就贴在前列腺上,检查的精度就更高。具体操作:患者可取左侧卧位或截石位,采用杆状探头,放入直肠内,注意倾斜探头角度与直肠走向一致,调节探头深度并旋转探头以便多方位进行前列腺检查。观察前列腺大小(上下径、厚径、横径)、形态、内部回声及边界、有无结石及囊变;经彩色多普勒成像观察前列腺内血流情况。该方法的优点是: ① 直接放在病变处。 ② 应用高频探头,病变显示清晰。 ③ 可以直接穿刺取活检,进行病理学检查。 ④ 可以同时检查和治疗直肠内的疾病。以往常用的经腹途经和经会阴部检查前列腺,虽然操作简单、具有非侵入性,但图像的分辨率有一定的局限性。经直肠超声检查,因为超声探头可以直接放在前列腺上,图像清晰,可以显示微小病变,特别是微小癌。目前,应用在检查前列腺增生、前列腺炎、前列腺癌及直肠内的病变,应用范围很广。当前对于前列腺癌的早期诊断,有重要的临床价值。同时对于前列腺特异性抗原(PSA)高的患者,经直肠超声前列腺检查,不仅仅显示微小病变,也可以进行活检,确定有无前列腺癌的存在。

3. PSA 检查——早期敲响前列腺癌的"警钟"　前列腺特异性抗原(PSA)是目前最为敏感的前列腺肿瘤标志物(图 8-5)。一项研究发现,经 PSA 检查怀疑并且最终确诊的 473 例前列腺癌患者中,有 40%的患者直肠指检没有发现异常。虽然正常血液中也能查出微量

PSA,但是当 PSA 升高到一定数值时,高度提示前列腺内存在癌细胞。健康男性的血清 PSA 浓度小于 4 μg/L,当 PSA 在 4～10 μg/L 时,它的"预警"作用就不那么准确,很可能漏诊一部分前列腺癌,当 PSA>10 μg/L 时,预示有前列腺癌的可能性很大。在 PSA>10 μg/L 的人群中,70%的患者的确患有前列腺癌,在 4～10 μg/L 的人群中,约有 25%是前列腺癌患者。行 PSA 检查也很方便,只需在检查的当天抽 2 mL 血即可,检查前吃饭、喝水都不会影响检查结果。目前,PSA 检查在临床广泛应用,且使很多患者前列腺癌的诊断提早了 5～8 年,从而使病程的早期就获得了挽救生命的机会。

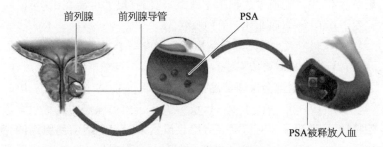

前列腺　　前列腺导管　　　　PSA

PSA被释放入血

图 8-5　血液中产生 PSA 的机制

(五) 前列腺癌的手术方式

前列腺癌是一种恶性肿瘤,患有此病如果不及时进行治疗就会影响自身生命安全。前列腺癌患者主要选用手术方法进行治疗。常用的主要有以下几种。

1. 超声引导下前列腺穿刺活检术　恶性肿瘤的确诊必须有病理结果支持,对于前列腺癌,当然也只有通过相应的病理检查找到前列腺癌细胞,才能确诊。要进行病理检查,就需要取得前列腺组织,这就必须对患者进行前列腺穿刺。前列腺穿刺的方法有很多,但随着医疗水平的发展,其他各种方法逐渐被新的高效精确的穿刺方法取代。这种新方法全称为动态超声引导下经直肠活检枪前列腺穿刺活检。也是目前应用最为广泛的方法,超声引导下前列腺穿刺活检是确诊前列腺癌的一种安全、高效的手段。

2. 前列腺癌根治术　前列腺癌根治术是一种积极治疗的经典方法,也可以说是早期治疗的"制胜法宝",至今已沿用 100 多年,在前列腺癌的治疗中占有重要地位。这种手术有可能使局限性前列腺癌患者得以治愈,其种类包括开放手术、腹腔镜手术、机器人辅助腹腔镜手术。主要适应证有两种:① 肿瘤的临床分期为早期,即器官局限性前列腺癌,没有淋巴结和骨癌的转移。② 患者的预期寿命≥10 年。之所以这样规定,是因为根治术只能彻底清除前列腺内部的肿瘤,一旦肿瘤转移到骨骼及周围的淋巴结,手术已经无法切除这些病灶,而当患者的预期寿命只有 10 年或者更短时,即使接受前列腺癌根治术,也不能通过这种手术获益,他们有很大可能在 10 年以内就死于其他疾病,而非死于前列腺癌。

3. 双侧睾丸切除术　前列腺癌本身有一个非常致命的弱点,那就是它们的生长需要依靠雄激素提供营养,一旦把雄激素去除后,绝大多数前列腺癌都会逐渐萎缩至消失,并且能够维持很长一段时间。早在 1941 年,美国医师 Huggins 发现了前列腺癌的这种激素依赖特性,并发明了睾丸切除以去除雄激素来治疗晚期前列腺癌的疗法,如此"一切了之"的成功疗法,获得 1966 年诺贝尔生理学或医学奖。时至今日,双侧睾丸切除术仍是晚期前列腺癌内分泌治疗的主要方法之一。主要适应证是晚期前列腺癌,或拒绝或无法耐受根治性手术的患者。但睾丸切除后可引起继发性肾上腺皮质网状带增殖,使肾上腺雄激素分泌亢进。因此,此手术常与其他疗法联合进行,才可取得较好疗效。

4. 经尿道前列腺切除术　该法适用于年老体弱已发生排尿梗阻等并发症的患者,主要目的是缓解梗阻症状,使前列腺癌患者处于"待机处理"状态,并无治愈意义。但若同时辅以非手术治疗方法,则能提高手术治疗价值。

5. 前列腺癌的"达芬奇"手术　"达芬奇"机器人手术与传统腹腔镜前列腺癌根治术有何区别呢?两者同属微创前列腺癌根治术范畴,但机器人前列腺癌根治术是最先进的微创手术,其最大优势在于超越人手之所及的灵巧运动和超越人眼之所能的立体视觉,实现手术操作"更精细""更精准""更精确",极大克服了传统腹腔镜前列腺癌根治术中的困难,弥补了不足,进一步提高了手术安全性和手术疗效。达芬奇机器人辅助腹腔镜前列腺癌根治术已在多国开展,我国于2007年10月12日,在解放军总医院完成了大陆首例RALP。由于机器人腹腔镜手术具有精度高、操作手臂灵活、视野显露好等多种优点,非常适合前列腺癌根治术这类传统手术视野狭小,操作不便,对解剖结构及邻近组织处理要求高的手术。世界先进微创技术的不断发展和患者对于微创手术诉求的不断增高,机器人辅助腹腔镜下前列腺癌根治术使前列腺癌的微创外科治疗进入新的时代。因其具有更细致、精确、微创的特点,使手术创伤小、出血少,降低了患者肿瘤局部复发和尿失禁的发生率,保护其控尿功能,维持勃起功能,降低手术并发症,缩短住院时间,减轻患者痛苦,使患者康复周期大大缩短。

二、机器人辅助术患者快速康复护理指导

快速康复护理理念在泌尿外科领域越来越普及,是指在术前、术中及术后应用各种已证实有效的方法,减少手术应激及并发症,加速患者术后康复而采取的一系列优化措施。

(一) 术前指导

1. 术前心理指导 前列腺癌患者早期多无症状,多在体检时发现,患者初诊时常难以接受,早期的心理疏导格外重要。护理人员应多与患者沟通,尽己所能解释疾病、手术及预后的相关知识,对患者给予同情、理解、关心、帮助,减轻患者思想压力,稳定情绪,使之更好地配合治疗和护理。利用达芬奇机器人手术的优势。宣教时,可借助图谱或模型,或成功案例分享等方法,直观、立体,能更好地缓解其紧张、焦虑或恐惧的心理,帮助树立战胜疾病的信心。积极的心态对疾病的康复至关重要。

2. 术前检查指导 术前常规检查包括影像学检查、心肺功能、X线胸片、血液检查、尿便检查等。特殊检查包括直肠指检、PSA检测、全身骨扫描。通过术前检查能够清楚地认识肿瘤的位置,并根据癌

肿的性状、大小及质地进行更好的手术判断,也可考察患者对手术是否有抵抗或耐受的能力。护理人员应合理指导,让患者了解各项检查的意义,并积极配合各项检查的完成。

3. 术前生活指导　有伴随疾病的前列腺癌患者在等待手术期间,有部分内容需要注意:高血压患者一定要把血压控制在一定范围之内;糖尿病患者要严格控制好血糖;服用阿司匹林的患者,术前至少停药 1 周,以免术中、术后出现不易控制的出血。除此之外,护理人员还应指导患者进行生活习惯的矫正:有吸烟习惯的患者要严格戒烟至少 2 周,不能嗜酒。术前,还应指导患者做好个人卫生,指(趾)甲剪短,术前晚用 2% 葡萄糖酸洗必泰消毒液抗菌沐浴清洗全身皮肤,彻底清洗脐部。手术当日早晨,除高血压药及心脏病药物饮少量水口服外,糖尿病患者不吃降糖药,不打胰岛素针,防止低血糖,其他药物应遵医嘱准确使用。

4. 术前准备

(1) 术前备血、皮试、备皮。

(2) 指导患者及家属物品准备,包括腹带、抗血栓压力袜、尿垫。

(3) 指导患者行肠道准备,肠道准备是为了减少肠道内容物,术中即便出现直肠损伤,处理时也可降低感染的机会,从而减少术后并发症。依据目前快速康复外科理念,术前 6 小时禁食、2 小时禁饮,术前 1 天晚口服泻药。

(4) 术前康复训练:在护士的指导下学会有效咳嗽、腹式呼吸、床上排泄,以防止术后肺部感染和尿潴留的发生。

1) 有效咳嗽练习

目的:掌握有效的咳嗽方法,清除呼吸道分泌物,预防感染,改善通气,此项练习适用于术后卧床的患者预防肺部感染。

方法:正确的咳嗽及排痰方法是在排痰前,先轻轻咳几次,使痰松动,再用口深吸一口气,屏气,稍停片刻,短促用力地咳嗽一两次,排出痰液。咳嗽时应短促有力,但并不需要剧烈咳嗽,如咳嗽时气体不是突然冲出,或在喉头发出假声都不是有效的咳嗽。应避免连续无效的咳嗽,既增加患者的疲劳,消耗体力,又达不到目的。

术前正确掌握有效咳嗽咯痰方法,有利于预防和减少因术后疼痛引起的无效咳嗽,使分泌物不易排出等原因造成术后肺炎、肺不张等并发症。

2) 腹式呼吸练习

目的:通过控制呼吸,改善通气换气,改变低效能呼吸型态。

方法:取舒适体位(坐、卧位皆可),放松全身肌肉,吸气方式不变,用口快速呼气数次,然后闭嘴用鼻深吸气,吸气时使膈肌尽量下移,吸至不能再吸时稍屏气 2～3 秒,再用口吸气。呼气时口唇拢缩成鱼口状,缓慢呼气,呼气时还可用双手按压肋下或腹部,收缩腹肌,使气呼尽。这种深呼吸练习频率为 8～10 次/分,持续 3～5 分钟,每日练习数次,在晨起后、晚上睡前到空气清新处练习(卧床患者可在床上练习)。吹气球,可以采取吹气球等趣味性的深呼吸运动锻炼呼吸功能。

3) 提肛肌训练

目的:患者术后 1～3 个月内可能会出现不同程度的短暂性尿失禁,术前指导患者练习收缩肛门运动加以预防。

方法:指导患者做肛门会阴收缩动作,即腹部、会阴、肛门同时收缩,每次收缩维持 10 秒,重复做 10 次,每天锻炼至少 3 次,体位不限。

(5) 血栓预防指导

1) 正确认识深静脉血栓:深静脉位于人体肌肉之间,不能通过肉眼看到,而深静脉血栓是隐匿在体内的"冷血"危险杀手。深静脉血栓形成是血液在深静脉内不正常凝结引起的静脉回流障碍性疾病。

2) 危害:每年死于深静脉血栓的人数是死于艾滋病、乳腺癌、前列腺癌和交通事故的人数总和的 2 倍还多。血栓脱落至肺可引起肺动脉肺栓塞,是高死亡率、低抢救率的高危疾病。

3) 泌尿外科手术和深静脉血栓的关联:下肢是距离心脏最远的地方,加以手术时特殊体位可能扭曲静脉,手术可能造成静脉受损、术后肢体活动受限制,以及长期卧床等原因,都可能诱发深静脉血栓。尤其是前列腺癌患者,以下这些因素如高龄、肥胖、住院期间长期卧床、手术后引起的血流限制、恶性肿瘤、静脉曲张、家中有血栓的家族史等,可能会增加获得深静脉血栓的风险。

4)预防:为加速四肢末梢的血液循环,护理人员可指导患者穿着专业的有梯度的抗血栓压力袜、抗血栓压力泵等专业辅助用具;对小腿、手臂等血运稍差的部位进行按摩增加血液流速;抬高下肢30°;术后在护士指导下,家属配合协助早期下床活动。

5)使用抗血栓压力袜的注意事项:松紧适宜,根据护士量好的腿围选择合适的号码;手术日早晨穿起,并穿至手术室,术后下床活动自如后脱压力袜;如发现压力袜覆盖皮肤处有红肿、水泡、瘙痒等症状,及时告知医护人员。

(二)术后健康教育

1. 病情观察及指导　患者术后返回病房,护士应指导其保持正确的体位,在患者麻醉未完全清醒时,协助取平卧位,头部转向一侧,以免患者误吸而导致窒息;麻醉清醒后,协助患者取半坐卧位,以利肺部膨胀和引流;指导患者;遵医嘱予以心电监护、低流量吸氧,妥善固定各导管,并注意观察引流液色、质、量;术后早期禁食。

2. 负压引流管的护理　前列腺癌术后常规留置伤口负压引流管,除应保持管道的通畅使之处于负压状态,还应保持负压球低于伤口水平,发现负压球鼓起时及时倾倒。防止管道脱落、扭曲或堵塞。注意观察引流液的颜色和量,一般引流液逐日减少。常规根据引流情况决定引流管放置的天数,术后3~5天可拔除,如引流量较多,需延长拔管时间。留置期间,护理人员应指导患者活动时谨防牵拉引流管。如观察到引流液突然增多,及时告知医生,1小时内引流出血性液体超过100 mL,患者血压偏低,提示有活动性出血;如引流出淡黄色尿液样液体,提示有尿瘘的可能,需要通过送检引流液行生化检查来进行判断,均应及时处理。

3. 留置导尿管的护理指导　前列腺癌术后重建尿道,通过留置尿管引流尿液,并直观地观察患者术后排尿情况,因此导尿管非常重要,一般术后留置2~3周。留置期间有以下事项谨慎关注。

(1)妥善固定:患者卧床期间,妥善固定导尿管,保留一定的活动度,引流袋悬挂应保持低于膀胱水平。患者翻身时应注意,动作轻柔,防止用力牵拉使尿管脱出。患者离床活动时,需先放尽引流袋中尿液,确定各处连接紧密,最好将引流袋固定于病员裤上,保持低于耻骨联合。导尿管在受到意外牵拉后可能导致过早脱出,是非常危险的,对于前列腺癌根治术患者,一旦尿管脱出就必须重置尿管,重新插管的过程不可避免会对膀胱尿道吻合口造成挤压和损伤,严重者可能出现长期的漏尿或尿失禁。

(2)保持引流通畅:护士注意检查尿管有无受压、扭曲、反折等情况,并指导好患者及其家属做好自我观察。术后由于尿管的局部刺激,尿管的水囊压迫固定,患者会有尿意、便意,这是正常现象,需要患者克服、家属鼓励,患者会逐渐适应,绝对禁止自行拔管,否则会引起尿道损伤。术后早期如有血尿或尿中伴有细小血块,易导致尿管堵塞,膀胱里的尿液引流不出来,积少成多到一定容量会从膀胱尿道吻合口漏出,形成尿瘘,尿瘘一旦形成后,需要很久的时间才能愈合。为避免尿瘘的发生,护士可以指导患者或其家属经常用手快速挤压与尿管连接的引流管,以保持通畅。患者进食后应多饮水,以保持尿管通畅,同时预防尿路感染。

(3)预防感染:根据临床实际情况更换引流袋,每天用0.02%洗必泰清洁尿道口及会阴部2次,注意观察尿道口分泌物的情况。可进食患者应嘱其多饮水,预防尿路感染。

4. 饮食指导　前列腺癌术后当天严格禁食,待胃肠道功能恢复患者排气后进流质,包括米汤、菜汤等,逐渐过渡到半流食,包括稀饭、烂糊面、馄饨、藕粉等。术后饮食以易消化、高营养、高蛋白质为主,多吃富含粗纤维的蔬菜、水果,保持大便通畅,一旦发生便秘,可以服用大便软化药,切忌灌肠,因为前列腺紧挨着直肠,术后直肠可能会比较脆弱,容易损伤。

5. 活动指导

(1)活动与锻炼:手术当天根据患者病情,鼓励患者适度床上活动,避免烦躁不安在床上随意翻动。患者卧床期间,定时抬高臀部,按摩受压皮肤,预防压疮。术后第一天,鼓励患者下床活动,指导患者按照三个"5"的原则逐步下床活动,即床边坐 5 分钟,床边站立5 分钟,床边活动 5 分钟,以患者不感到劳累为原则。

(2)预防下肢深静脉血栓:包括主动运动和被动运动,被动运动如双足被动屈伸、旋转,被动挤压小腿肌群;患者主动运动,如双足主动屈伸、旋转运动、足跟滑动,指导患者正确使用抗血栓压力袜。

6. 切口与疼痛　保持伤口敷料清洁干燥。术后伤口愈合一般需要 10 天左右。良好的心理状态可提高机体对麻醉及疼痛的耐受能力。佩戴腹带保护伤口,调整腹带的松紧度使患者舒适,咳嗽或活动时注意按压保护伤口,以降低腹部伤口张力。术前麻醉师会根据患者及家属提出的要求,为患者留置镇痛泵,对减轻术后疼痛有所帮助。护士指导患者正确使用自控镇痛泵。

7. 术后并发症的观察护理

(1)尿失禁的观察护理:术后导尿管一般留置 2~3 周,由于术后长期放置尿管的刺激,拔除尿管后可能会出现尿失禁症状。前列腺癌根治术后尿失禁的原因很多,如患者括约肌功能不全、神经血管损伤、膀胱颈部挛缩等。患者因为不能控制排尿,严重影响日常生活质量,长期尿失禁,容易继发泌尿系及会阴部皮肤感染。因而,对拔除尿管后出现暂时性尿失禁患者,让其有充分的心理准备。护士应重视心理护理,指导患者重视个人卫生,大部分患者可在术后 3 个月至1 年恢复。指导进行提肛肌训练,介绍保持会阴部皮肤干燥的方法,如采用保鲜袋套在阴茎部,使用尿垫。喝浓茶、咖啡及酒精过度摄入,不利于控尿功能的恢复。

(2)静脉血栓的预防与护理:前列腺癌根治术后的并发症还包括静脉血栓形成,下肢深静脉血栓表现为下肢肿胀、疼痛,一旦血栓脱落,随着血流进入肺部、心脏、脑部,将会导致生命危险,肺栓塞的主要表现为突发胸痛、呼吸困难,往往伴有咯血。血栓重在预防,包括术后早期运动、穿抗血栓压力袜。有血栓形成病史及心房颤动病史的患者要格外注意观察,适时采用抗凝药物预防和治疗。

（3）尿瘘的预防

1）妥善固定导尿管，防止扭曲、受压、脱落。

2）保持导尿管通畅，必要时进行膀胱冲洗，尤其是卧床期间防止管道受压。

3）注意观察尿管引流液色、质、量，血块堵塞时及时冲洗，定时快速挤压尿管与引流管连接处。

4）注意患者有无腹胀主诉，及时处理，减轻吻合口局部张力。

5）保持伤口引流管负压状态，观察伤口引流液的色、质、量。

6）注意伤口有无渗血、渗液，有渗出及时通知医生换药。

7）术后补充足够液体量，注意输液速度，保持尿管引流通畅。

8）患者进食后，鼓励多饮水。

三、出院指导

（一）饮食指导

指导患者合理膳食，以优质蛋白质、低脂、富含纤维的食物为主，嘱患者避免高脂肪饮食，特别是动物脂肪，高脂肪可使血浆睾酮升高，要慎用一些具有雄激素样作用的食物，如鹿茸、鹿鞭、海狗肾等，多吃新鲜蔬菜、水果，番茄红素对预防前列腺癌有积极作用。保持大便通畅，切忌用力大便。戒烟、限酒，不喝浓茶和咖啡。

（二）活动指导

注意休息，劳逸结合，3个月内避免剧烈运动、性生活、骑运动、久站久坐。不要提重物、剧烈咳嗽、大笑、骑车，避免伤口张力过大而不利于愈合，继发性出血。拔除尿管后即可进行提肛肌训练。

（三）留置尿管患者的自我护理

值得注意的是，目前较多患者会带导尿管回家，这就需要患者及家属学会自我观察和护理。护士指导患者及其家属妥善固定导尿管，防滑脱，保持引流通畅防扭曲。为预防感染，嘱患者每天用温开水清洗尿道口，尿袋不得高于膀胱位置，同时还应多饮水，保持尿管通畅达到内冲洗的作用。遵照医嘱按时来拔尿管。保持会阴部皮肤清洁干燥。按时伤口拆线。

（四）随访

告知患者出院后 1 个月来院复诊，每月复查前列腺特异抗原（PSA），随访相关并发症。

（赵艳丽）

参考文献

[1]王林辉,高铁.一问一答话肾癌[M].上海：上海科学技术出版社，2018：97-157.

[2]郭军.肾癌患者教育手册[M].上海：上海科学技术文献出版社，2013：2-19.

[3]丁萍.快速康复外科在泌尿外科患者围术期护理中的应用进展[J].护士进修杂志，2014,29(20)：1854-1857.

[4]陶红,张伟英,叶志霞.外科护理查房[M].上海：上海科学技术出版社，2011：605-612.

[5]卫冰,张建国,郑燕芳.采用达芬奇机器人行腹部手术患者的围术期护理[J].解放军护理杂志，2012,29(2)：40-42.

[6]彭晓琼,徐颖,王先进,等.达芬奇机器人辅助腹腔镜行肾部分切除术患者的护理[J].解放军护理杂志，2014,31(23)：31-33.

[7]孙颖浩,王林辉.前列腺探秘[M].上海：上海科学技术出版社，2013.

[8]孙颖浩,高旭.前列腺疾病 100 问[M].上海：第二军医大学出版社，2013.

[9]上海市医学会男科专科分会.排忧解难,做健康好男人[M].上海：上海科学技术出版社，2018.

[10]屈晓玲,方汉萍,陈小芹,等.机器人辅助腹腔镜前列腺癌根治性切除术患者快速康复护理[J].护理学杂志，2015,30(20)：47-48.

[11]张颖,江静霞,梁辉.快速康复外科理念在腹腔镜下前列腺癌根治术围术期临床护理中的应用[J].护士进修杂志，2017,32(15)：1400-1402.